Controlling für ambulante Pflegedienste

Birger Schlürmann

Controlling für ambulante Pflegedienste

Mit Kennzahlen den Pflegedienst erfolgreich steuern

Mit 8 Abbildungen und 65 Tabellen

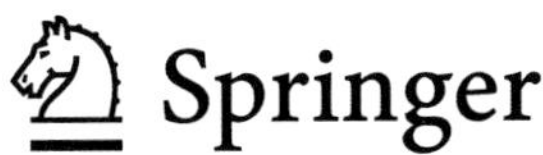

Birger Schlürmann
Burgwindheim
Deutschland

ISBN 978-3-662-56175-1   ISBN 978-3-662-56176-8 (eBook)
https://doi.org/10.1007/978-3-662-56176-8

Die Deutsche Nationalbibliothek verzeichnet diese Publikation in der Deutschen Nationalbibliografie; detaillierte bibliografische Daten sind im Internet über http://dnb.d-nb.de abrufbar.

Fotonachweis Umschlag: © Wrangler, stock.adobe.com und © LaCatrina, stock.adobe.com
Umschlaggestaltung: deblik Berlin

Gedruckt auf säurefreiem und chlorfrei gebleichtem Papier

Springer ist ein Imprint der eingetragenen Gesellschaft Springer-Verlag GmbH, DE und ist ein Teil von Springer Nature.
Die Anschrift der Gesellschaft ist: Heidelberger Platz 3, 14197 Berlin, Germany

Vorwort

Das Buch hat sich zur Aufgabe gemacht, Kennzahlen speziell für ambulante Pflegedienste zu beschreiben. Dabei geht es eben nicht um die klassischen BWL-Kennzahlen, wie sie in der einschlägigen Literatur und auch in jeder Betriebswirtschaftlichen Auswertung (BWA) aufgelistet sind, sondern um spezielle Kennzahlen aus fünf verschiedenen Arbeitsbereichen eines ambulanten Pflegedienstes.

Vor allem Inhaber und sonstige Leitungskräfte von ambulanten Pflegediensten sollen hier angesprochen werden, die eben keine klassische kaufmännische Ausbildung oder ein einschlägiges Studium absolviert haben. Ziel ist es, genau diesen Leitungskräften eine Vorlage zu liefern, mit der ein pflegedienstindividuelles Kennzahlensystem hilft, schnell und effektiv seine Ziele zu erreichen und nachhaltiges Wachstum sicherzustellen.

Da sich der Controlling-Begriff auf die Bereiche „Planen", „Umsetzen", Kontrollieren" und „Verbessern" erstreckt, liefert das Buch auch viele Hinweise, wie Ziele konkret in der Praxis erreicht werden können. Sie finden zu vielen Kennzahlen und Kennzahlensystemen daher Umsetzungsvorschläge vor.

Sämtliche Kennzahlen sind durchgängig monatsbezogen dargestellt. Da die BWA ebenfalls monatlich erstellt wird, soll hier eine Einheitlichkeit für Sie als Leser geschaffen werden.

Das vorliegende Buch versteht sich als Praxishandbuch und lebt auch von Ihren Anmerkungen. Insofern freuen wir uns über Rückmeldungen aus der Praxis sowie über Anregungen und Verbesserungsvorschläge.

Herzliche Grüße
Ihr
Birger Schlürmann

Widmung/Danksagung

Einen ganz herzlichen Dank möchte ich meiner geschätzten Kollegin und Fachgutachterin Jutta König aussprechen. In mühsamer Kleinarbeit hat sie handwerkliche Fehler aufgespürt und viele wichtige inhaltliche Impulse gegeben. Ohne Frau König wäre dieses Buch nicht so gelungen, wie es Ihnen jetzt vorliegt.

Darüber hinaus danke ich Frau Kerstin Barton vom Springer-Verlag für ihre Engelsgeduld bei meinen zahllosen Bemühungen, den Text in eine annehmbare Form zu bringen. Vielen Dank auch an Janina Sondergeld für viele gute Ideen und Anregungen – nicht zuletzt für den Titel – sowie auch an Anne Borgböhmer, die mit ihrer akribischen Durchsicht noch den einen oder anderen Abschnitt gerettet hat.

Das Gleiche gilt für die hunderte von Pflegediensten, die ich in meiner Laufbahn kennen lernen durfte und mir einen reichhaltigen Erfahrungsschatz geschenkt haben. Ohne diese Erfahrungen hätte dieses Buch ebenso wenig entstehen können.

Gewidmet ist dieses Buch meinem viel zu früh verstorbenen Vater (*1935, +1989). Einen Freund hast Du auf dieser Erde, der Dein Andenken hochhält und tiefen Respekt für Deinen lebenslangen Kampf hegt.

Birger Schlürmann
Essen/Burgwindheim, 2018

Inhaltsverzeichnis

1	**Kennzahlen als Controlling-Instrument**	1
1.1	Der Kundenstamm und der Umsatz wachsen – eine trügerische Sicherheit	2
1.2	Die MDK-Prüfung war super – im Gegensatz zum letzten Jahr	6
	Literatur	7
2	**Grundlagen und Voraussetzung für die Arbeit mit Kennzahlen**	9
2.1	Grundlagen von Kennzahlen	11
2.2	Grundlagen von Kennzahlensystemen	14
2.3	Kenntnis der Erlös- und Kostenstrukturen eines Pflegedienstes	17
	Literatur	28
3	**Praxistaugliche Kennzahlensysteme**	29
3.1	Das Konzept der Balanced Scorecard	30
3.2	Das EFQM-Modell als Vorlage für ein effektives Kennzahlensystem	37
4	**Die wichtigsten Kennzahlenbereiche**	41
4.1	BWL-Kennzahlen	43
4.2	Personalkennzahlen	58
4.3	Kundenkennzahlen	69
4.4	QM-Kennzahlen	73
4.5	Kennzahlen zu Lernen und Entwicklung	80
	Literatur	92
5	**Zusammenhänge und Wechselwirkungen in der Unternehmenssteuerung**	93
5.1	Zusammenhänge der Kennzahlenbereiche	94
5.2	Zusammenhänge einzelner Kennzahlen	97
	Literatur	103
6	**Kennzahlen und ihre Bedeutung für Management-Informationssysteme**	105
6.1	Management-Informationssysteme	109
6.2	Kennzahlen für die verschiedenen Hierarchieebenen	111
7	**Kennzahlencockpit: Welche Steuerung passt zu meinem Pflegedienst?**	115
7.1	Kennzahlen für kleine Pflegedienste	117
7.2	Kennzahlen für mittlere Pflegedienste	132
7.3	Kennzahlen für große Pflegedienste	147
7.4	Kennzahlen für Intensivpflegedienste	164
7.5	Pflegedienste mit geronto-psychiatrischem Schwerpunkt	172
	Literatur	178

8   **Best-Practice-Beispiele** 179
8.1   Beispiel 1: Kennzahlensysteme zur Verhinderung eines
Organisationsverschuldens. 180
8.2   Beispiel 2: Kennzahlensysteme als Instrument zur Personalentwicklung 183
8.3   Beispiel 3: Kennzahlensysteme zur Schaffung von Handlungssicherheit 184
8.4   Beispiel 4: Kennzahlensysteme als Coaching-Instrument 186
       Literatur. 188

Serviceteil 189
Stichwortverzeichnis 190

Kennzahlen als Controlling-Instrument

1.1　Der Kundenstamm und der Umsatz wachsen – eine trügerische Sicherheit – 2

1.2　Die MDK-Prüfung war super – im Gegensatz zum letzten Jahr – 6

　　　Literatur – 7

© Springer-Verlag GmbH Deutschland, ein Teil von Springer Nature 2018
B. Schlürmann, *Controlling für ambulante Pflegedienste*,
https://doi.org/10.1007/978-3-662-56176-8_1

Schaut man in die Geschichte der klassischen ambulanten Dienste, wie wir sie heute kennen, so hat es in den 80er und 90er Jahren des letzten Jahrhunderts einen wahren Gründungsboom gegeben. Eine mitentscheidende Rolle für die große Anzahl von Gründungen ambulanter Dienste war ferner die 1996 in Kraft getretene soziale Pflegeversicherung. Im privaten Sektor waren es überwiegend Pflegefachkräfte und Pflegedienstleitungen in fester Anstellung, die diese Pionierarbeit geleistet haben.

Pflegefachkräfte sind Menschen, die zupacken, die pragmatisch Handeln. Sie sehen ein pflegerisches Problem und handeln aufgrund ihres Wissens, ihrer Erfahrung und ihrer Kompetenz. Wer einmal den Pflegeberuf erlernt hat, wird dies bestimmt nicht gemacht haben, um in Betriebswirtschaft, Recht und Autorentätigkeiten zu reüssieren. Doch genau diese Fähigkeiten waren nun von den jungen Unternehmern im Pflegebereich gefordert. Wer jemals selber ein Geschäft aufgebaut hat, weiß aus eigener Erfahrung, dass das viele Herzblut zunächst in Kundenakquise und Kundenbindung gesteckt wird, um überhaupt am Markt zu bestehen. Um grobe oder feinere betriebswirtschaftliche Zusammenhänge wird sich naturgemäß nur eher sekundär gekümmert. In den folgenden Jahren haben sich die Unternehmer dieses Wissen mehr oder weniger branchenspezifisch angeeignet.

Unstrittig ist jedoch, dass sich bis in die ersten zehn Jahre unseres Jahrtausends die Philosophie der „zupackenden PDL bzw. Pflegefachkraft" bei der Führung des Pflegedienstes durchgesetzt hat. Durch die Vernachlässigung einer auch durch betriebswirtschaftliche Sachkriterien bestimmten Unternehmensführung aber ist so mancher Unternehmer mit seinem Pflegedienst in Schieflage geraten. Die typischen Unternehmerrisiken, die so nicht erkannt wurden, waren:

- zu hohe Privatentnahmen, frei nach dem Motto „es ist ja genug Geld auf dem Konto",
- keine oder zu geringe Steuervorauszahlungen,
- zu schnelles Wachstum bei proportional wachsendem Kostenapparat,
- Aufnahme unwirtschaftlicher Kunden in einem ungesunden Maße,

- falsch verstandenes Streben nach Kundenzufriedenheit durch zu lange Anfahrtszeiten und unwirtschaftliche Versorgungen,
- Verlust des Versorgungsvertrages aufgrund der kontinuierlichen Missachtung von Qualitätskriterien.

An dieser Stelle soll nicht nur die Rede von den privaten Pflegediensten sein. Auch staatliche, frei gemeinnützige und konfessionelle Träger sind in ähnliche Schieflagen geraten. Vor allem bei den konfessionellen Trägern konnten jedoch bisher sechs- und sogar siebenstellige Defizite immer noch aus dem Kirchensäckel ausgeglichen werden. Die verantwortlichen Führungskräfte hatten so niemals den Druck privat geführter Dienste, den Pflegedienst wirtschaftlich zu führen. Dieses Verhalten hat in Folge zu den oben aufgelisteten Risiken geführt. Erschwerend kam immer noch die Philosophie dazu, dass die Dienstleistung am Menschen ja von Barmherzigkeit und Gottgefallen geprägt wurde. Doch auch bei den konfessionellen Trägern kann es keine Pflege zum Nulltarif mehr geben. Würden aber sämtliche konfessionellen ambulanten Dienste wegbrechen, so würde zugleich ein großes Stück des gesellschaftlichen Rückgrats entfallen.

Die Notwendigkeit des betriebswirtschaftlichen Controllings ist also für die Zukunft geboten und gehört mit in das Portfolio einer Leitungskraft eines ambulanten Dienstes – genauso wie weiche Faktoren wie beispielsweise Empathie, Vertrauen, Kompetenz und Verlässlichkeit allen anderen Akteuren rund um den Pflegedienst gegenüber.

1.1 Der Kundenstamm und der Umsatz wachsen – eine trügerische Sicherheit

An dieser Stelle wird dargestellt, welche Risiken auch dann lauern, wenn der Betrieb scheinbar „gut läuft". Es werden hierzu Beispiele geliefert, die sich auf die Auflistung in der vorstehenden Einleitung beziehen. Jedes Beispiel ist mit einem

Fazit und einem Verweis auf entsprechende Kennzahlen zur Risikominimierung abgerundet.

Manche Zahlen können eine Leitungskraft im ambulanten Dienst dahingehend blenden, dass alles in Ordnung mit dem Betrieb ist. An dieser Stelle hierzu Beispiele:

■ **Der Kundenstamm wächst stetig**

Beispiel Der Pflegedienstinhaber Eddy Schnitter ist sehr zufrieden. Im Vergleich zum letzten Jahr hat es einen Kundenzuwachs von 100 auf 140 Kunden gegeben, die SGB V- und/oder SGB XI-Leistungen in Anspruch nehmen. Der Umsatz ist in der gleichen Zeit von 100.000 € im Monat auf 115.000 € im Monat gestiegen. Schnitter freut sich über die höheren Umsätze bei der Abrechnung. Bei den Gehaltsverhandlungen und dem Aushandeln von individuellen Sonderkonditionen war der Pflegedienstinhaber ebenfalls sehr großzügig. Er genießt seinen Erfolg.

Sechs Monate später wundert sich Eddy Schnitter, dass Gehaltszahlungen an die Mitarbeiter zurückgebucht werden.

Was hier passiert, ist schnell erklärt:
1. Die Kundenzahl ist zwar gestiegen, dafür ist aber der Umsatz pro Kunde gesunken. Waren es vorher 100.000 € Umsatz / 100 Kunden = 1.000 € pro Kunde, sind es jetzt nur noch 115.000 € Umsatz / 140 Kunden = 821,43 € (gerundet)
2. Die Fixkosten pro Kunde aber sind gestiegen. Durch die Einstellung neuer Mitarbeiter zu einem recht hohen Gehalt ist die Gehaltsstruktur bei den Grundgehältern insgesamt gestiegen. Lagen die Gehaltskosten im Monat bei 75.000 €, als 100.000 € erlöst wurden (entspricht einem Personalkostenanteil von 75% am Umsatz), liegen sie nun durch die 4,5 neuen Stellen mit großzügig bemessenem Grundgehalt bei 89.000 € im Monat bei einem Monatserlös von 115.000 €. Dies entspricht schon einem Personalkostenanteil von 77,3% am Umsatz. Der Mehrerlös bei den neuen Kunden wurde also schon fast allein durch das Grundgehalt der neuen Mitarbeiter aufgezehrt, denn das Grundgehalt aller

Mitarbeiter ist um 14.000 € angestiegen, der Mehrerlös nur um 15.000 €.
3. Auch die variablen Kosten (z. B. Zuschläge, Prämien, Sonderzahlungen, Benzinkosten) sind angestiegen. Damit wird der Mehrerlös nicht nur aufgezehrt, sondern es können mit dem Mehrerlös von 15.000 € die fixen und variablen Kosten gar nicht mehr gedeckt werden.

Das alles führt dazu, dass der Mehrerlös durch neue Kunden so viele Mehrkosten produziert, dass der Pflegedienst schleichend in die Zahlungsunfähigkeit abrutscht.

Fazit: Allein eine steigende Kundenzahl bedeutet noch lange keine steigende Wirtschaftlichkeit. Bei der Aufnahme neuer Kunden sollten also immer Kennzahlen zum Umsatz, zu den Kosten und zur Personalkapazität betrachtet und zur Beurteilung genutzt werden.

■ **Zu hohe Privatentnahmen**

Beispiel Eddy Schnitter freut sich über Umsatzzuwächse. In dem Glauben, dass alles läuft und immer besser wird, gönnt er sich in 2017 zwei Luxusurlaube und einen Premium-SUV als Jahreswagen mit vielen Extras. Hat er in 2016 noch 50.000 € Privatentnahmen getätigt, sind es nun 140.000 €. Da seine Kontokorrentlinie bei 80.000 € liegt, macht Schnitter sich keine Gedanken.

Da der Umsatz aber bei angestiegenen Kosten stagniert, bekommt Schnitter im November einen massiven Liquiditätsengpass, als die Einkommensteuervorauszahlung ebenso fällig wird wie das anteilige 13. Monatsgehalt der Mitarbeiter.

Die enormen Privatentnahmen stehen überhaupt nicht im Verhältnis zu den angestiegenen Umsätzen, die zudem nur mit noch höheren Kosten (vgl. obiges Beispiel) erkauft wurden.

Fazit: „Solange noch Geld aus der Wand kommt, ist alles gut" (von Stuckrad-Barre 2016) ist eine trügerische Sicherheit. Schnell ist der Kontokorrentkredit aufgebraucht – und parallel verschlechtert sich die Liquidität schleichend. Die solitäre Betrachtung des steigenden Umsatzes reicht also zur Beurteilung der wirtschaftlichen Leistungsfähigkeit nicht aus. Vielmehr müssen hier Gewinn- und Liquiditätskennzahlen mit erhoben und zur Beurteilung genutzt werden.

■ **Zu schnelles Wachstum**

Beispiel   In unmittelbarer Nähe des Pflegedienstes an der Castroper Straße haben zwei kleine Pflegedienste wegen Berentung der Inhaber geschlossen. Plötzlich sind 60 neue Kunden ohne Pflegedienst. Der Pflegedienst wittert die Chance, in seinem Stadtteil die Nummer 1 zu werden. Auf einen Schlag wächst der Dienst von 100 auf 160 Kunden mit SGB V- und/oder SGB XI-Leistungen. Bislang hat der Dienst pro Jahr stabil 120.000 € Gewinn vor Steuern gemacht, wovon in der Rechtsform als freiberuflicher Einzelunternehmer ca. 42.000 € (Einkommensteuer 2016 Grundtabelle, www. grundtabelle.de/Grundtabelle-2016.pdf) Einkommensteuer zu zahlen waren. Da durch die 60 Neukunden zum Teil schon sehr gute Verträge hinzugekommen sind und des Weiteren neue Verträge sehr gut ausgehandelt wurden, steigt der zu versteuernde Gewinn auf einen Schlag in 2017 auf 200.000 € bei gleicher Rechtsform. Leider aber hat der Inhaber – geblendet durch den finanziellen Erfolg – für 70.000 € ohne Kaufnebenkosten eine kleine Immobilie für den Pflegedienst erworben. In dem Glauben, dass diese Investition voll vom Gewinn abzugsfähig ist, ist er schockiert, als der Steuerbescheid 75.600 € ausweist. An Vorauszahlungen wurden nämlich nur 42.000 € geleistet – so sind binnen 4 Wochen jetzt 33.600 € auf einen Schlag fällig.

Diese Fälle sind besonders unglücklich, da in diesem Beispiel der Inhaber eigentlich vorausschauend gehandelt hat. Er hat den plötzlichen wirtschaftlichen Erfolg dafür nutzen wollen, die Substanz seines Unternehmens erheblich zu verbessern. Was er nicht bedacht hat, ist die Tatsache, dass das Steuerrecht nicht immer der Logik sinnvoller unternehmerischer Entscheidungen folgt.

Fazit: Neben der Erhebung des Gewinnes pro Periode (Monat, Quartal) sollte diese Kennzahl noch weiter differenziert werden. Daher ist es immer sinnvoll, dezidiert den Gewinn vor Steuern darzustellen, damit die zu erwartende Steuerlast definiert werden kann.

■ **Grenzenlose Aufnahme von Kunden**

Beispiel   Aufgrund gestiegener Kosten und hoher Steuernachforderungen steht der Pflegedienstinhaber Eddy Schnitter unter Druck. Er fordert von seiner PDL, dass „jede Anfrage aufgenommen und zudem weiter akquiriert wird". Die PDL nimmt ihren Chef beim Wort und nimmt wahllos Kunden auf. Binnen 6 Monaten wächst der Kundenstamm von 140 auf 190 Kunden. Der Umsatz steigt von 115.000 € auf 135.000 €. Der Umsatz pro Kunde sinkt weiter von 821,43 € (gerundet) auf nun nur noch 710,53 € (gerundet). Um diese Kunden zu versorgen, werden zusätzlich fünf Pflegekräfte benötigt. Auf dem leergefegten Personalmarkt werden aber nur drei neue Kräfte gefunden, zudem nur zu dem Preis eines sehr hohen Grundgehaltes und individueller Extras (nur 1× im Monat Wochenenddienst, überwiegend Frühdienste, Dienstwagen der gehobenen Kompaktklasse zur Privatnutzung). Die übrig gebliebenen zwei Stellen müssen durch Zeitarbeit und Überstunden der übrigen Mitarbeiter erkauft werden. Die 110 Überstunden im Monat kosten 20,00 €/Stunde – also 2.200 €, die 110 Stunden Zeitarbeit kosten 40,00 €/Stunde – also 4.400 € im Monat. Hinzu kommen verdeckte Kostenrisiken: Die Pflegedokumentationen werden nicht mehr sorgfältig bearbeitet. Das führt zu teuren Maßnahmen nach einer MDK-Qualitätsprüfung, Regressforderungen bei der damit verbundenen Abrechnungsprüfung sowie abgelehnten Höherstufungsanträgen.

Was hier passiert ist, ist schnell umrissen: Der Inhaber hat bei 140 Kunden Panik bekommen und hat ausschließlich auf das Pferd „schneller Umsatz = bessere Liquidität" gesetzt. Deshalb wurden Kunden aufgenommen, die
- überhaupt nicht in die Touren passen,
- exorbitante Fahrtzeiten aufweisen,
- Betonzeiten (immer um 8:00 Uhr, keine Minute später) fordern und auch bekommen,
- vollkommen unwirtschaftliche Einsätze haben,
- ständig Einsätze absagen.

Doch diese Politik fällt einem schnell auf die Füße: Allein durch die Überstunden bei den eigenen Mitarbeitern nimmt der Pflegedienst ein (zinsloses) Darlehen auf, denn die geleisteten Überstunden müssen irgendwann entweder vergütet oder als Freizeit abgegolten werden. Die Vergütung ist weiter oben beziffert – im Beispiel beträgt das „zinslose Darlehen" des Pflegedienste bei seinen Mitarbeitern 2.200 € im Monat – der Freizeitausgleich hingegen wird noch teurer. Entweder müssen die dann bestehenden Personalvakanzen durch Überstunden anderer Mitarbeiter erkauft werden oder aber mit teurer Zeitarbeit, die schnell mit 40,00 € pro Stunde zu Buche schlägt.

Hinzu kommen die unwirtschaftlichen Einsätze. Was nützen Kunden, die allein 30 Minuten Fahrtzeit und 25 Minuten Einsatzzeit für einmal Duschen verursachen – und damit nur einen Umsatz von 20,00 bis 25,00 € (je nach Bundesland) einbringen. In 55 Minuten werden so, wie gesagt, 20,00 bis 25,00 € erlöst, was einem Stundenerlös von 21,82 € (gerundet) bis 27,27 € (gerundet) entspricht. Wie Sie in ▶ Kap. 4 noch sehen werden, können Sie damit noch nicht einmal Personal refinanzieren, welches mit Mindestlohn bei Ihnen angestellt ist.

Fazit: Das Vorgehen im obigen Beispiel ist also eine reine Verzweiflungstat, die im Prinzip die Insolvenzgefahr nur weiter verschärft. Wie schon im ersten Beispiel dargestellt, sollten Kennzahlen zum Umsatz pro Kunde, zu den Kosten und zur Personalkapazität betrachtet und zur Beurteilung genutzt werden.

■ **Wachstum frisst Qualität**

Beispiel Durch die plötzliche Zunahme des Kundenstamms von 100 auf 160 Kunden schafft es der Pflegedienstleiter vom Pflegedienst an der Castroper Straße nicht mehr, die MDK-Vorgaben zur Prozess- und Ergebnisqualität einzuhalten. Denn die dazugewonnenen Kunden sind zwar lukrativ, die Pflegedokumentationen der Vorgängerpflegedienste aber eher lückenhaft. Auch die übernommenen neuen Mitarbeiter sind überwiegend schwach im Bereich des dokumentierten Pflegeprozesses. So kommt es, wie es kommen musste: Die notwendigen Dokumentationsarbeiten werden weiter vernachlässigt und bei einer MDK-Qualitätsprüfung werden zahlreiche Mängel festgestellt; hinzu kommen Auffälligkeiten bei der Abrechnung.

Zu schnelles Kundenwachstum führt fast zwangsläufig dazu, dass die betrieblichen Strukturen nicht schnell genug mitwachsen. Vor allem die mitwachsenden Aufgaben im Pflegecontrolling (vor allem Pflegevisiten, Prozessvisiten, Schulungen, Anleitungen) bleiben nach wie vor an der Pflegedienstleitung hängen. Diese schafft die Arbeit nicht mehr – Folgen sind dann Mängel in MDK-Qualitätsprüfungen und möglicherweise sogar Auffälligkeiten in der Abrechnungsprüfung. Wie teuer das werden kann, wird hier deutlich:

Umfangreiche Maßnahmen zur Qualitätsverbesserung, die dem Pflegedienst von den Landesverbänden der Pflegekassen auferlegt werden, betreffen *alle* Kunden mit vereinbarten körperbezogenen Pflegemaßnahmen im SGB XI-Bereich – und nicht nur die geprüften acht Kunden. Wenn zum Beispiel 80 Kunden entsprechende Leistungen beziehen, dass sie bei einer Prüfung in die Stichprobe (QPR 2017) einbezogen werden können, müssen die von den Pflegekassen auferlegten Maßnahmen bei allen 80 Kunden umgesetzt werden. Nimmt man an, dass die Schulung, Anleitung, Nacharbeit in der Dokumentation sowie die Nachkontrolle pro Kunde 10 Stunden in Anspruch nimmt, gehen insgesamt 800 Fachkraft-Produktivstunden verloren. Mit Fachkraft-Produktivstunden sind die Stunden gemeint, in denen die Pflegefachkräfte nicht nur anwesend sind, sondern vor Ort beim Kunden Umsatz machen. Nimmt man weiter an, dass pro Produktivstunde einer Fachkraft 55,00 € erlöst werden, können also 44.000 € Umsatz nicht generiert werden. Alternativ müssen die 800 Produktivstunden mit Überstunden vorfinanziert werden (Überstunden sind ein zinsloses Darlehen der Mitarbeiter) oder – kostenseitig noch schlimmer – mit Zeitarbeit abgedeckt werden. Die Kosten für die erforderlichen 800 Stunden für die Abarbeitung der durch die Pflegekassen auferlegten Maßnahmen laufen natürlich ohnehin weiter.

Ähnlich teuer können Unregelmäßigkeiten bei den Abrechnungsprüfungen sein. Hierzu sei auf ein entsprechendes Eskalationsschema verwiesen:

Bei jeder festgestellten Falschabrechnung bewerten die Kassen, ob die Falschabrechnung Vertragsrelevanz hat. Hierzu werden die Falschabrechnungen in folgende Kategorien gegliedert:

1. Die Falschabrechnung beschränkt sich auf einen oder wenige Fälle und lässt auf eine fehlerhafte Vertragsauslegung schließen.
2. Die Falschabrechnung erfolgt systematisch und lässt auf eine fehlerhafte Vertragsauslegung schließen.
3. Die Falschabrechnung lässt auf eine Betrugsabsicht schließen.

In der Kategorie 2. wird i. d. R., in der Kategorie 3. grundsätzlich eine Vertragsrelevanz gesehen (Gunnar Peeters, VdEK).

Sobald eine Systematik bei den festgestellten Unregelmäßigkeiten erkennbar ist, droht also neben den Regressforderungen falsch abgerechneter Gelder auch eine saftige Vertragsstrafe im meist fünfstelligen Bereich.

Noch gefährlicher wird es, wenn durch zu schnelles Wachstum der dringend erforderliche lückenlose Soll/Ist-Abgleich zwischen Ist-Dienstplan, Ist-Tourenplan und Leistungsnachweis nicht mehr getätigt wird. So kann es schnell dazu kommen, dass Mitarbeiter A auf dem Ist-Tourenplan abgezeichnet hat, Mitarbeiter B aber auf dem Leistungsnachweis! Dabei ist unbedingt zu beachten, dass das Anbringen von Handzeichen durch eine andere als die ausführende Pflegekraft als Betrugsabsicht durch die Kassen gewertet wird. Dies führt dann regelmäßig zu einer Strafanzeige (Gunnar Peeters, VdEK). Damit wird dann die Linie vom Zivilrecht zum Strafrecht überschritten, was eine konkrete Existenzbedrohung für den Pflegedienst bedeuten kann.

Der betreffende Pflegedienst verliert also mehrere Zehntausend Euro – und das Vertrauen der Vertragspartner!

Fazit: Schnelles Wachstum ist immer gefährlich und birgt Risiken, wenn man nicht vorher festlegt, welche Parameter man im Auge behalten muss. Neben den betriebswirtschaftlichen Kennzahlen sollte hier auch ein Blick auf Qualitätskennzahlen wie „Grad der Erfüllung der MDK-Kriterien zur Pflegedokumentation", „Grad des Schulungserfolges bei den Mitarbeitern" und „Quote der abgearbeiteten Mängel nach Pflegevisiten und Abrechnungsaudits" geworfen werden. Mit Hilfe dieser Kennzahlen erkennen Sie sofort Fehlentwicklungen im Bereich der Prozess- und Ergebnisqualität.

Allein schon zum Erkennen und Abwenden betriebswirtschaftlicher, straf- und zivilrechtlicher sowie qualitativer Risiken lohnt sich die Arbeit mit Kennzahlen. Die hier genannten Beispiele sind dem Autor allesamt schon in der Praxis begegnet.

1.2 Die MDK-Prüfung war super – im Gegensatz zum letzten Jahr

Vor allem kleine und mittlere ambulante Pflegedienste legen ihr Augenmerk auf eine „gute MDK-Prüfung". Um dieses Ziel zu erreichen, werden oft sämtliche betriebswirtschaftlichen Vorgaben ignoriert. Dieser Abschnitt zeigt die Risiken auf, die eine solitäre Konzentration auf das MDK-Ergebnis nach sich zieht.

Im Sinne eines ausbalancierten Controllings sollte der Blickwinkel nicht nur auf einen Bereich, also zum Beispiel solitär auf BWL-Kennzahlen oder solitär auf Qualitätskennzahlen, geworfen werden. Letzteres passiert mitunter bei Pflegediensten, die sich einer Zertifizierung ihres QM-Systems unterziehen oder aber eine für sie unbefriedigende MDK-Prüfung hinter sich haben. Oder schlimmer noch – die Prüfung ist zum wiederholten Male so schlecht ausgefallen, dass der Entzug des Versorgungsvertrages droht. Gerade dann verliert so mancher Inhaber oder Geschäftsführer den genauen Überblick über seine BWL-Kennzahlen und es drohen erhebliche Verluste bis hin zur Insolvenz. Hierzu ein Beispiel:

Beispiel Der Pflegedienst Schnitter hat die dritte MDK-Prüfung in Folge, die einen mehrseitigen Maßnahmenkatalog zur Folge hat. Die Landesverbände der Pflegekassen verlieren langsam die Geduld und machen dem Pflegedienst zusätzlich im Rahmen einer mündlichen Anhörung massive Auflagen zu Schulungen und Fortbildungen. Der Inhaber Eddy Schnitter will seinen Pflegedienst erhalten und bucht eine Vielzahl von Schulungen. Sein Steuerberater weist darauf hin, dass diese Schulungen insgesamt 80.000 € inklusive Ersatzpersonal gekostet haben, der geplante Jahresgewinn von 60.000 € ist damit aufgezehrt.

Nicht selten kommt es zu weiteren negativen Folgen aufgrund der hektischen Betriebsamkeit, um den Versorgungsvertrag zu retten:

- Der Anbieter bzw. die Anbieter wurden aufgrund des Zeitdrucks nicht sorgfältig ausgewählt – die Schulungsinhalte greifen nicht.
- Inhaber glauben, dass durch „Handauflegen" der externen Berater und Dozenten die Probleme von allein gelöst werden.
- Ein wirksames und umfassendes Controlling der Qualitätsentwicklung erfolgt nicht.
- Die Bildungsrendite wird nicht erhoben.

So schwer es auch in der Krise fallen mag: Ohne den Blick auch auf die BWL-Kennzahlen zu halten und ohne ein wirksames Qualitätscontrolling durchzuführen, können solitäre Maßnahmen zur Beruhigung der Vertragspartner einen erheblichen Kollateralschaden anrichten.

Da hilft es auch nicht mehr, wenn die nächste MDK-Prüfung dann ohne nennenswerte Maßnahmen überstanden wird. Der finanzielle Schaden kann bis dahin schon existenzbedrohend geworden sein.

Literatur

GKV-Spitzenverband (2017) Richtlinien des GKV-Spitzenverbandes über die Prüfung der in Pflegeeinrichtungen erbrachten Leistungen und deren Qualität nach § 114 SGB XI (Qualitätsprüfungs-Richtlinien – QPR) vom 27.09.2017 Seiten 8, 9, Ziffer 6 (7)

Peeters G (2016) Referatsleiter PflegeVerband der Ersatzkassen e. V. – Landesvertretung NRW, Vortrag am 14.09.2016 beim Kongress des Landesverbandes freie ambulante Krankenpflege (LfK) in Köln

von Stuckrad-Barre B (2016) Panikherz, Kiepenheuer & Witsch, Seite 294

Grundlagen und Voraussetzung für die Arbeit mit Kennzahlen

2.1   Grundlagen von Kennzahlen – 11
2.1.1   Arten von Kennzahlen – 12
2.1.2   Funktion von Kennzahlen – 12
2.1.3   Aussagekraft von Kennzahlen – 13
2.1.4   Anforderung an Kennzahlen – 13
2.1.5   Einheitliche Berechnungs- und Datengrundlage – 14

2.2   Grundlagen von Kennzahlensystemen – 14
2.2.1   Von der Kennzahl zum Kennzahlensystem – 15
2.2.2   Anforderungen an das Kennzahlensystem – 16
2.2.3   Grundlagen für effektive Kennzahlensysteme – 17

2.3   Kenntnis der Erlös- und Kostenstrukturen eines Pflegedienstes – 17
2.3.1   Erlösstruktur ambulanter Dienste – 18
2.3.2   Kostenstruktur ambulanter Pflegedienste – 22

Literatur – 28

© Springer-Verlag GmbH Deutschland, ein Teil von Springer Nature 2018
B. Schlürmann, *Controlling für ambulante Pflegedienste*,
https://doi.org/10.1007/978-3-662-56176-8_2

Vor allem die Mehrzahl der einzelnen privaten Träger ist mit der Rolle als Kaufmann noch nicht vollumfänglich vertraut. Ein wirksames Controlling ist vielerorts noch nicht eingeführt, zudem gibt es auch in den wenigsten Fällen strukturierte Sitzungen mit dem Steuerberater, um die Zahlen zu analysieren und die richtigen Schlüsse daraus zu ziehen. Diese Gemengelage ist vollkommen nachvollziehbar, denn der Pflegedienstinhaber bzw. die Pflegedienstleitung sind aufgrund ihrer beruflichen Sozialisation bestrebt, dass

- „die Pflege richtig läuft",
- „die Kunden zufrieden sind",
- „die Mitarbeiter korrekt arbeiten".

Damit Führungskräfte aus ambulanten Diensten ohne eine grundlegende kaufmännische Ausbildung und ohne eine dominierende „kaufmännische Denke" ihren Pflegedienst effektiv und erfolgreich mit Kennzahlen steuern können, bedarf es nur weniger Voraussetzungen. Denn Kennzahlen sind der in der Pflege sozialisierten Führungskraft bereits bekannt. Ohne es manchmal zu wissen, arbeitet die Pflege schon sehr lange mit Kennzahlen. Die Kenntnis und die Fertigkeit im Umgang mit Kennzahlen bestehen also bereits.

Allein schon durch die Umwälzungen um die Jahrtausendwende, als plötzlich „nationale Expertenstandards" auftauchten und der Medizinische Dienst der Krankenversicherung (MDK) mit großflächigen Qualitätsprüfungen startete, kam ganz unbewusst auch die Arbeit mit Kennzahlen auf. Denn plötzlich war das pflegerische Risikomanagement in aller Munde. In diesem Zuge wurde immer mehr mit Risikoskalen gearbeitet, um das Vorliegen bzw. das Ausmaß eines pflegerischen Risikos bei einem Pflegekunden konkret zu messen. Häufig benutzte Kennzahlen aus der Pflege sind diese (gewesen):

- Punktwert aus der Braden-Skala
- Punktwert aus dem Mini Nutritional Assessment (MNA)
- Punktwert aus alten Sturzrisiko-Skalen (z. B. nach Huhn)
- Punktwert aus Schmerzskalen (z. B. ECPA, BESD)

Aber auch aus Instrumenten zur pflegefachlichen Begutachtung sind stellvertretend diese Kennzahlen bekannt:

- Punktwert aus der Mini Mental State Examination
- Punktwert aus dem Barthel-Index

Führungskräfte und Pflegefachkräfte sind wesentlich handlungssicherer im Umgang mit Kennzahlen als angenommen. Hierzu ein Beispiel von vor etwa zehn Jahren aus der Praxis:

Beispiel   Im Pflegedienst am Millerntor findet eine Fallbesprechung statt: Die Pflegefachkraft Monika G. berichtet, dass der Pflegekunde Willi Meier in der Braden-Skala 11 Punkte hat, im MNA in der Vor-Anamnese nur 9 Punkte aufweist und in der ECPA-Skala 5 Punkte hat. Das anwesende Pflegeteam weiß sofort Bescheid: Herr Meier hat ein hohes Dekubitusrisiko, ein hohes Risiko der Mangelernährung sowie eine sehr geringe Schmerzproblematik. Schnell einigt sich das Team auf einen passenden Pflegeplan und schreibt diesen nieder.

Diese Kennzahlen aus pflegefachlichen Beurteilungsinstrumenten werden also a) angewendet, b) von allen verstanden und führen c) zur richtigen Beurteilung.

Dieses Vorgehen ist genau das gleiche, als wenn Führungskräfte mit BWL-Kennzahlen, Personalkennzahlen, QM-Kennzahlen, Kundenkennzahlen und Kennzahlen zu Lernen und Entwicklung arbeiten. Folgende Voraussetzungen müssen – wie bei den pflegerischen Kennzahlen – gegeben sein:

Die Kennzahl muss einfach zu erheben sein   Nur eine Kennzahl, die schnell und einfach erhoben wird, ist eine sinnvolle Kennzahl. Schließlich soll die Arbeit mit Kennzahlen zur Entlastung aller Beteiligten führen.

Der Anwender muss eine Zielkennzahl vorliegen haben   Ohne eine Zielkennzahl kann eine Kennzahl nicht beurteilt werden. Um in der Pflege zu bleiben, kann die Zielkennzahl bei der Voranamnese des MNA 12 sein. Dies bedeutet, dass kein Ernährungsrisiko vorliegt und ist Ziel des pflegerischen Handelns bei dem betroffenen

Pflegekunden. Das gleiche gilt für die Führung: Die Kennzahlen, mit denen Führungskräfte arbeiten, müssen ebenso ein vordefiniertes Ziel haben. Wenn z. B. der Umsatz pro Vollzeit-Pflegefachkraft im Monat 5.800 € betragen soll, ist dies die Zielmarke, an der die tatsächlich erreichte Kennzahl dann gemessen und beurteilt wird.

Der Anwender muss in der Lage zur richtigen Beurteilung sein Ohne Zielkennzahl kann nicht richtig beurteilt werden. Wenn die Führungskräfte im ambulanten Pflegedienst also zu jeder Kennzahl, die erhoben werden soll, einen Zielwert vorgeben, ist auch die Grundlage für die richtige Beurteilung geschaffen. Wenn, wie eben benannt, die Zielkennzahl beim „Umsatz pro Vollzeit-Pflegefachkraft/Monat" 5.800 € beträgt, ist eine Ist-Kennzahl von 6.000 € positiv zu werten (Ziel erreicht) und eine Ist-Kennzahl von 5.500 € als negativ zu werten (Ziel nicht erreicht).

Der Anwender ergreift die richtigen Maßnahmen Je nach Grad der Zielerreichung trifft die Führungskraft a) eine Entscheidung, ob Maßnahmen ergriffen/angepasst werden müssen und b) wenn ja, definiert die Führungskraft die entsprechenden Maßnahmen zur (weiteren) Zielerreichung bezogen auf die jeweilige Kennzahl.

Diese vier Schritte sind nichts anderes als die Schritte, die auch im Pflegeprozess zur Steuerung pflegerischer Risiken und Phänome angewendet werden. Wer von den Lesern mit der Risikopotenzialanalyse® nach Kämmer vertraut ist, ist somit auch vertraut mit der Arbeit rund um Kennzahlen. Denn dieses System basiert im Prinzip auf Beobachtungen, Erheben und Beurteilen von Kennzahlen sowie dem Ergreifen entsprechender Maßnahmen.

Die intrinsische Bereitschaft zur Arbeit mit BWL-Kennzahlen ist vonnöten. Dies ist aber eigentlich gegeben. Denn wie die vorangehenden Ausführungen zeigen, sind Fach- und Führungskräfte in der Pflege sehr wohl bereits mit der Arbeit mit Kennzahlen und Kennzahlensystemen vertraut. Daten werden erhoben, beurteilt und die richtigen Schlüsse daraus gezogen.

Deshalb verwundert es umso mehr, dass manche Führungskräfte die Arbeit mit betriebswirtschaftlichen Kennzahlen oft meiden.

Natürlich lässt sich die intrinsische Bereitschaft zum Umdenken nur dann wecken, wenn die Führungskraft wirklich überzeugt ist, dass die Arbeit mit BWL-Kennzahlen mittlerweile unabdingbar für die Steuerung des Pflegedienstes ist. Die Überzeugung auf Sachebene gelingt hier weniger – die Führungskraft muss emotional gepackt sein, sich mit dieser noch fremden bzw. ungeliebten Thematik des betrieblichen Controllings auseinanderzusetzen. Ansätze auf der emotionalen Ebene ergeben sich möglicherweise aus diesem Fragenkatalog (aus Sicht der Führungskraft formuliert):

- Kann ich ohne Ängste Termine mit meinem Steuerberater wahrnehmen?
- Muss ich in den nächsten sechs bis zwölf Monaten keine finanziellen Sorgen fürchten?
- Bekomme ich von meiner Hausbank jederzeit Kredit, wenn ein Notfall eintritt?
- Habe ich einen kompletten Überblick über die wirtschaftliche Situation meines Pflegedienstes
- Bin ich in der Lage, die wirtschaftliche Entwicklung meines Pflegedienstes für die nächsten ein bis drei Jahre zu skizzieren?
- Kann ich zwei Wochen ohne Sorge in den Urlaub fahren?
- Muss ich keine Angst vor der MDK-Qualitäts- und -Abrechnungsprüfung haben?
- Muss ich keine Sanktionen durch die Kranken- und Pflegekassen fürchten?

Die Führungskraft, die alle diese Fragen mit „ja" beantworten kann, hat scheinbar einen guten und fundierten Überblick über die Geschehnisse in ihrem Pflegedienst. Die Führungskräfte aber, die ehrlich eine oder mehrere der Fragen mit „nein" beantworten müssen, könnten daher von einem effektiven betrieblichen Controlling überzeugt werden und dafür gewonnen werden, ihren Dienst künftig auf Grundlage von Zahlen, Daten und Fakten zu führen.

2.1　Grundlagen von Kennzahlen

In diesem Abschnitt erfahren Sie, warum Kennzahlen zu einer Zeitersparnis und zu finanziellen Vorteilen führen. Zudem lernen Sie verschiedene Arten von Kennzahlen kennen.

Bei Kennzahlen handelt es sich um quantitative Daten, die die komplexe Realität betriebswirtschaftlicher und weiterer betrieblicher Zusammenhänge erfassen sollen. Neben betriebswirtschaftlichen Kennzahlen können also auch zum Beispiel Qualitätskennzahlen, Kundenkennzahlen und Kennzahlen über die Entwicklung und das Lernen der Organisation „ambulanter Pflegedienst" erfasst werden.

Wer die richtigen Kennzahlen auswählt und klar definiert, hat so ein exzellentes Werkzeug, Entwicklungen und Ziele zu verfolgen und dazu passende unternehmerische Entscheidungen zu treffen. Kennzahlen sind als eine Art Barometer zu sehen, das für die Unternehmensleitung die Stärken und Schwächen sowie auch Chancen und Risiken anzeigt.

Obendrein erleichtert das sichere Arbeiten mit den richtigen Kennzahlen den Alltag. Denn aufgrund valider Zahlen, Daten und Fakten, die jederzeit zur Verfügung stehen, können Entscheidungen auf allen Hierarchieebenen schneller und zielgerichteter erfolgen. Der Aufbau und die Arbeit mit einem passenden Kennzahlensystem bringen den Leitungskräften mittel- bis langfristig also eine Zeitersparnis und einen finanziellen Vorteil.

2.1.1 Arten von Kennzahlen

Zuerst unterscheidet man zwischen absoluten Zahlen und relative Zahlen. Absolute Zahlen können als Einzelzahlen, Summenzahlen, Differenzen und Mittelwerte dargestellt werden.

Beispiele Pro Kunde können im Schnitt 700 € im Monat aus dem Sachleistungspotenzial der § 36 SGB XI-Leistungen generiert werden. Das Sachleistungspotenzial der Kunden aus § 36 SGB XI beträgt im Schnitt 1.000 € pro Kunde.

Relative Zahlen sind hingegen Quotienten aus zwei absoluten Zahlen. Auch hierzu ein Beispiel:

» Der Ausschöpfungsgrad der Sachleistungen nach § 36 SGB XI beträgt 70 % - (700 € × 100) / 1.000 €

Relative Zahlen können noch in drei Untergruppen aufgeteilt werden:

Gliederungszahlen: Hier wird eine Gesamtgröße in Teilgrößen aufgegliedert und zur Gesamtgröße ins Verhältnis gesetzt. Beispiel: Der Pflegedienst erwirtschaftet im Monat 100.000 €. Davon werden 50 % über SGB XI-Leistungen, 40 % über SGB V-Leistungen sowie je 5 % über SGB XII- und Privatleistungen erlöst.

Beziehungszahlen Diese Zahlen setzen gleichwertige, inhaltlich aber ungleichartige Daten in ein Verhältnis. Beispiel: Die Fehlerfolgekosten nach einer MDK-Prüfung betragen 60.000 € im Verhältnis zum Jahresumsatz von 1.200.000 € des Pflegedienstes.

Indexzahlen Indexzahlen bilden ein Verhältnis von Zahlen mit gleichen Maßeinheiten aus verschiedenen Perioden oder unterschiedlichen Zeitpunkten ab. Beispiel: Im gesamten Jahr 2017 sind 50 Beschwerden aufgetreten.

2.1.2 Funktion von Kennzahlen

Kennzahlen helfen, den Pflegedienst strategisch und operativ in die richtige Richtung zu lenken. Kennzahlen liefern die Information, welche Maßnahmen eine Führungskraft ergreifen muss, um die strategischen und operativen Ziele des Pflegedienstes zu erreichen. Klassische operative Kennzahlen sind Ist-Werte, die ständig mit Plan-Werten verglichen werden. Beispiel: Die Ausschöpfung der Sachleistungen nach § 36 SGB XI beträgt 70 % (Ist-Wert), die Zielvorgabe liegt aber bei 75 % (Plan-Wert). Das hat den Vorteil, dass durch die fortlaufende Beobachtung Fehlentwicklungen schnell erkannt werden und entsprechend gehandelt werden kann.

Strategische Kennzahlen geben hingegen Auskunft über die strategische Entwicklung des Pflegedienstes. Hierzu ebenfalls ein Beispiel: Ein Pflegedienst will sich aus Marketinggründen auf die Versorgung besonders komplexer Wunden spezialisieren und strebt dafür eine gesonderte Vergütungsvereinbarung mit den Kostenträgern an. Hierzu wird aber Personal mit fundierten Kenntnissen zur Wundversorgung benötigt. In einem Jahr sollen sechs Pflegefachkräfte zu ICW-Wundexperten ausgebildet werden. Zudem soll sich der Anteil der Wundversorgungen am Gesamtanteil der erbrachten SGB V-Leistungen am Jahresende verdoppelt haben, von heute 10% auf dann 20%. Ebenso sollen am Ende des Jahres die sechs Pflegefachkräfte den Titel „ICW-Wundexperte" führen dürfen.

Wichtig zu erwähnen sind noch die sogenannten Schlüsselkennzahlen. Diese Kennzahlen sind die Messgrößen, die in der augenblicklichen Entwicklung des Pflegedienstes besonders wichtig sind. Dazu ein Beispiel: Ein Pflegedienst muss 800 Fachkraft-Produktivstunden aufwenden, um Maßnahmen durch die Landesverbände der Pflegekassen rechtssicher abzuarbeiten. Die Führung muss also die Entwicklung der Mitarbeiterproduktivstunden im Blick haben, die Anzahl der beseitigten Mängel nach Pflegevisiten und den Umsatz pro Versorgungsstunde. Denn die Unternehmensführung hat in den nächsten Monaten die Aufgabe, die Qualität signifikant zu verbessern, ohne aber in ein Insolvenzrisiko zu gleiten.

2.1.3 Aussagekraft von Kennzahlen

Im Prinzip steckt in der Überschrift schon die Antwort. Denn eine Kennzahl muss aussagekräftig sein, sonst ist sie nicht zu gebrauchen. Auch das Kennzahlensystem, welches der Pflegedienst nutzt, muss einfach und aussagekräftig sein, denn ein Zahlenfriedhof nützt keinem Unternehmer und keiner Führungskraft etwas. Ferner sollten sich genutzte Kennzahlen nicht nur streng auf die harten Faktoren wie betriebswirtschaftlichen Erfolg oder die Erfüllung von Qualitätskriterien beschränken. Denn diese „harten" Kennzahlen haben bei allem Nutzen auch z. B. die folgenden Nachteile:

- BWL- und Qualitätskennzahlen beziehen sich auf die Vergangenheit.
- BWL- und Qualitätskennzahlen können Ergebnisse zu spät aufzeigen.

Denn bei der alleinigen Konzentration auf „harte Fakten" geht die Tatsache unter, dass betriebswirtschaftliche Erfolge auch mit den sogenannten „weichen Faktoren" zu tun haben. Dazu zählen zum Beispiel:

- die Fähigkeit des Pflegedienstes, sich zu entwickeln und zu lernen,
- ein Betriebsklima, welches zielgerichtete Arbeit und Wohlbefinden im Team vereint,
- Führung, die klar und verlässlich ist,
- Wissen wird geteilt und nicht als „Herrschaftswissen" bei einer Person verortet.

Aus diesem Grunde ist die Philosophie der „Balanced Scorecard" eine gute Grundlage, um ein Kennzahlensystem aufzubauen, welches harte und weiche Faktoren miteinander verbindet. Auf das Konzept und die Idee der Balanced Scorecard wird in ▶ Kap. 3 noch näher eingegangen.

2.1.4 Anforderung an Kennzahlen

Kennzahlen sollen Zeit sparen und für wirtschaftlichen Erfolg sorgen. Deshalb muss eine Kennzahl auch von jedem Mitarbeiter, der mit dieser Kennzahl arbeitet, verstanden werden. Wenn Kennzahlen zur betrieblichen Steuerung ausgewählt werden, sollten diese Merkmale erfüllt sein:

Jede Kennzahl ist mit einem Ziel verbunden und hat eine definierte Messgröße Beispiel: Kennzahl „Umsatz pro Kunde/Monat", Ziel: 750 €, Messgröße: Umsatz/Kunden.

Kennzahlen sind komprimierte, aber genaue Informationen Beispiel: Kennzahl „Sachleistungsquote Ausschöpfung § 36 SGB XI-Leistungen", Ziel: 75%, Messgröße: Sachleistungspotenzial § 36 SGB XI aller Kunden / abgerechnete Sachleistungen aller Kunden mit § 36 SGB XI-Leistungen.

Kennzahlen sind messbar Kennzahlen haben immer Werte wie „Euro", „Menge", „Anteil" usw.

Kennzahlen werden vollständig und in fest definierten Abständen erhoben Beispiel: Kennzahl „Umsatz pro Kunde/Monat" wird einmal monatlich am 10. erhoben, alle Kunden in der Versorgung (außer reine § 37.3-Kunden) werden mit einbezogen.

Kennzahlen sind vergleichbar   Für jede Kennzahl gibt es eine einheitliche Mengenbezeichnung, damit die Kennzahlen auch im Zeitreihenvergleich einer Analyse standhalten.

Kennzahlen sind übersichtlich und transparent   Das Kennzahlensystem ist auf Papier oder in der EDV so aufbereitet, das jeder Entscheider und Nutzer seine Informationen auf einen Blick erhält und diese auf Anhieb versteht.

Kennzahlen müssen die vorstehenden Mindestanforderungen erfüllen, damit sie wirklich zur erfolgreichen Unternehmenssteuerung beitragen können.

2.1.5 Einheitliche Berechnungs- und Datengrundlage

Damit eine Kennzahl gebildet werden kann, muss neben der Berechnung der Kennzahl vor allem festgelegt werden, wo die jeweiligen Daten herkommen. Die Berechnungs- und Datengrundlage einer Kennzahl muss immer exakt gleich sein, damit die Kennzahl dauerhaft vergleichbar bleibt.

Beispiel   Ein Pflegedienst legt fest, woher die Daten für die Kennzahl „Ausschöpfung der Sachleistungen nach § 36.3 SGB XI" kommen und wie diese Kennzahl berechnet wird. Die Daten werden aus dem EDV-Programm entnommen und umfassen alle Kunden, die mit dem Pflegedienst einen Vertrag über die Erbringung von Sachleistungen nach § 36 SGB XI geschlossen haben und in einen der fünf Pflegegrade eingeordnet sind. Nicht in die Kennzahl fließen daher Kunden ein, die im SGB XI-Bereich nur zu § 37.3 (Beratungsbesuche) bedient werden.

Die Berechnung der Kennzahl erfolgt immer nach der Formel „(Höhe der ausgeschöpften Sachleistungen nach § 36 SGB XI in € x 100) / bestehendes Sachleistungspotenzial nach § 36 SGB XI in €".

Wird diese Kennzahl nach den im Beispiel genannten Kriterien gebildet und monatlich erhoben, ist ein belastbarer Zeitreihenvergleich über die Entwicklung der § 36-Sachleistungspotenziale möglich. Dieses Prinzip gilt für alle Kennzahlen, die in ein späteres Kennzahlensystem überführt werden.

2.2 Grundlagen von Kennzahlensystemen

Damit Kennzahlensysteme auch ihren Zweck erfüllen, nämlich den Pflegedienst erfolgreich zu steuern, müssen diese Systeme eine fundierte Grundlage haben. Neben der Erhebung von Kennzahlen ist auch die Verknüpfung von Kennzahlen hinsichtlich ihrer Wechselwirkungen eine wichtige Arbeit im Vorfeld zur Implementierung eines eigenen individuellen Kennzahlensystems.

Kennzahlen zu erheben, die die in ▶ Abschn. 2.1.4 beschriebenen Anforderungen erfüllen, sind nur ein erster Schritt. Denn eine Kennzahl für sich allein betrachtet, ergibt keinen Sinn. Hierzu ein Beispiel:

Beispiel   Der Pflegedienstinhaber Eddy Schnitter hat im Gespräch mit einem Kollegen aufgeschnappt, dass die Kennzahl „Umsatz pro Kunde im Monat" ganz wichtig ist. Je höher der Umsatz pro Kunde, desto besser. Schnitter instruiert seine PDL, bei allen Bestandskunden mehr Umsatz zu akquirieren. Seine unerfahrene PDL setzt die Anweisung in den nächsten Monaten um. Dann explodieren die Krankenstände und drei Mitarbeiter mit insgesamt 1.000 Überstunden kündigen und besorgen sich bis zum Ende des Arbeitsverhältnisses einen gelben Schein. Dadurch sind weitere 500 Produktivstunden zu besetzen. Die Auszahlung der 1.000 Überstunden kostet bereits 20.000 € auf einen Schlag, der Einsatz von Zeitarbeit für 500 Stunden schlägt mit 40,00 € pro Stunde – also weiteren 20.000 € – zu Buche. In beiden Fällen handelt es sich bei den insgesamt 40.000 € um kurzfristige Verbindlichkeiten, deren Begleichung erheblich auf die Liquidität drückt. Mittelfristig baut sich das

Risiko von Qualitätsmängeln und Unregelmäßigkeiten in der Abrechnungsprüfung auf, deren Kosten dann auch kurzfristig zu Buche schlagen.

Dieses Beispiel zeigt, dass die Kennzahl „Umsatz pro Kunde" für sich allein keinerlei Aussagekraft hat. Vielmehr muss parallel der Umsatz pro Leistungsstunde bzw. pro Leistungsminute nach Qualifikation erhoben werden, darüber hinaus der prospektive Personalbedarf und der Umsatz pro Monat und Vollzeitkraft. Diese Kennzahlen werden in ▶ Kap. 4 noch genauer erläutert.

Der Weg muss daher von den einzelnen Kennzahlen hin zu einem umfassenden Kennzahlensystem erfolgen, um erfolgreich zu arbeiten.

2.2.1 Von der Kennzahl zum Kennzahlensystem

Ein Kennzahlensystem muss so gestaltet sein, dass alle Kennzahlen in dem System miteinander in Verbindung stehen und einen zumindest mittelbaren Zusammenhang aufweisen.

Denn ein Kennzahlensystem nützt nichts, wenn zwischen den Kennzahlen keine **Zusammenhänge** gebildet werden können. In der Praxis ist es meistens so, dass das Drehen an einer Stellschraube mehrere Wirkungen zur Folge hat. Hierzu Beispiele aus dem Geschehen eines ambulanten Pflegedienstes:

Beispiel 1 Der Pflegedienst am Millerntor beschließt, die Anzahl der Pflegevisiten deutlich zu erhöhen. Statt 10 Pflegevisiten in 3 Monaten werden jetzt systematisch 30 Visiten im Quartal durchgeführt. Durch die engmaschigere Kontrolle passiert Folgendes:
- Es wird mehr Leistungspotenzial entdeckt => der Umsatz steigt.
- Es werden Zeitpotenziale in den Touren entdeckt => der Anteil der Pflegezeit an der Gesamttour steigt, weil Fahrtzeiten verkürzt werden können.
- Es werden Blindleistungen aufgedeckt => diese Zeit wird jetzt entweder vergütet oder die Blindleistungen nicht mehr erbracht – dadurch verbessert sich die Wirtschaftlichkeit der einzelnen Einsätze.

- Es wird mehr Fortbildungspotenzial bei den Mitarbeitern entdeckt => die Anzahl der Fortbildungen und Praxisanleitungen steigt.
- Mängel in der Dokumentation werden abgearbeitet => bei der nächsten MDK-Prüfung sinkt die Zahl der Maßnahmen zur Qualitätsverbesserung.
- Fehler und Lücken in den Leistungsnachweisen fallen eher auf => die Abrechnung wird effektiver und das Risiko von Unstimmigkeiten bei Abrechnungsprüfungen sinkt.

Dieses Beispiel zeigt, dass allein die Erhöhung der Anzahl von durchgeführten Pflegevisiten einen Einfluss auf einige weitere Bereiche des Pflegedienstes hat.

Ein weiteres Beispiel ist die Kennzahl „Anzahl der Zielvereinbarungsgespräche". Es zeigt, welche Effekte erzielt werden, wenn die Anzahl der Zielvereinbarungsgespräche moderat steigt:

Beispiel 2 Der Pflegedienst an der Castroper Straße beschließt, mit allen Mitarbeitern aller Abteilungen flächendeckend jährliche Zielvereinbarungsgespräche zu führen. Es werden nicht nur punktuell Kollegen aus der Pflege einbezogen, sondern auch die Mitarbeiter der Betreuung, der Hauswirtschaft und der Verwaltung. Durch diese Maßnahme passiert Folgendes:
- Das gesamte Mitarbeiterteam kann höher qualifiziert werden => bei den Zielvereinbarungsgesprächen werden Fachweiterbildungen vereinbart.
- Die Liquidität steigt, weil Verwaltungs- und Abrechnungsprozesse effizienter werden.
- Gute Mitarbeiter bleiben => die Fluktuation sinkt.

Auch hier beeinflusst eine Maßnahme gleich mehrere Kennzahlen, nämlich diejenigen aus dem Bereich „Lernen und Entwicklung", „Personal" und „BWL".

Den gleichen Effekt erzielt die klassische Kundenbefragung. Dabei kommt es nicht darauf an, wie viele Fragen gestellt werden, sondern, dass alle Kunden des Pflegedienstes befragt werden.

2

Beispiel 3 Der Geschäftsführer des Pflegedienstes am Millerntor schlägt seiner PDL Juliane Teichmann vor, mit Hilfe der MDK-Fragen zur Kundenzufriedenheit eine Befragung bei allen Pflegekunden durchzuführen. Bei der Auswertung der überwiegend positiven Befragungsergebnisse stellen Geschäftsführer und PDL Folgendes fest:

- Durch die Kundenbesuche wird das Beschwerdemanagement stimuliert => es laufen mehr Beschwerden ein und Kündigungen von Kunden können so frühzeitig verhindert werden.
- Veränderungen der Touren durch Kundenwünsche => Verhältnis Pflege-/Fahrtzeit ändert sich zu Gunsten des Pflegedienstes.
- Höherstufungsbedarfe werden deutlich => das Umsatzpotenzial steigt für den Pflegedienst, wenn die jeweiligen Anträge erfolgreich sind.

An diesen Beispielen ist zu sehen, was eine kleine Veränderung für weitreichende Folgen haben kann. Eine Verbindung der individuell ausgewählten Kennzahlen zu einem Kennzahlensystem ist also logisch. Bei der Auswahl der Kennzahlen sollte zudem schon im Vorfeld darauf geachtet werden, dass die ausgewählten Kennzahlen miteinander in einem unmittelbaren oder zumindest mittelbaren Verhältnis stehen.

2.2.2 Anforderungen an das Kennzahlensystem

Das Kennzahlensystem muss zum jeweiligen Pflegedienst passen. Genauer beschrieben anhand von konkreten Beispielen wird dieser Aspekt in ▸ Kap. 7. Bei den Vorarbeiten aber sind hinsichtlich eines effektiven Kennzahlensystems einige grundlegende Überlegungen anzustellen. Im Einzelnen sollte in jedem Falle auf diese Punkte geachtet werden:

Die Kennzahl ist einfach zu erheben Ein sehr gutes Beispiel hierfür ist die betriebswirtschaftliche Auswertung (BWA, www.risp-duisburg.de/files/bwa.pdf). Diese liefert auf einen Blick bereits klassische BWL-Kennzahlen (www.lexware.de/artikel/betriebswirtschaftliche-auswertung-so-profitieren-sie-von-einer-bwa). Hierbei ist auch der Steuerberater behilflich. Darüber hinaus bieten die meisten EDV-Programme für ambulante Pflegedienste Extra-Werkzeuge, die wichtige Kennzahlen für den ambulanten Dienst auf einen Blick liefern.

Alle weiteren Kennzahlen, die ein Pflegedienst nutzen möchte, müssen für die Beteiligten ebenfalls ganz einfach zu erheben sein. Gerade Führungskräfte, die sich noch scheuen, ein klassisches betriebliches Controlling aufzubauen und zu nutzen, werden sich sofort wieder davon abwenden, wenn schon das Erheben einer Kennzahl eine stundenlange Recherche-Arbeit bedeutet. Dies kann auch nicht im Sinne eines wirksamen Controllings sein.

Die Kennzahl ist vergleichbar Richtig wertvoll werden Kennzahlen erst, wenn man sie miteinander vergleichen kann. Kennzahlen dienen so dazu, Entwicklungen abzubilden. So kann die monatliche Rendite über einen Zeitraum von zwölf Monaten verglichen werden. Schleichende Fehlentwicklungen können dann ebenso erkannt werden wie Aufwärtstrends. Dies gilt für alle Kennzahlen. Darüber hinaus sind die eigenen betrieblichen Kennzahlen auch mit anderen Anbietern im Benchmark vergleichbar.

Die Kennzahl ist für den jeweiligen Benutzer verständlich Jede Pflegefachkraft kann zum Beispiel etwas mit der Kennzahl „20 Punkte laut Braden-Skala" anfangen. Genauso verständlich muss eine Kennzahl für die Führungskräfte eines Pflegedienstes sein. Schon beim Hören/Lesen muss die Führungskraft wissen, ob es sich um einen „guten" oder „weniger guten" Wert handelt.

Die Kennzahl ist genau, aber komprimiert Die Kennzahl liefert eine komprimierte Information. Das ist vor allem für Führungskräfte wichtig. Diese brauchen – je höher die Hierarchieebene – keine Detailinformationen, sondern verdichtete Informationen. Dennoch muss die Kennzahl aber genau sein. Ein Beispiel hierfür ist die Rendite: Liegt die Ziel-Zahl bei 10%, die Ist-Zahl aber bei 5%, weiß die oberste Leitung sofort, wie diese Zahl zu beurteilen ist (negativ), und weiß auch gleich, wer Ansprechpartner hinsichtlich der Ursachenforschung ist (PDL).

Die Kennzahl ist dort, wo sie gebraucht wird Es ist sinnlos, wenn eine Pflegefachkraft hört, wie hoch ihre monatlichen Produktivstunden sind. Für diese ist es z. B. viel wichtiger zu wissen, dass auf ihrer neuen Stammtour drei komplexe Wundverbände zu versorgen sind und zwei Pflegekunden BTM vom Pflegedienst erhalten. Anders herum wird es den Geschäftsführer eines Pflegedienstes mit 300 Kunden wenig interessieren, dass es zurzeit 12 Dekubitalulzera gibt, die alle im Krankenhaus entstanden sind. Der Geschäftsführer will stattdessen höchstens wissen, wie hoch die Quote der abgestellten Mängel nach Pflegevisiten im gesamten Pflegedienst sind – nämlich idealerweise 100%.

2.2.3 Grundlagen für effektive Kennzahlensysteme

Wie später in ▶ Kap. 7 näher beschrieben, muss jeder Pflegedienst für sich festlegen, wie viele Kennzahlen erhoben werden sollen, um den Dienst erfolgreich zu steuern. Erfolgreiche Steuerung meint, dass der ambulante Pflegedienst alle seine Ziele erreicht. Diese dürften sein:
1. wirtschaftlicher Erfolg,
2. rechtssichere Erbringung der Dienstleistung,
3. attraktiver Arbeitgeber,
4. Kundenzufriedenheit,
5. Wachstum.

Diese Zielsetzung ist die wichtigste Grundlage für den Aufbau eines Kennzahlensystems, da hiermit eine Auswahl der individuell benötigten Kennzahlen getroffen werden kann (Vollmuth 2001, S. 19).

Damit erzielt ein Kennzahlensystem seinen gewünschten Nutzen. Kennzahlensysteme müssen ferner so gestaltet sein, dass
- zur Erhebung von Kennzahlen auf komplexe Berechnungen verzichtet wird,
- keine Zahlenfriedhöfe entstehen,
- mit jeder Kennzahl gearbeitet werden kann,
- die Kennzahlen mittelbare und unmittelbare Wechselwirkungen aufeinander haben.

Darüber hinaus sollte ein Kennzahlensystem sowohl die Vergangenheit, die Gegenwart als auch die Zukunft des ambulanten Pflegedienstes abbilden können. Im Gegensatz zur BWA, die ausschließlich Vorgänge der Vergangenheit abbildet, kann ein effektives Kennzahlensystem sogar Fingerzeige für die Zukunft liefern.

Zu guter Letzt sollten Führungskräfte ein Kennzahlensystem entwickeln, welches flexibel ist. Es muss also möglich sein, Kennzahlen hinzuzufügen, zu entfernen und/oder auszutauschen. Das wiederum muss so gelingen, dass das Kernziel – nämlich die erfolgreiche Steuerung des ambulanten Pflegedienstes – nicht außer Reichweite gerät.

2.3 Kenntnis der Erlös- und Kostenstrukturen eines Pflegedienstes

Betriebswirtschaftliche Kennzahlen können in einem Pflegedienst nur gebildet werden, wenn die Kosten- und Erlösstrukturen genau bekannt sind. Ansonsten fehlt es nämlich an der Kenntnis, realistische Zielzahlen zu bilden. In diesem Abschnitt befassen wir uns deshalb mit der Kosten- und Erlösstruktur in einem klassischen ambulanten Pflegedienst.

Die Kosten- und Erlösstrukturen in ambulanten Pflegediensten gleichen sich zumindest darin, dass die Erlösquellen immer die gleichen sind und hinsichtlich der Kostenstruktur die Personalkosten immer den höchsten Posten darstellen. Aufgrund der unterschiedlichen Strukturen von Pflegediensten gibt es allerdings im Detail noch Unterschiede. Auf diese Unterschiede wird im Einzelnen in diesem Abschnitt noch eingegangen. Damit Pflegedienste für sich individuelle Kennzahlen bilden können, müssen diese ihre eigenen Erlös- und Kostenstrukturen kennen.

2

2.3.1 Erlösstruktur ambulanter Dienste

Um Erlöskennzahlen erheben zu können, muss man zunächst wissen, wo das Geld überhaupt herkommt. Die Herkunft der Erlöse eines ambulanten Pflegedienstes – egal ob konfessionell, gemeinnützig, in staatlicher Trägerschaft oder privat – ist immer gleich. Es gibt vier Erlöskanäle:

1. Einnahmen von den Krankenkassen (die Anspruchsgrundlage findet sich im SGB V)
   - Häusliche Krankenpflege als Krankenhausvermeidungspflege und Anschlusspflege an Krankenhausaufenthalt nach § 37.1, 1a SGB V
   - Häusliche Krankenpflege als Behandlungspflege nach § 37.2 SGB V
   - Haushaltshilfe nach § 38 SGB V
2. Einnahmen von den Pflegekassen (die Anspruchsgrundlage findet sich im SGB XI)
   - Pflegesachleistungen nach § 36 SGB XI. Dies sind die Leistungen, die in dem im jeweiligen Bundesland festgelegten Leistungskomplexsystem aufgeführt sind.
   - Beratungsbesuche nach § 37.3 SGB XI
   - Wohngruppenzuschlag nach § 38a SGB XI
   - Verhinderungspflege nach § 39 SGB XI
   - Pflegekurse für Angehörige und ehrenamtliche Pflegepersonen nach § 45 SGB XI
   - Betreuungs- und Entlastungsleistungen nach § 45b SGB XI
3. Einnahmen vom örtlichen oder überörtlichen Sozialhilfeträger (die Anspruchsgrundlage findet sich im SGB XII)
4. Privatzahlerleistungen
   - Den Sachleistungsanspruch übersteigende Leistungen
   - Selbstzahler ohne Anspruch aus Kranken- und/oder Pflegeversicherung

■ **Klassische Erlösstrukturen eines ambulanten Pflegedienstes**

In der Regel haben die SGB V- und XI-Leistungen den Löwenanteil am Umsatz in einem Pflegedienst. Die anderen Bereiche spielen keine

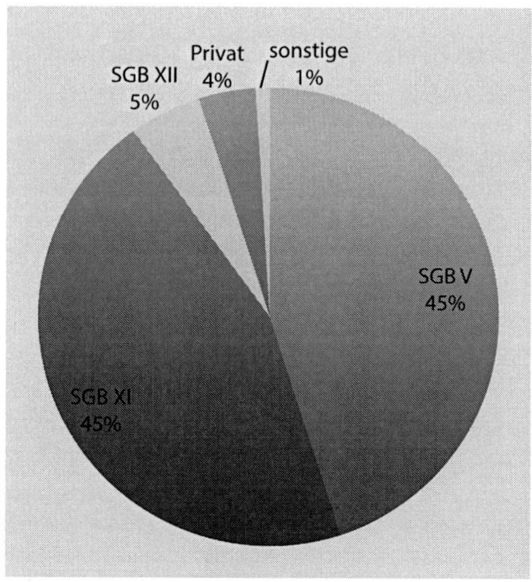

☐ **Abb. 2.1** Beispielhafte Erlösstruktur eines ambulanten Pflegedienstes

große Rolle. Unstrittig ist aber auch, dass es je nach Bundesland, Region oder anderen strukturellen Besonderheiten auch deutlich andere Verteilungen der Erlöse geben kann. In ☐ Abb. 2.1 sehen Sie zunächst die beispielhafte Erlösstruktur eines ambulanten Pflegedienstes.

Wer mit der Bildung von Kennzahlen noch nicht so viel Erfahrung hat, dem sei ☐ Tab. 2.1 ans Herz gelegt. Dort sind auf der linken Seite beispielhafte Rahmenbedingungen dargestellt und geeignete Erlösstrukturen gegenübergestellt. Zur Erklärung: Mit „attraktiv" sind hochgerechnete Stundensätze um die 50 € (SGB XI) bis 60 € (SGB V) gemeint, mit „eher unattraktiven" Vergütungen hochgerechnete Stundensätze zwischen 35 € (SGB XI) und 40 € (SGB V). Mit SGB XI-Leistungen sind ferner nur die körperbezogenen Pflegemaßnahmen gemeint, nicht aber hauswirtschaftliche Leistungen sowie Betreuungsleistungen. Diese sind von der Vergütung in den allermeisten Fällen auf die Stunde hochgerechnet deutlich niedriger als die Vergütungen für körperbezogene Pflegeleistungen. Wenn in ☐ Tab. 2.1 etwas von „kombinierten Einsätzen" steht, sind damit immer die Kombinationen aus Behandlungspflege und körperbezogenen Pflegemaßnahmen gemeint!

◘ Tab. 2.1 Rahmenbedingungen für jeweils geeignete Erlösstrukturen

Rahmenbedingungen	Geeignete Erlösstruktur
Eher attraktive SGB V-Vergütungen und meist eher unattraktive SGB XI-Vergütungen	Um die 60–65% SGB V-Leistungen SGB XI-Leistungen nur als Synergieeffekt, um kombinierte Einsätze attraktiv zu gestalten
Ordentliche SGB V-Vergütungen; viele Versicherte mit Pflegegrad, die das (anteilige) Pflegegeld als „2. Rente" ansehen	**Risiko** – Hoher Fachkräftebedarf – Bei radikaler SGB V-Vergütungsreform zu Ungunsten der Pflegedienste wirtschaftliche Schieflage
Eher unattraktive SGB V-Vergütungen und eher attraktive SGB XI-Vergütungen	Um die 60–65% SGB XI-Leistungen SGB V-Leistungen nur als Synergieeffekt, um kombinierte Einsätze attraktiv zu gestalten **Risiko:** – Harte, lange Touren – führt zu Mitarbeiterverschleiß – Unattraktiv für ältere Bewerber – Unattraktiv für gute Fachkräfte
Viele Sozialhilfeempfänger, relativ ordentliche SGB XI-Vergütungen	Um die 60–65% SGB XI- und SGB XII-Leistungen SGB V-Leistungen nur als Synergieeffekt, um kombinierte Einsätze attraktiv zu gestalten **Risiko:** – Harte, lange Touren – führt zu Mitarbeiterverschleiß – Überdurchschnittlich viele prekäre Haushalte – Multiple Problemlagen vor Ort – Hohe psychische Belastung für Mitarbeiter – Unattraktiv für ältere Bewerber – Unattraktiv für gute Fachkräfte

Wer als Pflegedienst seine Rahmenbedingungen hier wiedererkennt, hat in der rechten Spalte der Tabelle schon einen guten Hinweis, wie Erlöskennzahlen aussehen könnten. In jedem Falle sei dem Leser hier empfohlen, für seinen eigenen Pflegedienst eine Erlösstruktur, wie in ◘ Abb. 2.1 vorgestellt, zu erstellen und zumindest quartalsweise zu aktualisieren. Die Statistiken lassen sich aus jeder guten Pflegedienst-Software abrufen. Alternativ reicht auch ein Blick in die betriebswirtschaftliche Auswertung (BWA). Dort sind meist schon auf den ersten beiden Seiten die Erlöse entsprechend aufgeschlüsselt. In einer ordentlichen Pflegedienst-BWA sind sogar die SGB XI-Erlöse noch einmal nach Pflegegrad unterteilt.

■ **Erlösstrukturen genauer betrachten**
Aus aktuellem Anlass ist bei der genaueren Betrachtung der SGB XI-Erlöse darauf zu achten, dass der Anteil von hauswirtschaftlichen Leistungen sowie Betreuungsleistungen möglichst gering gehalten wird – besser noch: Man sollte als ambulanter Pflegedienst komplett darauf verzichten. Seit Anfang 2017 hat sich mit der vollumfänglichen Einführung des Pflegestärkungsgesetzes II der Trend verfestigt, dass Pflegeleistungen nicht mehr als bis zum 31.12.2016 nachgefragt werden. Der Grund liegt auf der Hand – die Bestandskunden setzen auf die Mitnahmeeffekte beim Pflegegeld. Hierzu ein Beispiel:

Beispiel Der Pflegekunde Edgar P. hat bis zum 31. Dezember 2016 mit seiner Pflegestufe 1 + eingeschränkte Alltagskompetenz ein Sachleistungspotenzial von 689 € bzw. ein Geldleistungspotenzial von 316 € gehabt. Beim Pflegedienst rief er bis dato nur Sachleistungen in Höhe von 344,50 € ab. Somit verblieb ihm ein anteiliges Pflegegeld von 158 €. Ab dem 1. Januar 2017 nun wurde er in Pflegegrad 3 übergeleitet, mit einem Sachleistungsanspruch von nun 1.298 € bzw. Pflegegeldanspruch von jetzt 545 € im Monat. Der Pflegekunde aber nimmt keine weiteren Leistungen in Anspruch. Somit erhöht sich sein anteiliges Pflegegeld auf nun 400,35 €. Das bedeutet eine Erhöhung des verfügbaren monatlichen Einkommens auf 242,35 €.

Zugenommen hat hingegen die Nachfrage nach hauswirtschaftlichen Leistungen – am liebsten über den Entlastungsbeitrag von 125 € pro Monat. So bleibt in den Pflegegraden 2 bis 5 das (anteilige) Pflegegeld unangetastet. Hierin liegt aber die große Gefahr für Pflegedienste: Die Vergütungen für hauswirtschaftliche Leistungen liegen in der Regel grob zwischen 20 und 30 € – je nach Vergütungssystem in den einzelnen Bundesländern. Mit diesem Stundensatz aber ist für private Pflegedienste kaum Gewinn zu machen. Im Gegenteil, hohe Anteile hauswirtschaftlicher Leistungen am Gesamtanteil der SGB XI-Leistungen können sogar zu erheblichen Risiken führen. Auch hierzu ein Beispiel:

Beispiel Der Vollkostensatz einer Hauswirtschaftskraft (▶ Abschn. 4.1.9) liegt im Pflegedienst Schnitter bei 32,00 €. Der Erlös laut Vergütungssystem liegt pro Stunde aber nur bei 22,00 €. In kurzfristiger Erwartung hoher Erlöse schließt der Inhaber in kürzester Zeit für 400 Leistungsstunden pro Monat Verträge über Hauswirtschaft ab. Der übrige Anteil der SGB XI-Leistungen beträgt 500 Stunden Pflege und 100 Stunden Betreuung. Allein die 400 Stunden Hauswirtschaft bringen so 4.000 € Verlust pro Monat.

Ebenso genau hingeschaut werden sollte bei SGB V-Leistungen und deren Vergütungen. Ein gutes Beispiel ist hier Nordrhein-Westfalen: Die Behandlungspflegeleistungen sind in vier Leistungsgruppen aufgeteilt. Die einfachen Leistungen wie Medikamentengaben, Kompressionsstrümpfe an- und Ausziehen sowie s.c.-Injektionen verabreichen sind mit einer Bandbreite von ca. 10,00 bis 10,50 € vergütet. In der Vergütung ist die Anfahrtspauschale bereits enthalten. Die Erbringung dieser Leistungen ist für einen Pflegedienst äußerst lukrativ. Denn bei guter Einsatzplanung kommen aufgrund der kurzen Einsatzzeiten hochgerechnete Stundenerlöse von bis zu 65,00 € zustande.

Anders sieht es allerdings bei den höherwertigen Leistungen zur Behandlungspflege aus: So gibt es für die Versorgung einer Wunde um die 13,50 € – auch hier inklusive Anfahrtspauschale. Vor allem bei komplexeren Wunden fällt eine Einsatzdauer von 15 bis 20 Minuten an, um die Verrichtung ordentlich zu leisten. Hinzu kommen die Verwaltungsaufgaben rund um die Bestellung der Verbandmaterialien und der Verordnung sowie vor allem der exorbitante Dokumentationsaufwand, um die Anwendung der Vorgaben aus dem nationalen Expertenstandard zu chronischen Wunden nachzuweisen.

Auch im Bereich der Behandlungspflege nach § 37.2 SGB V sollte also jeder Pflegedienst seine Erlösstruktur untersuchen und angepasst an seine individuelle SGB V-Vergütungsvereinbarung kontrollieren, welche Leistungen wirtschaftlich erbracht werden und welche nicht.

- **Weitere Umsatzparameter sind ebenfalls zu betrachten**

Neben der Grobaufteilung der Erlöse, die aus den Töpfen des Sozialgesetzbuches und den Privatzahlern für die Erbringung der Pflege-, Betreuungs- und Hauwirtschaftsleistungen generiert werden, lohnt es sich, für die Vorbereitung von Erlöskennzahlen auch noch weitere Umsatzparameter anzuschauen.

- - **Vergütung der Fahrtzeiten**

Die Vergütung der Fahrtzeiten ist ein jahrzehntelanger Streitpunkt zwischen ambulanten Diensten und den Kostenträgern. Denn es dürfte wohl kaum eine Vergütung geben, die auch nur annähernd die Fahrtkosten und vor allem die Zeit für die Anfahrt zum Pflegekunden deckt. Was oft vergessen wird, ist, dass in den sogenannten „Hausbesuchspauschalen" auch noch die Vergütung für die Pflege- und Leistungsdokumentation enthalten ist. Je länger Pflegedienst-Mitarbeiter im Auto sitzen, desto weniger lukrativ wird ein SGB XI-Einsatz. Hierzu ein Beispiel aus Nordrhein-Westfalen:

Beispiel Der Pflegekunde Willi Meier wird morgens gewaschen. Der LK 01 (Ganzwaschung) wird mit 19,00 € vergütet, die

Hausbesuchspauschale (Anfahrt + Dokumentation) mit 1,70 €. Der Einsatz dauert 19 Minuten, die Fahrt 6 Minuten. In 25 Minuten werden so 20,70 € erlöst – pro Minute also 0,83 € (gerundet).

Das Gleiche wird bei der Patientin Edith Steiner gemacht. Dort dauert der Einsatz vor Ort auch 19 Minuten, die Anfahrt aber 10 Minuten. So werden die 20,70 € erst in 29 Minuten erwirtschaftet. Der Erlös pro Minute beträgt hier nur 0,71 € (gerundet).

Diese Modellrechnung gilt natürlich auch für alle Bundesländer, in denen die SGB V-Leistungen ebenfalls mit einer Hausbesuchspauschale oder einer Fahrtkostenpauschale abgerechnet werden können. An dem obigen Beispiel ist gut ablesbar, dass zwar vor Ort wirtschaftlich gearbeitet wird, der gesamte Einsatz inklusive Arbeitszeit aber aufgrund der geringen Wegepauschale nicht mehr wirtschaftlich ist. Vergütungssysteme – egal ob SGB V oder XI – sind leider häufig so aufgebaut, dass die Refinanzierung der reinen Anfahrt durch Wegepauschalen, Hausbesuchspauschalen oder wie man sie immer im Einzelnen nennt, kaum gelingt. Hier gibt es nur wenige Ausnahmen, wie z. B. in Hessen, wo die Anfahrtspauschale zwischen 20 und 6 Uhr bis zu 9,50 € pro Einsatz beträgt.

Nicht vergessen darf man auch die Tatsache, dass es sich nicht nur um die Fahrt selber handelt. Vielmehr kommen noch Zeiten für die Parkplatzsuche, der Weg vom Parkplatz bis zur Haustür des Pflegekunden und in einigen Fällen das Warten auf das Öffnen der Tür (wenn der Pflegedienst keinen Schlüssel vom Kunden hat). So können aus fünf Minuten reiner Fahrtzeit schnell neun Minuten von Kunde A zu Kunde B werden. Hierzu ein Beispiel, was das für die Wirtschaftlichkeit eines Einsatzes bedeuten kann:

Beispiel Für den Einsatz bei der Kundin Hermine Schmitz werden 5 Minuten Fahrtzeit (Erlös 1,70 €) und 20 Minuten Einsatzzeit vor Ort (Erlös 20,00 €) kalkuliert. Laut Kalkulation werden so in 25 Minuten 21,70 € erlöst – also 0,87 € pro Minute (gerundet) und somit hochgerechnet 52,08 € Erlös pro Stunde. Tatsächlich aber dauert die Anfahrt wegen der aufwändigen Parkplatzsuche und dem Weg in den 4. Stock des Hochhauses

im Schnitt 9 Minuten. Somit dauert der Einsatz 29 Minuten bei einem Erlös von nach wie vor 21,70 € nur noch 0,75 € (gerundet) pro Minute bzw. hochgerechnet nur noch 44,90 € pro Stunde.

Aus diesem Beispiel wird deutlich, wie hoch das Erfordernis einer guten Tourenplanung ist. Darüber hinaus muss die Effektivität von Erst- und Folgegesprächen überprüft werden. Denn Einsätze müssen von vornherein so verkauft werden, dass sie wirtschaftlich sind.

▪ ▪ Investitionskosten

Auch die Investitionskosten sind ein zum Teil beträchtlicher Erlösfaktor. Neben stationären und teilstationären Einrichtungen haben nämlich auch ambulante Pflegedienste ein Recht auf Investitionskosten-Rückerstattung. Die Rechtsgrundlage ist das SGB XI:

§ 82 Abs. 3 SGB XI: *„Soweit betriebsnotwendige Investitionsaufwendungen nach Absatz 2 Nr. 1 oder Aufwendungen für Miete, Pacht, Erbbauzins, Nutzung oder Mitbenutzung von Gebäuden oder sonstige abschreibungsfähige Anlagegüter nach Absatz 2 Nr. 3 durch öffentliche Förderung gemäß § 9 nicht vollständig gedeckt sind, kann die Pflegeeinrichtung diesen Teil der Aufwendungen den Pflegebedürftigen gesondert berechnen (…)“*

§ 82 Abs. 4 SGB XI: *„Pflegeeinrichtungen, die nicht nach Landesrecht gefördert werden, können ihre betriebsnotwendigen Investitionsaufwendungen den Pflegebedürftigen ohne Zustimmung der zuständigen Landesbehörde gesondert berechnen. Die gesonderte Berechnung ist der zuständigen Landesbehörde mitzuteilen.“*

In den meisten Bundesländern ist es so, dass die Investitionskosten bereits in der Vergütung für die Leistungskomplexe integriert sind und von den Patienten zu tragen sind. Die Sätze für die Investitionskosten liegen grob zwischen 2 und 7% der Gesamtpreise der Leistungskomplexe. Gerade die Sätze, die bei 5% und mehr liegen, werden so zu einem interessanten Umsatzbestandteil.

In Nordrhein-Westfalen gibt es zudem die Besonderheit, dass Pflegedienste ihre Investitionsaufwendungen jährlich zurückerstattet bekommen. Grundlage ist, grob gesagt, ein auf einem Teil der erbrachten SGB XI-Leistungen basierendes Berechnungsverfahren. Je nach

◘ Tab. 2.2 Beispiel: vereinfachte Erlösstruktur eines ambulanten Pflegedienstes für ein Jahr

Erlösart	Jahreserlös in €
SGB V: Häusliche Krankenpflege und Haushalthilfe inklusive Anfahrtspauschalen (außer NRW)	450.000 €
SGB XI: Körperbezogene Pflegemaßnahmen und pflegerische Betreuungsmaßnahmen sowie Hilfen bei der Haushaltsführung inkl. Anfahrtspauschalen und Investitionskosten	450.000 €
SGB XII: Sozialhilfe	60.000 €
Privatzahler	40.000 €
Zins, Pacht, Mieten	0 €
Summe	**1.000.000 €**

Menge der erbrachten Leistungen gibt es so für die Pflegedienste einen warmen Regen in vier bis in hohe fünfstellige Höhen. Das erlaubt dann finanziellen Spielraum für Investitionen zum Beispiel in Fuhrpark, Renovierungen, Fort- und Weiterbildungen. Es gibt hier eine psychologische Komponente: Da der Betrag auf einmal kommt und sich nicht über jeden § 36.3-SGB XI-Einzelerlös verteilt und somit bereits Bestandteil der laufenden Erlöse ist, kommt der warme Regen dann im Tagesgeschäft doch irgendwie unverhofft. In ◘ Tab. 2.2 ist die Erlösstruktur eines ambulanten Pflegedienstes mit konkreten Zahlen dargestellt.

2.3.2 Kostenstruktur ambulanter Pflegedienste

Um sich mit der Kostenstruktur eines ambulanten Pflegedienstes zu befassen, sollte die Führung guter Pflegedienste immer folgende Philosophie haben:

„Kosten sind eine Investition für eine stabile Rendite". Nur schlecht geführte Pflegedienste sehen Kosten als etwas vollumfänglich Negatives an und setzen alles daran, Kosten in höchstmöglichem Maße zu minimieren.

Vernünftig geplant und eingesetzt, haben Kosten in einem ambulanten Dienst bestimmte positive Effekte (◘ Tab. 2.3).

Jeder Pflegedienst kann in nur zwei Schritten seine individuelle Kostenstruktur definieren.

Wie schon bei der Erlösstruktur ist es zu empfehlen, die individuelle Kostenstruktur quartalsweise auf den Prüfstand zu stellen.

■ **Schritt 1: Grobstruktur der anfallenden Kosten schaffen**

Die eben vorgestellte Übersicht gibt schon die Grobstruktur der Kosten eines ambulanten Pflegedienstes vor. Was alle Pflegedienste eint, ist die Tatsache, dass die Personalkosten immer über mindestens 70% der Gesamtkosten liegen. Sollten die Personalkosten anteilig geringer sein, sollte man genau hinschauen, was dafür die Ursache ist. Eine grobe Kostenstruktur für einen ambulanten Pflegedienst kann wie folgt aussehen:

- Personalkosten
- Kfz-Kosten
- Miete
- Betriebskosten
- Rücklagen
- Rückstellungen (fiktiv)
- Abschreibungen (fiktiv)

Die Kosten, die für den Pflegedienst spürbar auf dem Geschäftskonto auflaufen, sind die Personalkosten, die Fuhrparkkosten, die Miete und die sonstigen Betriebskosten. Die weiteren Punkte der obigen Übersicht sind Kosten, die im Alltag nicht als solche wahrgenommen werden – aber dennoch berücksichtigt werden müssen. An dieser Stelle sollen die drei Kostenarten „Rücklagen", „Rückstellungen" und

Tab. 2.3 Kosten und ihr jeweiliger Nutzen

Kostenart	Nutzen
Attraktive Bezahlung des Personals, ggf. mit variablen und leistungsabhängigen Bestandteilen	Das Personal fühlt Wertschätzung seitens der Führung für die tägliche harte Arbeit. Der Pflegedienst wird interessant für Mitarbeiter anderer Pflegedienste. Gute Pflegekräfte bleiben dem Pflegedienst erhalten. Die Leistungsbereitschaft zum Wohle des Pflegedienstes steigt.
Gezielte Investitionen in Fort- und Weiterbildung	Die Mitarbeiter merken, dass man auf sie setzt. Die Mitarbeiter merken, dass Zielvereinbarungsgespräche und Mitarbeiterjahresgespräche für die Führung wirklich wichtig sind und sich tatsächliche Effekte daraus ergeben. Der Pflegedienst entwickelt sich fachlich und methodisch so weiter, dass es sich positiv im Betriebsergebnis niederschlägt. Das Risiko von Abweichungen in MDK-Qualitätsprüfungen wird minimiert.
Investitionen in ordentliche Autos (Klimaanlage, Bluetooth, fest eingebautes Navigationssystem, einfache Bedienbarkeit der Bord-EDV)	Die Mitarbeiter sind konzentrierter beim Fahren und weniger angestrengt. Es passieren weniger Unfälle. Die Mitarbeiter fühlen sich wertgeschätzt. Der Wiederverkaufswert der Fahrzeuge ist überproportional höher.
Investition in gutes Arbeitsmaterial (EDV, Tablets, Telefone usw.)	Es passieren keine unerwarteten Reparaturen oder Systemabstürze wie bei Billig-Produkten. Bei Problemen gibt es schnelle und effektive Unterstützung durch den Hersteller. Die hochwertige Technik hat im Bedarfsfalle einen ordentlichen Wiederverkaufswert. Es passieren weniger Fehler als durch mangelhafte Informationsflüsse. Auch hier merken die Mitarbeiter, dass sie der Führung wirklich etwas wert sind.

„Abschreibungen" genauer erläutert werden. Warum hinter den Kostenarten „Rückstellungen" und „Abschreibungen" ein „fiktiv" steht, wird in der Folge erläutert.

▪▪ Rücklagen
Rücklagen muss ein Pflegedienst aus zwei Gründen bilden:

Steuer Jeder Pflegedienst muss unabhängig von seiner Rechtsform Steuervorauszahlungen abführen. Ob es sich hier um Einkommensteuer-Vorauszahlungen (Einzelunternehmer, GbR) oder um Körperschaftssteuer-Vorauszahlungen (uG, GmbH) handelt, ist egal. Das Geld muss bereitliegen, da die Fälligkeit jedes Quartal ohne Frist ist. Ein entsprechender Steuerbescheid listet die entsprechenden Fälligkeiten immer so auf (verkürzte Darstellung):

10. März 2019	Steuerart, x Euro
10. Juni 2019	Steuerart, x Euro
10. September 2019	Steuerart, x Euro
10. Dezember 2019	Steuerart, x Euro

Wenn der Zahlbetrag entsprechend dem Steuerbescheid nicht am Stichtag eintrifft, kommt nach ca. zwei Wochen eine Mahnung und als nächste Eskalationsstufe die Pfändungsandrohung, wenn die vorauszuzahlende Steuerschuld nicht binnen zehn Tagen beglichen wird.

Unvorhergesehene Ereignisse   Ein guter Pflegedienst hat Rücklagen gebildet, um im Notfall zwei bis drei Monate erhebliche Umsatzeinbrüche abzudecken und/oder unvorhergesehene Kosten problemlos abzudecken. Das folgende Beispiel dürfte dem einen oder anderen Leser bekannt vorkommen:

Beispiel   Der Pflegedienst Thiermann hat 80 Kunden (ohne § 37.3-Beratungskunden). Der Monatsumsatz beträgt 64.000 €, der Monatsgewinn vor Steuern 7.000 €. Binnen zwei Wochen versterben zwei Pflegekunden mit einem Monatsumsatz von insgesamt 5.500 €, ein Pflegekunde mit einem Monatsumsatz von 3.500 € wird dauerhaft stationär aufgenommen und ein vierter Kunde mit einem Monatsumsatz von ebenfalls 3.500 € wird von seiner Tochter von Essen nach Bamberg in einen Wohnstift geholt, damit diese sich besser um ihren Vater kümmern kann. Dadurch bricht der Umsatz von 64.000 € auf einen Schlag auf 51.500 € ein. Der Gewinn von 7.000 € verwandelt sich in einen Verlust in Höhe von 5.500 € im Monat. Da der Pflegedienst aber in guten Zeiten eine Rücklage von 30.000 € gebildet hat, kann in Ruhe nachakquiriert werden und es steht Zeit zur Verfügung, da notfalls erst in vier Monaten wieder die Gewinnzone erreicht werden muss. Es müssen zum Beispiel keine Mitarbeiter entlassen werden bzw. keine Stellendeputate reduziert werden. Vielmehr können aufgelaufene Überstunden abgebaut werden.

∎ ∎ Rückstellungen

Die Rückstellungen sind per Definition streng von Rücklagen zu trennen. Rückstellungen sind wie folgt definiert:

Rückstellungen sind nach Handelsrecht Verbindlichkeiten, Verluste oder Aufwendungen, die hinsichtlich ihrer Entstehung oder Höhe ungewiss sind. Durch die Bildung der Rückstellungen sollen die später zu leistenden Ausgaben den Perioden ihrer Verursachung zugerechnet werden (wirtschaftslexikon.gabler.de/Definition/rueckstellung.html).

Hierzu ein Beispiel:

Beispiel   Der Pflegedienst Thiermann führt im Geschäftsjahr 2018 einen Rechtsstreit gegen einen Wettbewerber. Das Unternehmen rechnet mit 10.000 € Prozesskosten, die jedoch erst im nächsten Geschäftsjahr, also 2019, anfallen.

Rückstellungen dürfen nicht gebildet werden, wenn lediglich ein Geschäftsrisiko besteht. Zudem hat das Unternehmen die Pflicht, die Höhe der Rückstellung nach bestem Wissen und Gewissen zu schätzen. Gem. § 253 HGB müssen Rückstellungen, die älter als ein Jahr sind, zusätzlich verzinst werden (www.rechnungswesen-verstehen.de/jahresabschluss/rueckstellungen.php).

Das Finanzamt versteht zudem wenig Spaß beim Thema „Rückstellungen". Denn Rückstellungen sind, wie gesagt, Kosten und damit steuermindernd. Das unterscheidet die Rückstellung von den Rücklagen. Gebildete Rücklagen für Steuerlasten und/oder Investitionen werden vollumfänglich als Gewinn betrachtet und entsprechend besteuert – obwohl es im Prinzip Kosten für den Pflegedienst sind. Deutlich wird dies an diesem Beispiel:

Beispiel   Der Pflegedienst Thiermann hat 2018 bei einem Jahresumsatz von 768.000 € einen operativen Gewinn von 84.000 € erwirtschaftet. Der Geschäftsführer Jürgen Thiermann legt davon 15.000 € als Rücklage zur Seite, da Ende 2019 fünf neue Fahrzeuge für den Pflegedienst angeschafft werden müssen. Vom Gewinn sind so nur noch 69.000 € übrig – versteuert werden müssen aber 84.000 €.

Die Mitgesellschafterin und Ehefrau Margitta Thiermann ist als verantwortliche Pflegefachkraft bei den Kassen gemeldet und hat für das Personalwesen im Pflegedienst vollumfängliche Befugnisse. In 2018 hat sie einer Pflegefachkraft gekündigt, die ihre Stelle nicht entsprechend Stellenbeschreibung ausgefüllt hat. Die Mitarbeiterin hat geklagt. In 2019 soll der Prozess stattfinden. Der Rechtsanwalt des Pflegedienstes Thiermann erwartet ein Urteil, welches eine Abfindung von 8.000 € ergeben wird. Der Pflegedienst bildet hierfür eine Rückstellung in Höhe von 12.000 €, weil auch die Anwaltskosten kalkuliert werden müssen. Diese wird als steuermindernd anerkannt. Für 2018 wird folgender Gewinn versteuert:

	84.000 € operativer Gewinn
	Rücklage 15.000 € für Investitionen
=	**84.000 € zu versteuernder Gewinn**
–	12.000 € Rückstellungen für Kosten Rechtsstreitigkeiten
=	**72.000 € zu versteuernder Gewinn**

■ ■ **Abschreibungen**

Auch Abschreibungen sind Kosten für den Pflegedienst. Das beste Beispiel ist die Abnutzung der Fahrzeuge. Pflegedienste, die ihre Fahrzeuge kaufen, können dies nachvollziehen. Hierzu ein Beispiel:

Beispiel Der Pflegedienst Thiermann hat 10 Fahrzeuge. Alle Fahrzeuge sind gekauft. Die Autos standen bei Kauf mit 120.000 € in der Bilanz. Abgeschrieben werden die Fahrzeuge zu 20% pro Jahr linear. Der Wert der Fahrzeuge in der Bilanz verringert sich wie folgt:

Jahr 1	96.000 € (-20% bzw. 24.000 €)
Jahr 2	72.000 € (-20% bzw. 24.000 €)
Jahr 3	48.000 € (-20% bzw. 24.000 €)
Jahr 4	24.000 € (-20% bzw. 24.000 €)
Jahr 5	0 € (-20% bzw. 24.000 €)

Schon nach einem Jahr sind die Fahrzeuge nur noch 96.000 € wert, obwohl anfangs 120.000 € dafür bezahlt wurde. Wollte der Pflegedient nun neue Fahrzeuge der gleichen Art anschaffen, müsste er die alten Fahrzeuge verkaufen, erlöst nur noch 96.000 € dafür und muss 24.000 € aus Eigenmitteln erbringen, um gleichwertige Fahrzeuge zu erwerben. Die Wertminderung, die die Abschreibung darlegt, muss also wieder erwirtschaftet werden, um irgendwann gleichwertige Anlagegüter anschaffen zu können. Die Abschreibungen stellen also auch Kosten dar. Hierbei handelt es sich um Kosten, die sogar steuerrechtlich relevant sind. Die Fortsetzung obiger Rechnung macht das deutlich:

	84.000 € operativer Gewinn
	Rücklage 15.000 € für Investitionen
=	**84.000 zu versteuernder Gewinn**
–	12.000 € Rückstellungen für Kosten Rechtsstreitigkeiten
=	72.000 € zu versteuernder Gewinn
–	24.000 € Abschreibungen
=	**48.000 zu versteuernder Gewinn**

An diesen Beispielen wird deutlich, dass es einen Unterschied zwischen einzelnen Kosten gibt. Die Rücklagen sind wirklich reale Rücklagen – also Geld, was aus dem operativen Gewinn entnommen wird und auf einem anderen Konto „geparkt" wird. Anders ist es bei Rückstellungen: Diese sind zunächst fiktiv. Es wird real also kein Cent aus dem operativen Gewinn entnommen. Das Gleiche gilt für Abschreibungen: Auch hier muss man sich vorstellen, dass es kein reales Geld ist, welches den Gewinn mindert, sondern zunächst nur eine buchhalterische Größe. Diese Größe ist aber nachvollziehbar, beschreibt sie doch den Werteverzehr Ihres Anlagevermögens – also z. B. Fahrzeuge, EDV-Hardware, Büromöbel usw. Die ◻ Abb. 2.2 zeigt eine beispielhafte Kostenstruktur eines durchschnittlichen ambulanten Pflegedienstes.

Die Personalkosten bilden, wie schon erwähnt, den größten Anteil der Kostenstruktur.

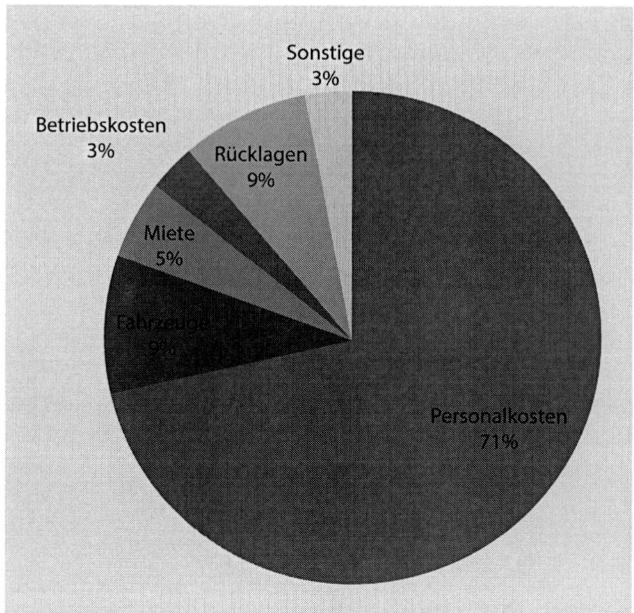

☐ **Abb. 2.2**   Beispielhafte Kostenstruktur eines durchschnittlichen ambulanten Pflegedienstes

Personalkosten sind bedingt steuerbar. Denn am Personal zu sparen heißt, am falschen Ende zu sparen. Ohne Personal gibt es keinen Umsatz und somit auch keine Chance auf Gewinn. Gute Pflegedienste überlegen sich genau, evtl. sogar mehr in das Personal zu investieren, weil zum einen mit jedem mehr investierten Euro z. B. 1,10 € zurückkommen können und zum anderen gute Pflegekräfte gehalten bzw. von anderswo angelockt werden.

Gleichauf liegen dann die Fuhrparkkosten und die Rücklagen. Mit der Bildung von Rücklagen sollen etwaige überraschende Kosten (z. B. Steuernachzahlungen, unerwartete und unaufschiebbare Investitionen) abgefedert und möglicherweise auch der Eigenkapitalstock aufgebaut werden. Natürlich ist diese Kostenart steuerbar, sowohl nach unten als auch nach oben. Schlechte Pflegedienste bilden keine Rücklagen, gute Pflegedienste hingegen überlegen genau, wie viel Rücklagen gebildet werden können, ohne die aktuelle Liquidität zu gefährden.

Auch am Fuhrpark sollte nicht zu sehr gespart werden. Billig angeschaffte Autos ohne besondere Ausstattung sind eine Zumutung für die Mitarbeiter, die nicht selten zwei bis drei Stunden im Auto verbringen. Zudem gilt auch hier die Binsenweisheit „billig kaufen heißt doppelt kaufen". Die Fahrzeuge sollten sparsam im Betrieb sein, es sollte ein guter Wartungsvertrag bestehen und die Ausstattung muss so sein, dass die Fahrzeuge für die Mitarbeiter eine gewisse Aufenthaltsqualität bieten.

■ **Schritt 2: Einen detaillierten Überblick schaffen**

Im ersten Schritt ist bereits der Begriff „Kostenart" gefallen. Hier eine Erläuterung zu diesem Begriff:

Kostenart   Die Kostenart kategorisiert angefallene Kosten nach ihrer eigenen Natur („Was kostet?" bzw. „Welche Kosten fallen an?"). Im Unterschied dazu kategorisiert z. B. die Kostenstelle, wo die Kosten angefallen sind. Kostenarten sind also beispielsweise Personalkosten, Wartungs- und Betriebsmittelkosten, Zinsen, Administrations- oder Marketingkosten.

Eine detaillierte Aufschlüsselung kann so aussehen:

Personal Zunächst setzen sich die Personalkosten aus Löhnen, Steuern, Abgaben für die Sozialversicherung und die Unfallversicherung zusammen. Sinnvoll ist es, die Pflegedienstleitung separat auszuweisen, wenn diese nicht mehr in der direkten Pflege tätig ist. Zudem ist zu beachten, dass bei inhabergeführten Pflegediensten, die auch in Personalunion PDL sind, das Geschäftsführer- und PDL-Gehalt bedacht wird.

Fahrzeuge Je nachdem, ob Fahrzeuge gekauft oder geleast sind, werden die Kosten nach Kaufpreis bzw. Finanzierungs-/Leasingraten aufgeschlüsselt. Des Weiteren kommen die Kosten für den Betrieb der Fahrzeuge (Benzin, Versicherungen, Steuern, Reparaturpauschale, Wartung + Reinigung) in die Aufstellung mit hinzu.

> **Praxistipp**
>
> Wenn ein Pflegedienst Autos geleast hat, sollte dieser sicherheitshalber 10% Aufschlag zu den Leasingraten rechnen. Die Gründe liegen auf der Hand: Zum einen ist immer mit übermäßigen Gebrauchsspuren rechnen und zum anderen schwanken die Gebrauchtwagenpreise ständig. Wenn der aktuelle Restwert der Fahrzeuge unter dem bei Abschluss des Vertrages kalkulierten Restwert liegt, zahlt der Leasingnehmer die Differenz.

Die übrigen Kosten werden hier definiert und können wie folgt aufgeschlüsselt werden:

Miete Diese Kosten werden am besten nach Kaltmiete und Nebenkosten aufgeschlüsselt. Die Kaltmiete ist im Gegensatz zu den Nebenkosten eine konstante Größe. Das gilt auch für Staffelmieten – die Staffelungen stehen ja vorher fest und sind daher eine fix zu kalkulierende Größe.

Sonstige Betriebskosten Die sonstigen Betriebskosten werden am besten nach Telefonkosten, Kosten für Versicherungen, Dienstkleidungszuschüsse, Büroreinigung usw. aufgeschlüsselt.

Rückstellungen Diese werden idealerweise nach Rückstellungen für Steuernachzahlungen und solchen für Investitionen aufgeschlüsselt. Es dient der besseren Übersichtlichkeit, wenn diese Gelder zweckgebunden in ihrer jeweiligen Summe übersichtlich dargestellt sind.

Buchführungskosten Anfallende Buchführungskosten sind unabwendbar – das sind die Kosten für den Steuerberater und Dienstleistungen wie die Abwicklung der Löhne. Wer mit Anbietern zusammenarbeitet, denen er vollkommen vertraut, sollte auch bei diesen Anbietern bleiben – auch dann, wenn es vermeintlich billigere Anbieter gibt. Denn dieses Geld ist sehr oft sehr gut investiertes Geld – es lässt die Führungskräfte nämlich ruhig schlafen! Die Kosten sind in der Regel auch fix.

Lizenzgebühren Die Gebühren sind in den Verträgen aufgelistet, die Pflegedienste mit ihren Softwareanbietern haben. In den allermeisten Fällen sind auch hier Pauschalen vereinbart.

Eine beispielhafte Kostenaufstellung für einen ambulanten Pflegedienst ist in ◘ Tab. 2.4 dargestellt.

◘ **Tab. 2.4** Beispielhafte Kostenaufstellung für einen ambulanten Pflegedienst

Posten	Kalkulierte Kosten
Gesamt	475.575 €
Personalkosten	338.800 €
PDL-Kosten/Unternehmerlohn	70.000 €
Kosten Pflegepersonal	268.800 €
Fahrzeuge	43.375 €
Leasingraten	7.500 €
Benzin	15.775 €
Versicherungen	2.000 €
Steuern	1.500 €
Reparaturpauschale	7.000 €
Wartung und Reinigung	3.000 €

◘ Tab. 2.4 (Fortsetzung)

Posten	Kalkulierte Kosten
Rückstellung für Leasingrate	2.000 €
Miete	24.500 €
Geschäftsräume	18.000 €
Garagen	6.500 €
Betriebskosten	14.400 €
Heizung	3.600 €
Strom	1.200 €
Telefon/Internet	1.200 €
Wasser	600 €
Hausmeister	3.000 €
Reinigungsservice	4.800 €
Rückstellungen	40.000 €
Steuernachzahlungen	20.000 €
Investitionen	20.000 €
Sonstige	14.500 €

Fazit

Bevor Führungskräfte mit der Definition von Kennzahlen und vor allem mit konkreten Zielsetzungen zu Umsatz- und Kostenkennzahlen sowie damit zusammenhängenden Kennzahlen beginnen, sollte zwingend die interne Erlös- und Kostenstruktur bekannt sein. Insofern lohnt es sich zum Beispiel, jeden Monat mit dem Steuerberater eine kurze Sitzung abzuhalten, in der die jeweils letzte Monats-BWA besprochen und analysiert wird. So bekommen Führungskräfte ohne oder mit einem nur geringen kaufmännischen Hintergrund sehr schnell ein gutes Gefühl für die eigenen Erlös- und Kostenstrukturen. Das wiederum bildet ein sehr gutes fachliches und auch emotionales Fundament zur Arbeit mit Kennzahlen.

Literatur

Vollmuth H (2001) Kennzahlen, 3. Auflage, Haufe, S. 19

Praxistaugliche Kennzahlensysteme

3.1   Das Konzept der Balanced Scorecard – 30
3.1.1   Grundgedanke der Balanced Scorecard – 31
3.1.2   Die Balanced Scorecard ist einfach und nachvollziehbar aufgebaut – 32
3.1.3   Die vier klassischen Perspektiven einer Balanced Scorecard – 32
3.1.4   Die Balanced Scorecard in ambulanten Pflegediensten – 33
3.1.5   Die Rolle der Führungskräfte im Pflegedienst-Controlling – 37

3.2   Das EFQM-Modell als Vorlage für ein effektives Kennzahlensystem – 37
3.2.1   EFQM als Grundlage für ein Kennzahlensystem – 38
3.2.2   Der Nutzen von EFQM für ambulante Pflegedienste – 40

© Springer-Verlag GmbH Deutschland, ein Teil von Springer Nature 2018
B. Schlürmann, *Controlling für ambulante Pflegedienste*,
https://doi.org/10.1007/978-3-662-56176-8_3

Einen Betrieb mit nur betriebswirtschaftlichen Kennzahlen zu führen, kann schnell zu wirtschaftlichen Schieflagen führen. In ▶ Kap. 5 sind die Wechselwirkungen zwischen verschiedenen Kennzahlen genau beschrieben. Aus diesem Grunde soll in diesem Kapitel schwerpunktmäßig die Philosophie der Balanced Scorecard vorgestellt werden. Dieses System bildet vortrefflich eine Symbiose aus „harten" und „weichen" Faktoren ab. Ein typischer Begriff aus der Balanced Scorecard findet auch in ▶ Abschn. 4.5 Anwendung; dort geht es dann vertieft um Kennzahlen aus dem Bereich „Lernen und Entwicklung".

Die Ausgangslage im Controlling in ambulanten Pflegediensten – so es denn betrieben wird – ist noch immer eine rein betriebswirtschaftliche. Es werden Daten aus dem Rechnungswesen erhoben, die sich ausschließlich auf die finanziellen Aspekte beschränken. Die gewonnenen Informationen werden dann in der Regel zur Budgetierung für die nähere Zukunft genutzt. Diese Vorgehensweise ist an sich unbestritten gut und richtig, denn es zeigt bereits ein systematisches Vorgehen im Pflegedienst-Controlling.

Unberücksichtigt bei den Controlling-Aktivitäten bleiben aber andere Bereiche, die für eine erfolgreiche Führung eines ambulanten Pflegedienstes ebenso gesteuert werden müssen. Interessant ist, dass häufig das betriebswirtschaftliche Controlling und das interne Qualitätsmanagementsystem als völlig voneinander getrennte Systeme betrieben werden. Dieses Vorgehen ist wenig sinnvoll, denn Erlöse und Kosten können definitiv nicht getrennt vom Qualitätsmanagement (QM) gesteuert werden. Hierzu ein Beispiel:

Beispiel   Der Pflegedienstleiter des Pflegedienstes an der Castroper Straße legt großen Wert darauf, dass für alle Pflegekunden ein gründlicher Ablaufplan für jeden Einsatz geschrieben wird. Das führt in der Folge dazu, dass es kaum noch Abweichungen von der Plan-Zeit gibt, wenn Mitarbeiter auf für sie fremde Touren fahren müssen. Die gleichen Leistungen werden so in kürzerer Zeit – also wesentlich wirtschaftlicher erbracht.

In diesem Beispiel zahlt sich Qualitätsarbeit aus. Denn es wird allen Mitarbeitern eine Hilfestellung geboten, schneller und dabei genauso gut und sicher zu arbeiten. Hieran sieht man deutlich, dass BWL und QM nicht getrennt voneinander gesteuert werden dürfen, sondern miteinander verzahnt sein sollten.

Im Zusammenhang mit Qualität müssen auch seitens der Führungskräfte die Bereiche Vision und Strategie in das Controlling integriert werden. Schließlich gibt die oberste Leitung die Vision und die Strategie des Pflegedienstes vor und muss daher sehr daran interessiert sein, dass diese von der gesamten Belegschaft umgesetzt und gelebt werden. Denn dahinter steckt immer ein Versprechen, wie z. B. „hohe Dienstleistungsqualität", „Kunde im Mittelpunkt", „Mitarbeiterorientierung" und „permanente Bereitschaft zur Weiterentwicklung". Werden diese Punkte als Teil einer Strategie gesehen, kommt es automatisch zu positiven Zahlen im Finanzcontrolling. Im weiteren Verlauf dieses Kapitels wird zum einen das Konzept der Balanced Scorecard (BSC) als Grundlage für Kennzahlensysteme vorgestellt, zum anderen befasst sich dieses Kapitel mit dem EFQM-Modell (European Foundation for Quality Management), welches sich dem „Total Quality Management" verschrieben hat. Auch diese Philosophie und die Inhalte des EFQM-Modells können eine Grundlage für den Aufbau eines ganzheitlich betrachtenden Kennzahlensystems für einen ambulanten Pflegedienst sein.

3.1 Das Konzept der Balanced Scorecard

BWL und QM sollten also nicht einfach nebeneinander existieren, sondern miteinander verzahnt sein. Zudem lohnt es sich im Controlling immer, einen ganzheitlichen Blick auf den zu steuernden ambulanten Pflegedienst zu legen. Die Idee der Balanced Scorecard kann hierfür ein hervorragendes Fundament sein.

Die Balanced Scorecard ist ein geeignetes Konzept, um verschiedene Bereiche in ein

Controlling-System zu integrieren und damit den Pflegedienst tatsächlich unter ganzheitlichen Gesichtspunkten erfolgreich zu steuern. Der Ausgangspunkt ist immer Vision und Strategie des Pflegedienstes. Denn dort vereinen sich im Prinzip alle Erfolgsfaktoren. Dies liegt auf der Hand, sind doch ernstgemeinte Strategien immer auf Erfolg ausgerichtet.

> **Definition**
>
> Die Balanced Scorecard ist ein Verbindungsglied zwischen Strategiefindung und -umsetzung. In ihrem Konzept werden die traditionellen finanziellen Kennzahlen durch eine Kunden-, eine interne Prozess- und eine Lern- und Entwicklungsperspektive ergänzt. (http://wirtschaftslexikon.gabler.de/Definition/balanced-scorecard.html)

3.1.1 Grundgedanke der Balanced Scorecard

Die Balanced Scorecard wurde von Robert S. Kaplan und David P. Norton zu Beginn der 1990er Jahre an der Harvard Business School in den USA als neuartiges Führungssystem für Organisationen auf der Basis von Kennzahlen entwickelt. Es ging vor allem darum, die Schwächen eines aus rein finanzwirtschaftlichen Kennzahlen bestehenden Steuerungssystems auszugleichen. Die BSC berücksichtigt neben der finanziellen Perspektive weitere Perspektiven, die als gleichwertig für die Unternehmensentwicklung angesehen werden. Deshalb wird die Balanced Scorecard auch als ausgewogenes Kennzahlensystem bezeichnet – wie der Name schon sagt.

Die beiden Erfinder der Balanced Scorecard hoben schon damals die folgenden Vorteile hervor:

- Vision und Strategie werden über die Balanced Scorecard kommuniziert und geklärt.
- Vision und Strategie werden mit qualitativen und quantitativen Zielsetzungen verknüpft.
- Die strategische Zielerreichung wird somit messbar.
- Die unterschiedlichen Perspektiven tragen zu einer besseren Beschreibung der Unternehmenssituation und Unternehmensprozesse bei.
- Organisatorisches Lernen wird initiiert.

Die Balanced Scorecard wird von Kaplan und Norton als dynamisches Kommunikations- und Lernsystem verstanden, um auf diese Weise dauerhaft die strategische und operative Ebene zu verknüpfen. Dabei soll die Auseinandersetzung mit Kennzahlen und ihren Verknüpfungen zur Organisationsoptimierung im Sinne der Strategie beitragen.

Das Konzept der Balanced Scorecard eignet sich gerade aus dem Grund, auch nicht-betriebswirtschaftliche Aspekte mit in das Controlling einzubeziehen, vortrefflich für die Sozialwirtschaft – und somit auch für ambulante Pflegedienste. Denn stärker als in anderen Branchen haben vor allem die Mitarbeiter eine Berufsehre, die sehr stark von dem helfenden Gedanken und gerade nicht von dem Gedanken der schnellen Gewinnmaximierung dominiert wird. Genau diese ehrenvolle Haltung der Pflegemitarbeiter wird durch das System der Balanced Scorecard bedient. Dadurch ist es auch wesentlich leichter, mit einem solchen Konzept die Akzeptanz der Mitarbeiter für ein Controlling-System zu gewinnen.

Robert S. Kaplan und David P. Norton haben darüber hinaus schon damals empfohlen, dass es für die Unternehmenslenkung von Vorteil ist, sich auf 20 bis 25 wichtige Kennzahlen zu beschränken. In ▶ Kap. 7 werden modellhafte Kennzahlensysteme für ambulante Pflegedienste dargestellt. Dort wird genau dieser Logik gefolgt, keine Datenfriedhöfe anzulegen, sondern mit kleinen und übersichtlichen Systemen zu arbeiten. Diese Vorgehensweise ist nicht nur zielführender, sondern stärkt auch die Akzeptanz aller beteiligten Menschen in einem Pflegedienst.

3.1.2 Die Balanced Scorecard ist einfach und nachvollziehbar aufgebaut

Natürlich wird auch bei der Balanced Scorecard mit betriebswirtschaftlichen Aspekten gearbeitet. Das ist auch gut so, denn ohne diese Perspektive kann kein Controlling funktionieren. Neben der Finanzperspektive liefert die Balanced Scorecard noch drei weitere Perspektiven:

- Prozessperspektive
- Kundenperspektive
- Lern- und Entwicklungsperspektive

Im Sinne der Begründer der BSC sollen alle vier Perspektiven in dem System gleichwertig betrachtet werden. Diese Ausgewogenheit wird noch dadurch verstärkt, dass die Kennzahlen der verschiedenen Perspektiven dennoch zumindest einen mittelbaren Bezug zueinander haben. Dieses ist auch in ▶ Kap. 5 anhand einiger Beispiele gründlich dargestellt.

Ein weiterer Gedanke der Balanced Scorecard ist, dass diese vier Perspektiven nicht als starr angesehen werden müssen, um eine Organisation zu steuern. Das ist besonders für ambulante Pflegedienste interessant, weil die Branchenspezifika so viel stärker in dem Controlling-System berücksichtigt werden können.

3.1.3 Die vier klassischen Perspektiven einer Balanced Scorecard

Nachfolgend sollen die vier Grundperspektiven der Balanced Scorecard an dieser Stelle genauer erläutert werden:

■ **Finanzperspektive**

Diese bildet bei der BSC den Ausgangspunkt. Aus Sicht der beiden Begründer Norton und Kaplan ist das Ziel jeder Unternehmung, die Erträge aus dem eingesetzten Kapital zu steigern. Alle Strategien, Konzepte und Maßnahmen dienen somit letztendlich diesem Ziel. Von dieser Ausgangsposition ausgehend ist eine Verknüpfung zwischen den Finanzkennzahlen und der Unternehmensstrategie erforderlich, um den Erfolg der Strategie ableiten zu können. Die Finanzperspektive umfasst beispielsweise Kennzahlen wie Eigenkapitalrendite, Umsatzwachstum und Cash Flow.

■ **Kundenperspektive**

Die Kundenperspektive stellt den Kunden und seine Interessen in den Mittelpunkt. Es geht um die Steigerung der Kundenzufriedenheit und wie diese abgebildet werden kann. Der zentrale Bewertungsmaßstab hierfür ist die Erfüllung der Kundenanforderungen. Bei Dienstleistungen, wie sie ein ambulanter Pflegedienst erbringt, spielen Zuverlässigkeit, Erreichbarkeit, Freundlichkeit, Pünktlichkeit und Flexibilität eine wichtige Rolle. Die Kundenperspektive umfasst beispielsweise Kennzahlen wie Kundenzufriedenheit und Entwicklung der Kundenzahlen.

■ **Prozessperspektive**

Die Prozessperspektive betrachtet interne Prozesse, die für die Erreichung der finanziellen Ziele und der Kundenziele notwendig sind und die in der Regel einer Verbesserung zugeführt werden sollen. Hier steht insbesondere die unmittelbare Wertschöpfungskette im Mittelpunkt der Betrachtung. Kennzahlen, die Qualitäts- und Leistungsindikatoren abbilden, stehen hier im Vordergrund. Die Prozessperspektive umfasst beispielsweise Bereiche wie Beschwerdekennzahlen, Fehlerquoten, Leerläufe und Blindleistungen.

■ **Lern- und Entwicklungsperspektive**

Die Lern- und Entwicklungsperspektive versucht, eine lernende Organisation zu fördern, indem Ziele und Kennzahlen für diesen Bereich definiert werden. Nach den BSC-Begründern gehören u. a. die Kategorien Mitarbeiterpotenziale, Potenziale von Informationssystemen und Personalentwicklung dazu. Beispielsweise können hier Kennzahlen, die die Investitionen in Personalfortbildung und Prozessoptimierung beschreiben, hilfreich sein.

Die Lern- und Entwicklungsperspektive umfasst weiterhin Kennzahlen wie Fluktuation, Anzahl der Verbesserungsvorschläge je Periode, die Entwicklung des Qualifikationsniveaus der Mitarbeiterschaft sowie die Bildungsrendite.

Diese Beispiele und Perspektiven zeigen die Möglichkeiten einer Vernetzung zwischen Zielen und Kennzahlen auf strategischer und operativer Ebene. Die Balanced Scorecard kann somit auch als Bindeglied zwischen dem strategischen Controlling und der operativen Umsetzung verstanden werden.

3.1.4　Die Balanced Scorecard in ambulanten Pflegediensten

Ausgangspunkt für die Balanced Scorecard ist immer die individuelle Situation der Organisation in ihrem spezifischen Umfeld. An dieser Stelle soll daher erläutert werden, wie sich die Idee der Balanced Scorecard auf die spezifischen Anforderungen von ambulanten Pflegediensten übertragen lassen kann.

Die Vision, das Leitbild und die strategischen Ziele des Pflegedienstes müssen im Vorfeld klar sein, ehe man mit der Einführung der Balanced Scorecard beginnt. Die Balanced Scorecard dient der Strategieumsetzung. Sie ist kein Strategiefindungsinstrument, sondern setzt das Vorhandensein einer Strategie voraus. Dies ist ein ganz elementarer Aspekt.

Aus dem Leitbild des ambulanten Pflegedienstes sind in Regel schon einige strategische Ziele ableitbar. Wenn beispielsweise im Leitbild sinngemäß festgehalten wurde, dass die Teilnahme der Pflegekunden am kulturellen und gesellschaftlichen Leben innerhalb des Quartiers zu fördern ist, kann dies im Rahmen der Balanced Scorecard als strategisches Ziel operationalisiert werden. Die strategischen Ziele stellen eine Konkretisierung der Vision und des Leitbildes der Organisation dar und sind somit Ausgangspunkt für die Entwicklung einer Balanced Scorecard.

Sobald die strategischen Ziele festliegen, beginnt die Ableitung bzw. Umsetzung der Strategie in Ursachen-Wirkungsketten und schließlich in Mess- und Zielwerten. Im Rahmen der Arbeit mit den Ursachen-Wirkungsketten werden die kausalen Ursachen für den Organisationserfolg verdeutlicht. Damit beginnt die Suche nach den zentralen Erfolgsfaktoren:

- **So gelingt die Umsetzung der Strategie in Ursachen-Wirkungsketten**

Von zentraler Bedeutung ist der Aufbau von Wirkungsketten, die sich durch alle Perspektiven ziehen und nachgelagerte Kennzahlen miteinander verbinden. Diese Wirkungsketten sollen die Perspektiven an die Strategie binden. Sie können sowohl innerhalb einer Perspektive als auch zwischen Perspektiven bestehen. Letzteres ist sogar zu empfehlen. Je mehr die einzelnen Kennzahlen miteinander zusammenhängen, desto wirksamer ist das Kennzahlensystem insgesamt. Klassische Zusammenhänge zwischen verschiedenen Kennzahlen sind zum Beispiel Fluktuation, krankheitsbedingte Fehlzeiten und Betriebsklima. Auch könnte eine Verbindung zwischen Kundenzufriedenheit und wahrgenommener Qualität der Pflege vermutet werden. Öffentliches Image, Patientenzahl-Entwicklung und der finanzielle Erfolg können ebenfalls als eine plausible Wirkungskette gesehen werden. Im Rahmen der Wirkungsketten geht es darum, die kausalen Verbindungen und deren Interaktionen darzustellen. Schließlich werden die zentralen Erfolgsfaktoren im Rahmen der Strategieumsetzung somit verständlicher in ihren Wirkungen. Die nächsten Schritte im Rahmen der Balanced-Scorecard-Einführung beschäftigen sich mit den Perspektiven und ihren Messgrößen.

- **Sachzielperspektive**

Sachziele können ebenso aus dem Leitbild des ambulanten Pflegedienstes abgeleitet werden. Beispielsweise könnten folgende Sachziele festgelegt werden:
- Menschen ein würdevolles und aktives Leben trotz Pflegebedürftigkeit zu ermöglichen,
- die Teilnahme am kulturellen und gesellschaftlichen Leben außerhalb der eigenen Häuslichkeit,

- eine der christlichen Grundhaltung entsprechende Begleitung der Pflegekunden zu ermöglichen,
- Selbstbestimmung, Mündigkeit und Wertschätzung zu garantieren.

■ Finanzperspektive

In der finanziellen Perspektive werden die harten Fakten wie beispielsweise Gewinn und Liquiditätsgrad beschrieben. Insbesondere die Zielsetzungen und Erwartungen des Inhabers müssen dabei berücksichtigt werden. Als Ziele für einen ambulanten Pflegedienst könnte man die Steigerung der Umsatzrendite für den Betreiber, die Reduzierung des Verschuldungsgrades und die Sicherstellung der Liquidität definieren. Welche Messgrößen und Zielwerte gewählt werden, ist auch hier von der individuellen Strategie abhängig.

Nach Auffassung der BSC-Entwickler sollen die unterschiedlichen Perspektiven für die Organisationssteuerung als gleichwertig angesehen werden. Jedoch muss die Einschränkung gelten, dass die finanziellen Ziele in einem gewissen Rahmen als vorrangig anzusehen sind. Ohne langfristige Kostendeckung, welche auch die Verlustübernahme und mögliche Subventionen beinhaltet, kann keine Organisation überleben. Ebenso allerdings ist die Existenzberechtigung eines Pflegedienstes vom Sachziel „gute Pflege" im Sinne einer vertragskonformen und rechtssicheren Dienstleistung abhängig.

■ Kundenperspektive

Die Kundenperspektive ist hier auf die interessierten Parteien eines ambulanten Pflegedienstes auszuweiten. Ambulante Pflegedienste sind mit unterschiedlichen Parteien wie beispielsweise Angehörigen, Pflege- und Krankenkassen, Kliniken und Ärzten verbunden. In der Balanced Scorecard geht es nicht um die vollständige Darstellung aller interessierten Parteien, sondern darum, sich auf die zu konzentrieren, die für den strategischen Prozess von besonderer Bedeutung sind.

So sind auf der externen Seite vor allem die Kostenträger und die Zulieferer in den Fokus zu rücken.

Im Rahmen der Balanced-Scorecard-Philosophie werden die Mitarbeiter in einer eigenen Scorecard berücksichtigt. Die wichtigsten Kunden sind die Pflegekunden und ihre Angehörigen. Denn nicht selten sind Letztere das Sprachrohr und auch die Entscheider in den Haushalten. Diese „ambulante" Eigenart ist zwingend zu berücksichtigen. Die fachgerechte und vertragskonforme korrekte pflegerische Versorgung und die Zufriedenheit müssen oberstes Ziel sein. Zudem sind die Pflegekunden und ihre Angehörigen wichtige Multiplikatoren für den ambulanten Pflegedienst. Es ist davon auszugehen, dass gute wie schlechte Erfahrungen, welche die Kunden und Angehörigen sammeln, im Bekannten- und Freundeskreis kommuniziert werden.

In der Regel agieren ambulante Dienste in einem eng begrenzten lokalen Markt. Insofern hat das örtliche Meinungsbild, welches überwiegend von den persönlichen Eindrücken der Pflegekunden und Angehörigen bestimmt wird, eine herausragende Bedeutung für den Erfolg und den Fortbestand eines Pflegedienstes.

Der Zufriedenheitsfaktor, welcher vornehmlich über Freundlichkeit des Personals, persönliche Zuwendung, Zeit und Service gesteuert wird, nimmt eine herausragende Stellung ein. Aber auch die Präferenzen, die Ärzte, Rehaeinrichtungen und Krankenhäuser für den betreffenden ambulanten Pflegedienst entwickeln, könnten für eine Abbildung und Steuerung im Rahmen der Balanced Scorecard hilfreich sein.

■ Prozessperspektive

Prozesse können in den Dimensionen Zeit, Kosten und Qualität betrachtet werden. In Dienstleistungsunternehmen und somit auch in Pflegediensten ist eine weitere Unterscheidung wichtig, nämlich ob die Prozesse in der direkten Pflege (= am Kunden) oder der indirekten Pflege (z. B. Pflegeprozessdokumentation) stattfinden.

Eine Optimierung der Prozesse ausschließlich unter Effizienzgesichtspunkten ist unstrittig im Bereich der Pflegeprozessdokumentation anzustreben. Sobald es aber in die direkte Pflege zum Kunden geht, ist der Kunde Bestandteil des Prozesses. Hier kann nicht mehr nur auf Effizienz geachtet werden. Vielmehr muss der Spagat zwischen wirtschaftlichem Einsatz und gefühlter guter Qualität für den Pflegekunden (für ihn: Freundlichkeit, Service und vor allem Zeit) geschafft und dargestellt werden. Der Kunde interessiert sich nicht dafür, ob seine chronische Wunde und die dazugehörige Dokumentation vollumfänglich im Sinne des nationalen Expertenstandards versorgt wird. Er ist vielmehr zufrieden, wenn die Pflegekraft pünktlich zur Wunschzeit kommt, freundlich ist und geduldig zuhört, was den Pflegekunden gerade in seinem Leben bewegt. Dann ist es für den Kunden eine gefühlte gute Dienstleistung. Und genau das ist der springende Punkt in der ambulanten Pflege! Denn eine qualitativ hochwertige pflegerische Versorgung wird gewissermaßen als selbstverständlich erachtet und somit nicht explizit wahrgenommen und gewürdigt.

Insofern ist es hilfreich, Optimierungsgesichtspunkte aus dem Blickwinkel der Pflegekunden zu betrachten und sie in eine Balanced Scorecard einfließen zu lassen. Beispielsweise kann überlegt werden, ob der Prozess „Erstgespräch", also die Beratung des potenziellen Neukunden und der Angehörigen vor der Vertragsunterzeichnung und der Aufnahme der Versorgung, unter qualitativen Aspekten optimiert werden sollte.

Im Rahmen der Balanced Scorecard ist jedoch eine Beschränkung auf die Prozesse empfehlenswert, die wesentlich für das Erreichen der strategischen Ziele sind. Wenn beispielsweise eine Zielvorstellung für die nächsten Jahre lautet, den Prozess „Erstgespräch" zu optimieren, ist eine Berücksichtigung innerhalb der BSC sinnvoll.

Durch die finanziellen Einschnitte in den letzten Jahren sind Prozessoptimierungen überwiegend unter Kostenaspekten erfolgt. Vor allem schlechte Pflegedienste arbeiten so. Gute Pflegedienste gehen anders vor: Sie nutzen vielmehr die Möglichkeit einer ausgewogenen Betrachtung zwischen qualitativen und finanzwirtschaftlichen Zielsetzungen im Sinne der Philosophie der Balanced Scorecard.

Wichtige Indikatoren für die Prozessperspektive können sein:

- der Erfolg von Erstgesprächen (Vertragsunterzeichnung, wirtschaftlicher Einsatz, keine Stornierung von Leistungen nach wenigen Tagen),
- die durchschnittlichen Einsatzzeiten je nach Verrichtung aus HKP-Richtlinie (SGB V) und Leistungskomplexsystem (SGB XI),
- die Zeiten für die „MDK-konforme" und rechtssichere Pflegeprozessdokumentation,
- der Übereinstimmungsgrad zwischen Qualitätsvorgaben und der gelieferten Qualität,
- die Anzahl der im Pflegedienst entstandenen Pflegeschäden.

Das Erstgespräch mit dem potenziellen Neukunden ist der für den Pflegedienst wichtigste Prozess überhaupt. Für den Pflegedienst geht es darum, ein wirtschaftliches Leistungspaket zu verkaufen und dabei die dauerhafte gefühlte Kundenzufriedenheit sicherzustellen. Aus Sicht des möglichen Neukunden, der noch nie einen Pflegedienst („fremde Leute") im Haus hatte, stellt dieses Gespräch einen erheblichen Einschnitt in sein bisheriges Leben dar. Er wird meistens mit Unsicherheiten und Ängsten in das Gespräch gehen. Dabei sind noch nicht einmal die ganzen formalen Rahmenbedingungen wie Finanzierung und mögliche Eigenanteile eingeschlossen. Wer in seiner Berufspraxis viele Erstgespräche führt, wird immer wieder feststellen, wie schwer allein für Neukunden und Angehörige der Unterschied zwischen SGB V- und SGB XI-Leistungen zu verstehen ist.

Zudem entsteht übrigens im Erstgespräch der erste intensive Eindruck des Pflegedienstes, der eine entscheidende Rolle für die zukünftige Akzeptanz und Sympathie einnimmt – und natürlich Voraussetzung ist für die Vertragsunterzeichnung.

■ Blickpunkt Lern- und Innovationsperspektive

Wer assoziiert beim Stichwort Innovation schon ambulante Pflegedienste? In der öffentlichen Wahrnehmung sind sie lediglich Bewahrer von restlicher Lebensqualität in der eigenen Häuslichkeit. Innovation wird vielmehr der Industrie und High-Tech-Unternehmen zugeschrieben. Dabei ist ein ambulanter Pflegedienst aus zwei Gründen gezwungen, innovativ zu sein:

1. Das solitäre Angebot klassischer ambulanter Pflege ist ein Auslaufmodell. Diese Pflegedienste, die sich nicht für weitere Angebote öffnen, werden voraussichtlich in zehn Jahren nicht mehr am Markt sein.
2. Die ständigen Neuerungen im Bereich Recht, Medizin und Pflege sowie sich verändernde Rahmenbedingungen (Demografie, Personalnotstand, verändertes Klientel) zwingen Pflegedienste geradezu zu Innovation und Flexibilität.

Ein zusätzlicher Aspekt ist, dass das Betreiben ambulanter Pflegedienste sehr personalintensiv ist. Mit einem Kostenanteil von 70 bis 80% der laufenden Kosten stellen die Personalkosten den größten Kostenblock dar. Diese Prozentangabe verdeutlicht, wie wichtig die Ressource Mensch und ihre Fähigkeiten im Pflegeprozess sind. Der Erfolg ist somit weitgehend von der Art zu arbeiten, von der Qualifikation und von der Motivation der Mitarbeiter abhängig. Hinzu kommt seit ein paar Jahren noch der sich immer weiter verschärfende Personalmangel. Lernen und Entwicklung muss also auch auf Innovation bei der Personalgewinnung und beim Halten des eigenen Personals abzielen. Mit Hilfe der Balance-Scorecard-Logik können diese Aspekte messbar und damit steuerbar gemacht werden.

Die Feststellung des zukünftigen Aus- und Fortbildungsbedarfs, nicht zuletzt im Sinne der individuellen Strategie eines Pflegedienstes, bedarf zunächst einer gründlichen Analyse. Darauf aufbauend können die Kennzahlen ausgewählt werden, die im Sinne der Strategierealisierung hilfreich sind.

Wichtige Indikatoren für die Lern- und Innovationsperspektive können sein:

- die Anzahl der Verbesserungsvorschläge,
- der Erfolg von Fortbildungen,
- die Mitarbeiterzufriedenheit,
- die Fluktuationsrate,
- der Erfolg der Personalakquisemaßnahmen,
- der Erfolg der Personalbindungsmaßnahmen,
- das Qualifikationsniveau des Pflege- und Betreuungsteams,
- krankheitsbedingte Fehltage.

Wenn man die Ergebnisse einer Mitarbeiterumfrage im Rahmen der Balanced Scorecard einbauen will, müssen diese möglichst differenziert vorgenommen werden. Nach Möglichkeit sollten die Bereiche Arbeitsinhalte, Arbeitsmenge, Verhalten von Vorgesetzten, Verhalten von Kollegen, Informationsfluss und Gehaltseinstufung bei einer Umfrage berücksichtigt werden. Von Vorteil ist es, die gleichen Fragestellungen nach 12 oder 18 Monaten zu wiederholen. Besondere Aussagekraft haben die Veränderungen zwischen der ersten und der zweiten Befragung. Somit entsteht ein erstes Bild von „weichen Faktoren", das im Sinne der Balanced Scorecard eingesetzt werden kann.

■ Was zu tun ist – der Aktionsplan

In ► Kap. 7 sind neben beispielhaften Kennzahlensystemen auch Maßnahmen beschrieben, die zur Zielerreichung beitragen sollen. Dies folgt der Struktur der Balanced Scorecard. Diese gibt ebenfalls die Definition von Maßnahmen vor. So ist die letzte Spalte der Balanced Scorecard mit der Bezeichnung „Aktion" beschriftet. Hier sollen Maßnahmen eingetragen werden, die der Zielerreichung für das jeweilige strategische Ziel dienen. Beispielsweise könnten folgende Aktionen für das Ziel „Ausschöpfung der Sachleistungsquote § 36 SGB XI zu 65%" durchgeführt werden:

- Optimierung der Erstgespräche
- Verkaufstraining für Führungskräfte
- Schulung der Mitarbeiter auf Leistungskomplexsystem und

Sachleistungspotenziale der einzelnen Pflegegrade
- Erhöhung der Frequenz von Pflegevisiten
- Gründliche Anamnese nach Rücknahme von Pflegekunden aus anderen Versorgungsformen

3.1.5 Die Rolle der Führungskräfte im Pflegedienst-Controlling

Wenn die Entscheidung für die Einführung der BSC beziehungsweise für ein ähnliches System, welches auf der gleichen Philosophie fußt, gefallen ist, entscheidet man sich gleichzeitig auch dafür, dass sich Controlling nicht nur auf die Verwaltung von Budgets und Zahlenfriedhöfen beschränkt. Wenn Controlling im Sinne der Balanced Scorecard darstellen muss, was ausgewählte Organisationsbereiche wirklich leisten, ist eine wirkungsvolle Steuerung des gesamten Pflegedienstes möglich. Den Beteiligten wird somit bewusst, wie ihre Leistungen auf den Gesamterfolg wirken und welchen Anteil sie an der Zukunftssicherung ihrer Organisation haben. Dazu bedarf es der Moderation durch die verantwortlichen Führungskräfte. Als Controllingaufgabe in diesem Prozess kann man somit die Moderationsfunktion, den klassischen Zahlendienst und die instrumentelle Unterstützung ansehen. Neben den prozessbegleitenden Aktivitäten ist die integrierende Darstellung innerhalb des bestehenden Berichtswesen eine unerlässliche Controllingaufgabe, um den Erfolg eines Kennzahlensystems im Sinne der Balanced Scorecard nachhaltig zu gewährleisten.

Fazit

Die Balanced-Scorecard-Philosophie ist auf Grund ihrer verschiedenen Sichtweisen besonders gut für den Einsatz in ambulanten Pflegediensten geeignet. Die Auswahl der Perspektiven und Kennzahlen sollte vor dem Hintergrund der individuellen Erfordernisse des Pflegedienstes geschehen. Diese haben unterschiedliche Stärken und Schwächen und vor allem sehr verschiedenartige Strukturen und damit eine unterschiedliche Ausgangslage für die Entwicklung

einer Balanced Scorecard oder eines vergleichbaren Kennzahlen-Systems. Eine Balanced Scorecard oder ähnliche Systeme entfalten ihre optimierende Wirkung erst dann, wenn sie die individuelle Ausgangssituation des Pflegedienstes berücksichtigen. In ▶ Kap. 7 sind daher beispielhafte Kennzahlensysteme von ambulanten Pflegediensten unterschiedlicher Größe dargestellt.

Die bestehenden Qualitätsmanagementsysteme können als Inputsysteme für die Balanced Scorecard oder vergleichbarer Kennzahlen-Systeme gesehen werden und zum Erfolg des Systems beitragen. Die Balanced-Scorecard-Philosophie bietet hier die Möglichkeit der inhaltlichen Integration des Qualitätsmanagements in ein einheitliches Berichtswesen.

Die Gefahr, dass die richtigen und entscheidenden Kennzahlen und Ursache-Wirkungs-Zusammenhänge übersehen werden, ist latent vorhanden. Es hängt letztendlich von den analytischen Fähigkeiten derjenigen ab, die am Prozess beteiligt sind. Wer jedoch methodisch vorgeht, wird mit ziemlicher Sicherheit diese Gefahr minimieren können und außerdem wichtige und entscheidende Kennzahlen und Ursache-Wirkungszusammenhänge für den eigenen Pflegedienst finden.

Auch nur einigermaßen logische Ursachen-Wirkungs-Zusammenhänge sind immer noch besser als emotionale Entscheidungen auf der Grundlage von Momentaufnahmen.

In ▶ Kap. 4 sind die vorgestellten pflegedienst-individuellen Kennzahlen bewusst in fünf Kategorien aufgeteilt. Dort finden sich Kennzahlen aus „harten" und aus „weichen" Bereichen. Ferner sind die in ▶ Kap. 5 dargestellten Zusammenhänge einzelner Kennzahlen auch nach der Philosophie der Balanced Scorecard entstanden.

3.2 Das EFQM-Modell als Vorlage für ein effektives Kennzahlensystem

Das EFQM-Modell ist ein Konzept aus dem Qualitätsmanagement. Doch im Sinne der BSC-Philosophie kann EFQM mehr. In diesem Abschnitt wird das Modell vorgestellt und eine Begründung geliefert, warum auch dieses Modell des „Total Quality Managements" (TQM) als Vorlage für ein Kennzahlensystem im ambulanten Pflegedienst dienen kann – mit einem ähnlichen ganzheitlichen Ansatz wie der Balanced Scorecard.

> **Definition**
>
> Das Qualitätsmanagementsystem nach EFQM stellt ein Beispiel für ein Total Quality Management dar. Es ist ein Unternehmensmodell, das eine ganzheitliche Sicht auf die jeweilige Organisation ermöglichen soll. (http://wirtschaftslexikon.gabler.de/Definition/qualitaet-efqm-ktq-qep.html)

Wie bei der ISO ist auch bei dem EFQM-Modell eine Zertifizierung möglich. Diese ist kostenpflichtig und freiwillig. Anders als bei der ISO und sonstigen klassischen zertifizierungsfähigen QM-Systemen gibt es beim EFQM-Modell einen Selbstbewertungsprozess. Die Selbstbewertung ist eine umfassende, systematische und regelmäßige Überprüfung der Tätigkeiten und Ergebnisse in der jeweiligen Organisation. Dazu beantwortet zum Beispiel ein Pflegedienst, der mit EFQM arbeitet, in einem Katalog zusammengefasste Fragen zu den neun Kriterien des EFQM-Modells. Insgesamt sind dabei 1000 Punkte zu erreichen. Mit einer erfolgten Selbstbewertung kann der Pflegedienst dann an dem dreistufigen Auszeichnungsprogramm („Levels of Excellence") teilnehmen. Voraussetzung für eine Auszeichnung oder eine Zertifikatsverleihung ist darüber hinaus aber die externe Begutachtung durch EFQM-Validatoren, die Priorisierung und Durchführung von Verbesserungsprojekten und/oder die Erreichung einer Mindestpunktzahl in der Bewertung. Die reine Selbstbewertung reicht also nicht aus – der jeweilige Betrieb muss sich auch externen Auditoren stellen. Das dreistufige Verfahren umfasst die beiden Zertifikate „Committed to Excellence" und „Recognized for Excellence", die jeweils zwei Jahre gültig sind, sowie den EFQM-Preis „European Excellence Award". Dieser wird seit 1992 jährlich ausgeschrieben und an die besten Unternehmen aus den Kategorien

- Großunternehmen,
- Organisationseinheiten,
- öffentlicher Sektor,
- kleine und mittlere Unternehmen (< 250 Mitarbeiter) vergeben.

3.2.1 EFQM als Grundlage für ein Kennzahlensystem

Mit der Definition des EFQM-Modells ist schon eine wesentliche Parallele zum Konzept der Balanced Scorecard gezogen, die diesen Ansatz ebenso verfolgt. Das EFQM-Modell bietet Organisationen Hilfestellung für den Aufbau und die kontinuierliche Weiterentwicklung von umfassenden Managementsystemen. Die Unternehmen selber nutzen es als Werkzeug, um auf der Grundlage von Selbstbewertungen Stärken und Verbesserungspotenziale zu ermitteln, anzuregen und ihren Geschäftserfolg zu verbessern. Das Modell bzw. die Philosophie des EFQM-Modells als Grundlage für den Auf- bzw. Ausbau des eigenen betrieblichen Controllings und des entsprechenden Kennzahlensystems ist somit auch für ambulante Pflegedienste geeignet.

Das EFQM-Modell umfasst die drei Aspekte:
- Menschen,
- Prozesse,
- Ergebnisse.

Charakteristisch für das EFQM-Modell ist ferner, dass alle Mitarbeiter in den gewollten kontinuierlichen Verbesserungsprozess eingebunden werden.

Durch die konstante und durchgängige Beachtung aller Prozesse werden Informationen über den aktuellen Stand, die kontinuierliche Verbesserung und künftige Trends erarbeitet. Das EFQM-Modell wird als Hilfestellung für den Aufbau und die kontinuierliche Weiterentwicklung eines umfassenden Managementsystems genutzt – passt also ideal als Vorlage für ein eigenes Kennzahlensystem in einem ambulanten Pflegedienst. Die Philosophie des EFQM-Modells beinhaltet vor allem die Hilfestellung, betriebseigene Stärken, Schwächen und Verbesserungspotenziale zu erkennen und die jeweilige

Unternehmensstrategie und die -ziele darauf auszurichten.

■ **Aufbau des EFQM-Modells**

Die Struktur des Modells ist sehr einfach – aber genial, wenn man betrachtet, was EFQM für einen ambulanten Pflegedienst leisten kann. Zunächst einmal ist das Modell in „Befähiger-" und „Ergebniskriterien" aufgeteilt. Es gibt fünf Befähigerkriterien und vier Ergebniskriterien. In ❑ Tab. 3.1 sind diese Kriterien mit ihrer jeweiligen Gewichtung für den europäischen Qualitätspreis dargestellt.

Darüber hinaus hat das EFQM-Modell folgende Grundprinzipien (https://www.dgq.de/dateien/EFQM-Excellence-Modell-2013.pdf):

- Dauerhaft herausragende Ergebnisse erzielen.
- Nutzen für Kunden schaffen.
- Mit Vision, Inspiration und Integrität führen.
- Veränderungen aktiv managen.
- Durch Mitarbeiter erfolgreich sein.
- Innovation und Kreativität fördern.
- Die Fähigkeiten der Organisation entwickeln.
- Nachhaltig die Zukunft gestalten.

Vor allem ambulante Pflegedienste dürften sich in diesen Grundprinzipien wiederfinden. Wie schon bei der Philosophie der Balanced Scorecard finden sich hier viele Kombinationen aus harten und weichen Faktoren. Besonders hervorstechend ist der Punkt „durch Menschen erfolgreich sein". Dahinter steckt der Satz *„Exzellente Organisationen achten ihre Mitarbeiter und schaffen eine Kultur der Verantwortung, damit persönliche Ziele und Ziele der Organisation in ausgewogenem Umfang erreicht werden"*. Wer wirklich danach lebt, seine Mitarbeiter zu achten, wird mit dem sich immer weiter verschärfenden Personalmangel in der Pflege weniger Schwierigkeiten haben als schlechte Pflegedienste, die Mitarbeiter nur als Kostenfaktoren und Umsatzmaschinen betrachten.

■ **PDCA-Zyklus weiter gedacht**

Der Controlling-Begriff, wie in ▶ Kap. 1 definiert, folgt der Logik des PDCA-Zyklus („Plan", „Do", „Check", „Act"). Das EFQM-Modell hat diese Logik noch weiter entwickelt. Es handelt sich hier um die EFQM-Übersetzung RADAR. Dies steht für Results (Ergebnisse), Approach (Vorgehensweise), Deployment (Umsetzung), Assessment and Refinement (Bewertung und Verbesserung). Dahinter steckt der Gedanke, den bekannten PDCA-Zyklus so weiterzuentwickeln, dass es nun eine skalierte Bewertungsmethodik für den Reifegrad einer Organisation gibt. Für das Controlling eines ambulanten Pflegedienstes ist das ein interessanter Ansatz. Bereits in ▶ Abschn. 3.1 wurde die Notwendigkeit einer hohen Innovationskraft ambulanter Dienste angesprochen. Mit dem RADAR-System oder ähnlichen Methoden kann somit auch die Innovationskraft und Flexibilität des Pflegedienstes abgebildet werden.

Die RADAR-Logik (http://www.efqm.ch/radar-logik.html) besagt, dass eine Organisation

- die angestrebten Ergebnisse in der Strategie der Organisation verankert,
- integrierte Ansätze für fundiertes Vorgehen plant und entwickelt, um die angestrebten Ergebnisse jetzt und in Zukunft zu erzielen,

❑ **Tab. 3.1** Aufbau des EFQM-Modells

Befähigerkriterien		Ergebniskriterien	
Führung	10%	Kundenbezogene Ergebnisse	15%
Strategie	10%	Mitarbeiterbezogene Ergebnisse	10%
Mitarbeiter	10%	Gesellschaftsbezogene Ergebnisse	10%
Partnerschaften und Ressourcen	10%	Schlüsselergebnisse	15%
Prozesse, Produkte und Dienstleistungen	10%		

◘ Tab. 3.2 Beispiel: Praxisvergleich PDCA und RADAR

PDCA	RADAR
Plan: Überarbeitung des Prozesses „Erstgespräch"	Plan: Die Kennzahlen „Sachleistungsquote" und „prozentualer Anteil abgeschlossener Verträge nach Erstgespräch" sind deutlich unter den Zielvorgaben. Der Prozess des Erstgespräches soll genau hierauf angepasst werden.
Do: Umsetzung im Leitungsteam	Do: Die gezielte Anpassung erfolgt wie geplant.
Check: Die Ergebnisse (mehr Verträge aus Erstgesprächen, höhere Sachleistungsquote) werden mit den Zielvorgaben verglichen.	Check: Die Ergebnisse (mehr Verträge aus Erstgesprächen, höhere Sachleistungsquote) werden mit den Zielvorgaben verglichen. Darüber hinaus werden die Ergebnisse der alten Verfahrensanweisung mit den Ergebnissen der neuen Verfahrensanweisung verglichen.
Act: Die Sachleistungsquote ist immer noch zu niedrig – es werden Verkaufstrainings für die Leitungskräfte gebucht	Act: Die Zielkennzahlen werden fast erreicht. Es wird bei jedem dritten Erstgespräch eine kollegiale Supervision geben. So wird die Einhaltung der neuen Verfahrensanweisung kontinuierlich geprüft und es kann bei Bedarf sofort und gezielt eingegriffen werden.

- ihre Vorgehen systematisch umsetzt und anwendet,
- die umgesetzten Vorgehen durch kontinuierliche Überprüfung und Analyse der erzielten Ergebnisse bewertet und verbessert,
- Lernprozesse aufrecht erhält.

3.2.2 Der Nutzen von EFQM für ambulante Pflegedienste

Wie schon bei der Balanced Scorecard werden nicht nur reine Finanzkennzahlen erhoben, sondern es wird der Fokus auf weiche Faktoren im Pflegedienst und vor allem auf die Prozessperspektive gelegt. Gerade die Fokussierung auf die Mitarbeiterorientierung und Mitarbeiterleistung macht das EFQM-Modell als Philosophie für ein eigenes Kennzahlensystem im ambulanten Pflegedienst attraktiv. Denn diese Ressource ist die allerwichtigste für einen Pflegedienst, um überhaupt eine Chance auf weiteres Wachstum zu haben.

Auch die RADAR-Logik passt sehr gut zu einem Pflegedienst-Controllingsystem. Klassisches Controlling umfasst richtigerweise den PDCA-Zyklus. Eine Weiterentwicklung des Deming-Zyklus aber kommt den Erfordernissen eines ambulanten Pflegedienstes an der Schwelle zum dritten Jahrzehnt unseres Jahrhunderts noch viel näher. Denn die demografische Entwicklung in Verbindung mit der dramatischen Situation auf dem Arbeitsmarkt zwingt ambulante Pflegedienste zu Innovationen von ungeahntem Ausmaß. Um diese Herausforderung zu bewältigen, hilft es, sich mit proaktiven Konzepten wie dem RADAR-Modell zu befassen und es in das eigene Controlling zu integrieren.

Anders als beim PDCA-Zyklus endet die Arbeit nicht bei Verbesserungsmaßnahmen. Vielmehr wird ein kontinuierliches System von Lernen und Entwicklung aufrecht erhalten, wie in ◘ Tab. 3.2 ersichtlich.

Diese RADAR-Logik bringt ambulante Pflegedienste dazu, die Prozesse, die für die Zielkennzahlen durchgeführt werden, einer kontinuierlichen Kontrolle und Steuerung zu unterwerfen. Somit verfestigt sich auch die Unternehmenskultur, Kennzahlen monatlich zu erheben und in dem Kreis zu analysieren, der mit den Zahlen arbeiten muss. Das Festlegen individueller Maßnahmen mit Reflexion in der nächsten Phase rundet ein erfolgreiches Pflegedienst-Controlling ab.

Die wichtigsten Kennzahlenbereiche

4.1 BWL-Kennzahlen – 43
4.1.1 Umsatz pro Patient/Monat – 43
4.1.2 Anteil der TOP-10-Umsatzkunden – 44
4.1.3 Umsatz pro Vollkraft/Monat – 45
4.1.4 Erlös je Produktivstunde – 47
4.1.5 Sachleistungsquote – 48
4.1.6 Pflegegradschnitt – 51
4.1.7 Quote der Forderungsausfälle – 52
4.1.8 Anzahl Mitarbeiterproduktivstunden/Monat – 54
4.1.9 Kosten pro Produktivstunde – 55
4.1.10 Gewinn/Tour – 57

4.2 Personalkennzahlen – 58
4.2.1 Personalkostenquote – 58
4.2.2 Prospektiver Personalbedarf Soll/Ist – 60
4.2.3 Überstundenquote – 62
4.2.4 Ausfallquote – 63
4.2.5 Fluktuation – 64
4.2.6 Verhältnis Personalqualifikation zu Leistungsmix – 65
4.2.7 Qualifikationsniveau des Teams – 67

4.3 Kundenkennzahlen – 69
4.3.1 Anzahl Patienten – 69
4.3.2 Erfolg von Beratungsbesuchen – 70
4.3.3 Herkunft der Patienten – 71
4.3.4 Kundenzufriedenheit – 71
4.3.5 Beschwerdekennzahlen – 72

© Springer-Verlag GmbH Deutschland, ein Teil von Springer Nature 2018
B. Schlürmann, *Controlling für ambulante Pflegedienste*,
https://doi.org/10.1007/978-3-662-56176-8_4

4.4 QM-Kennzahlen – 73
4.4.1 Durchgeführte Pflegevisiten – 74
4.4.2 Quote der abgestellten Mängel – 77
4.4.3 MDK-Ergebnisse – Maßnahmen für
Qualitätsverbesserungen – 78
4.4.4 Konformität der Abrechnungsprüfung – 79

4.5 Kennzahlen zu Lernen und Entwicklung – 80
4.5.1 Erfolg von Fort- und Weiterbildung – 81
4.5.2 Anzahl umgesetzter pflegerischer Neuerungen – 82
4.5.3 Mitarbeiterzufriedenheit – 84
4.5.4 Krankheitsquote – 85
4.5.5 Kompetenzentwicklung im Team – 87
4.5.6 Anzahl der Mitarbeiter-Vorschläge – 90
4.5.7 Bildungsrendite – 91

Literatur – 92

In diesem Kapitel werden die wichtigsten Kennzahlenbereiche für ambulante Pflegedienste vorgestellt. Die Bereiche lehnen sich bewusst an der Idee der Balanced Scorecard an, weil nur eine ganzheitliche Betrachtung des Betriebes einen Nutzen für Pflegedienste und seine Mitarbeiter hat. Im Sinne der Philosophie der Balanced Scorecard haben alle Kennzahlen untereinander immer einen unmittelbaren oder zumindest mittelbaren Einfluss. Auf diese Verbindungen wird in ▶ Kap. 5 noch genauer eingegangen.

Die Kennzahlenbereiche, die sich an die Philosophie der Balanced Scorecard anlehnen und hier in diesem Kapitel behandelt werden, sind folgende:

BWL-Kennzahlen Diese Kennzahlen beziehen sich im Sinne dieses Buches speziell auf ambulante Pflegedienste – vor allem die in ▶ Abschn. 4.1 beschriebenen Umsatz- und Erlöskennzahlen bilden die Charakteristika eines ambulanten Pflegedienstes ab.

Personalkennzahlen Ohne die Arbeit mit Personalkennzahlen ist eine nachhaltige betriebswirtschaftliche Steuerung im ambulanten Pflegedienst nicht möglich. Deshalb sind in diesem Kapitel die für einen ambulanten Dienst wichtigsten Personalkennzahlen zusammengestellt, unter anderem auch eine Kennzahl zur Ermittlung des prospektiven Personalbedarfes.

Kundenkennzahlen Ohne Kunden keine Erlöse. Deshalb sollten in einem Kennzahlensystem eines ambulanten Dienstes aussagekräftige Kundenkennzahlen nicht fehlen.

QM-Kennzahlen Qualitätsmanagement (QM) sollte niemals „für den MDK" betrieben werden. Ein gutes und durchdachtes QM hilft vielmehr, die Wirtschaftlichkeit in einem ambulanten Dienst zu verbessern. Aus diesem Grunde sollten auch QM-Kennzahlen an dieser Stelle nicht fehlen.

Kennzahlen zu Lernen und Entwicklung Stillstand ist Rückschritt. Nicht nur in dem sich ständig wandelnden Umfeld, in dem sich ambulante Pflege heutzutage bewegt. Aber wer innovationsfreudig ist und eine ausgeprägte Fähigkeit hat, Neuerungen umzusetzen, wird im Wettbewerb immer vorn sein. Deshalb gehört auch die Perspektive „Lernen und Entwicklung" in ein vollständiges Kennzahlensystem für einen ambulanten Pflegedienst hinein.

An dieser Stelle noch ein Hinweis zu der Darstellung der einzelnen Kennzahlen: Diese sind immer in die Unterabschnitte „Definition", „Berechnung", „Nutzen der Kennzahl" und „Bewertung der Kennzahl" aufgeteilt, um beim Lesen und Bearbeiten immer einen roten Faden zu gewährleisten.

4.1 BWL-Kennzahlen

In diesem Abschnitt werden BWL-Kennzahlen vorgestellt, die speziell für die Steuerung eines ambulanten Pflegedienstes geeignet sind.

Die betriebswirtschaftlichen Kennzahlen, die hier vorgestellt werden, beziehen sich fast ausnahmslos auf die Anwendung in einem ambulanten Pflegedienst. Diese Zahlen helfen, die Wirtschaftlichkeit des Pflegedienstes besser zu verstehen und weitere Entscheidungen auf dieser Grundlage zu treffen. Am Schluss dieses Abschnittes sind die allgemeingültigen Liquiditätskennzahlen aufgeführt. Mit diesen sollte auf jeden Fall gearbeitet werden. Die Berechnung dieser Kennzahlen sind branchenunabhängig – nur die Bewertung ist selbstverständlich jeweils anders. Dieses Buch hat sich natürlich zur Aufgabe gemacht, eine Bewertung für ambulante Pflegedienste zu liefern.

4.1.1 Umsatz pro Patient/Monat

> **Definition**
>
> Unter der Kennzahl „Umsatz pro Patient/Monat" versteht man den durchschnittlichen Umsatz in Euro, den der Pflegedienst pro Patient im Monat erhält.

▪ **Berechnung**

Der Monatsumsatz wird durch die durchschnittliche Anzahl der Kunden des Bezugsmonats geteilt.

Beispiel Im März 2018 beträgt der Umsatz eines Pflegedienstes 100.000 € und der Pflegedienst hatte im Monat März im Schnitt 125 Pflegekunden. Also beträgt der Umsatz pro Patient im Monat März 800 €. Bei der Berechnung sind aber zwei Faktoren zu bedenken:

- Sollen auch die § 37.3-Patienten mit in die Rechnung einbezogen werden?
- Wird der Plan- oder der Ist-Umsatz als Rechengröße genutzt?

Sinnvoller ist es, die § 37.3-Patienten bei der Berechnung außen vor zu lassen und separat zu betrachten. Ferner sollte man den Ist-Umsatz als Berechnungsgrundlage nehmen. Denn nur, was auf dem Konto ist, ist für die Liquidität des Pflegedienstes entscheidend.

■ Nutzen der Kennzahl

Der Umsatz pro Patient zeigt auf, ob der Pflegedienst zu 100% das Umsatzpotenzial bei den Patienten ausschöpft. Was nützen hohe Patientenzahlen, wenn der Umsatz pro Patient so gering ist, dass sich die Einsätze vor Ort möglicherweise kaum lohnen?

Allerdings ist bei der Kennzahl „Umsatz pro Patient/Monat" Vorsicht geboten. Solitär betrachtet sagt sie zunächst nicht genau aus, ob die Ertragskraft des Pflegedienstes voll ausgeschöpft wird. Anwendbar ist die Kennzahl zweifellos bei Pflegediensten mit einem durchschnittlichen Leistungsmix wie z. B. 25% solitäre SGB V-Kunden, 25% solitäre SGB XI-Kunden, der Rest kombiniert mit SGB V- und SGB XI-Leistungen.

■ Bewertung der Kennzahl

Die Bewertung der Kennzahl hängt von zwei Faktoren ab:

1. Der Vergütungsstruktur pro Bundesland: Die Vergütung von Behandlungspflegeleistungen, körperbezogenen Pflegemaßnahmen, Betreuungs- und Hauswirtschaftsleistungen sowie die Vergütung und die Systematik der Hausbesuchspauschalen sind in jedem Bundesland unterschiedlich. Zum Teil gibt es erhebliche Unterschiede bei der Vergütung. So kann in einem Modellpflegedienst mit dem oben genannten Leistungsmix in Nordrhein-Westfalen ein Umsatz pro Patient von 650 € eher schwach sein, in einem vergleichbaren Pflegedienst in Brandenburg aber durchaus passabel.

2. Dem Leistungsmix im Pflegedienst: Wie schon angesprochen, spielt der Leistungsmix eines Pflegedienstes eine große Rolle. So kann ein ambulanter Pflegedienst mit einem Umsatz pro Patient von 450 €/Monat durchaus gut dastehen, nämlich dann, wenn er zum Beispiel 50% seines Umsatzes nur mit Wundversorgungen generiert. Solche Pflegedienste gibt es vereinzelt, die von entsprechenden Kooperationen mit Kliniken oder einschlägigen Netzwerken profitieren.

Aussagekräftig ist die Kennzahl zumindest dann, wenn es im Umfeld des Pflegedienstes Mitbewerber gibt, die eine ähnliche Leistungsstruktur aufweisen. Denn so kann sich ein Pflegedienst gut vergleichen.

4.1.2 Anteil der TOP-10-Umsatzkunden

> **Definition**
>
> Unter der Kennzahl „Anteil der TOP-10-Umsatzkunden" versteht man den prozentualen Anteil dieser Kunden am Gesamtumsatz.

■ Berechnung

Die Kennzahl wird berechnet, indem der Monatsumsatz der TOP-10-Kunden zusammengerechnet wird und zu dem Gesamtumsatz ins Verhältnis gesetzt wird. Heraus kommt ein Prozentwert. Der Rechenweg ist an diesem Beispiel veranschaulicht: Ein Pflegedienst erlöst mit seinen TOP-10-Kunden im Monat März 2018 25.000 € bei einem Gesamtumsatz von 100.000 €. Die Quote der TOP-10-Kundenerlöse beträgt somit 25%.

■ Nutzen der Kennzahl

Diese Kennzahl sagt etwas über die Umsatzstruktur eines Pflegedienstes aus. Es lohnt sich nämlich, auch bei der Umsatzstruktur etwas genauer hinzuschauen, wie das nachfolgende Beispiel zeigt:

Beispiel Der Pflegedienst an der Castroper Straße hat 80 Kunden und einen Monatserlös von 60.000 € bei einem Gewinn vor Steuern, Zinsen und Abschreibungen (Earnings before Interests, Taxes, Depreciation and Amortisation, EBITDA) von 6.000 €. Mit den TOP-10-Kunden werden 24.000 € im Monat erlöst – also 40% des Gesamtumsatzes. Plötzlich aber kommt ein Patient mit einem Umsatzvolumen von 5.000 € ins Pflegeheim, ein weiterer Patient mit einem Umsatzvolumen von 4.000 € verstirbt unerwartet. Der Umsatz sinkt auf 51.000 €, somit ist ein Verlust von 3.000 € zu beklagen.

Solche Entwicklungen der Umsatzverschiebung in den TOP-10-Bereich können schleichend passieren, wenn das Pflegedienst-Management nicht auch die Umsatzstruktur zumindest monatlich analysiert. Den Fall aus dem obigen Beispiel kann man weiterspinnen. Da von 60.000 € Umsatz bereits 24.000 € im TOP-10-Bereich liegen, verteilen sich auf die übrigen Patienten nur noch 36.000 €. Damit sieht man, dass bei den verbleibenden 70 Patienten eindeutig zu wenig Ertrag generiert wird. Es gibt in der Umsatzstruktur scheinbar kein stabiles Mittelfeld. Damit ist gemeint, dass die mittleren 50% der Kunden in der „Umsatztabelle" mit 60–70% zum Umsatz beitragen sollten. Das verhindert das unternehmerische Risiko einer allzu hohen Umsatzkonzentration in den TOP 10, wenn dann zwei bis drei Hochumsatzkunden plötzlich und unerwartet ausfallen. Gerade bei sehr kleinen Pflegediensten mit 40–50 Patienten in der Versorgung kann eine solche Situation schnell in die Insolvenz führen.

Natürlich ist es immer gut, eine Reihe zahlungskräftiger und volumenstarker Patienten zu haben. Das soll hier auch nicht in Abrede gestellt werden. In so einem Falle ist es aber sehr wichtig, auch im „Umsatzmittelfeld" Akquise zu betreiben und die Umsätze dieser „mittelprächtigen"

Kunden zu steigern. So minimiert der Unternehmer das Risiko, durch den Verlust von Hochumsatz-Patienten ohne adäquaten Ersatz in eine schmerzhafte Defizitsituation zu rutschen.

Oft geraten Pflegedienst-Inhaber in Panik, wenn zwei Hocherlös-Patienten wegfallen, und versuchen, Neukunden nachträglich zu akquirieren. Doch bis diese schließlich das Niveau der weggefallenen Hocherlös-Kunden erreichen, dauert es häufig recht lange. Besser ist es daher, nachhaltig Energie in die Akquise des „Umsatzmittelfeldes" zu stecken. Natürlich soll das parallel niemanden von der Neukundengewinnung abhalten. Die hektische Neukundengewinnung aber rettet nicht vor einem möglichen Defizit, wenn sich allzu viel Umsatz in den TOP 10 ballt. Nur die langfristige Strategie, das Mittelfeld zu stärken, minimiert das hier angesprochene Risiko.

■ Bewertung der Kennzahl

Der Anteil des Umsatzes bei den TOP-10-Patienten sollte 25% nicht überschreiten. Bei einer stabilen Gewinnsituation sind überraschende Verluste bei Hocherlös-Kunden noch verschmerzbar, wie in ❑ Tab. 4.1 nachvollziehbar.

Hier ist die Ausgangssituation, dass sich 25% des Umsatzes auf die TOP-10-Patienten konzentrieren – es aber auch ein recht breites Mittelfeld gibt, welches das eigentliche Rückgrat für die Umsatzstruktur des Pflegedienstes bildet. Deshalb können in der „Nachher"-Simulation auch die plötzlich wegfallenden 4.000 € verkraftet werden, ohne dass die Gewinnzone verlassen werden muss.

4.1.3 Umsatz pro Vollkraft/Monat

> **Definition**
>
> Unter der Kennzahl „Umsatz pro Vollkraft (VK) im Monat" versteht man den Umsatz, den eine Vollzeitkraft im Monat erwirtschaftete.

Die Kennzahl lässt sich seriöser Weise auf verschiedene Qualifikationen aufteilen. Denn eine Betreuungs- und Hauswirtschaftskraft wird niemals so viel Umsatz erwirtschaften wie eine

◘ Tab. 4.1 Beispiel: Zwei TOP-10-Kunden fallen plötzlich weg

Vorher			Nachher		
Patienten	Erlösverteilung in €	Erlösverteilung in €	Patienten	Erlösverteilung in €	Erlösverteilung in €
1–10	15.000 €	25,00%	1–8	11.000 €	19,40%
11–20	10.000 €	16,70%	9–18	10.000 €	17,86%
21–30	8.000 €	49,10%	19–28	8.000 €	52,96%
31–40	7.500 €		29–38	7.500 €	
41–50	7.500 €		39–48	7.500 €	
51–60	6.500 €		49–58	6.500 €	
61–70	4.000 €	6,70%	59–68	4.000 €	7,10%
71–80	1.500 €	2,50%	69–78	1.500 €	2,68%
Summe	60.000 €	100%		56.000 €	100%
Gewinn	6.000,00 €			2.000 €	

Fachkraft. Dennoch ist der Durchschnittswert aller Kräfte ein guter Hinweis auf die Ertragskraft eines Pflegedienstes.

- **Berechnung**

Zur Ermittlung der Durchschnittskennzahl teilt man den Monatserlös durch die im Bezugsmonat beschäftigten Mitarbeiter – hochgerechnet auf Vollzeit-Stellendeputate. Der Rechenweg ist dieser: Ein Pflegedienst hat 20 Köpfe, die sich auf 14 Vollzeitstellen-Deputate konzentrieren. Der Umsatz beträgt im Referenzmonat 77.000 €. Man teilt den Umsatz von 77.000 € durch die 14 Vollzeitstellen. Heraus kommt ein Umsatz pro VK von 5.500 €.

Genauso geht man vor, wenn die Umsätze der einzelnen Qualifikationen berechnet werden sollen: Hierzu ein Beispiel:

Beispiel

- 8 VK entfallen auf Pflegefachkräfte, diese erwirtschaften 48.000 € – macht einen Umsatz pro Fachkraft/Monat von 6.000 €
- 3 VK entfallen auf „sonstig geeignete Kräfte", die einfache Behandlungspflege-Maßnahmen (Medikamentengaben, An- und Ausziehen von Kompressionsstrümpfen) durchführen dürfen; diese erwirtschaften einen Umsatz von

16.500 € – macht einen Umsatz pro sonstig geeigneter Kraft/Monat von 5.500 €
- 3 VK entfallen auf Betreuungs- und Hauswirtschaftskräfte; diese erwirtschaften noch 12.500 € – macht einen Umsatz pro Betreuungs- und Hauswirtschaftskraft von 4.167 € (gerundet) im Monat.

- **Nutzen der Kennzahl**

Diese Kennzahl sagt tatsächlich etwas über die Ertragskraft eines Pflegedienstes aus – unabhängig davon, wie hoch der Umsatz pro Patient/Monat ist. Hierzu ein Rechenbeispiel:

Beispiel 1   Der Pflegedienst am Millerntor hat eine klassische Leistungsstruktur (25% solitäre SGB V-Kunden, 25% solitäre SGB XI-Kunden, der Rest kombiniert mit SGB V- und SGB XI-Leistungen) und erwirtschaftet einen Umsatz von 800 € pro Kunde und Monat. Der Pflegedienst hat 120 Kunden und setzt so 96.000 € im Monat um. Hierfür beschäftigt er 25 Mitarbeiter, die sich auf 16 VK aufsummieren. Der Umsatz pro VK beträgt so 6.000 €/Monat.

Beispiel 2   Der Pflegedienst Bauernrose, der sich auf die Versorgung von Wunden spezialisiert hat und hierzu eine enge Kooperation mit der Klinik „links der Ruhr" pflegt, hat einen Umsatz von 400 € pro Kunde. Der Gesamtumsatz beträgt ebenfalls 96.000 €, verteilt auf 240 Patienten. Der Spezial-Pflegedienst beschäftigt ebenfalls 16 VK. Der Umsatz pro VK/Monat beträgt also auch hier 6.000 €.

Der Grund ist einfach: Jeder Mitarbeiter muss nicht nur sein Gehalt refinanzieren, sondern auch die Kosten, die er selber durch seine Arbeit verzehrt (z. B. Fahrzeugabnutzung, Benzin, Telefon). Zudem muss er mit seiner Arbeit auch einen Teil der Gemeinkosten (z. B. PDL-Kosten, Büromiete) finanzieren. Je nach Gehaltsgefüge und Kostenstruktur kann davon ausgegangen werden, dass ein Mitarbeiter ca. 3.500 bis 5.500 € im Monat refinanzieren muss. So sieht man bei dieser Kennzahl schon auf einen Blick, ob der Pflegedienst wirtschaftlich arbeiten könnte oder nicht.

Hinzu kommt der Aspekt, wie viel im Schnitt auf einer Tour erlöst werden kann. Nehmen wir an, eine Fachkraft arbeitet 240 Touren im Jahr und fährt pro Tour im Schnitt 300 € Erlös ein. So kommt sie auf 72.000 € Umsatz im Jahr bzw. 6.000 € im Monat.

- **Bewertung der Kennzahl**

Anders gelagert wäre der Fall, wenn in einem Pflegedienst pro VK nur 4.000 € erwirtschaftet werden. Hier sähe man auf einen Blick, dass der Pflegedienst defizitär arbeitet. Nimmt man an, dass die Lohnkosten inkl. AG-Anteil bei 3.400 € liegen und der Beitrag zu fixen und variablen Gemeinkosten pro VK bei 1.000 € liegen könnte, springt der Verlust ins Auge.

Eine negative Bewertung erfährt diese Kennzahl aber auch, wenn sie zu hoch ausfällt. Wenn ein Pflegedienst feststellet, dass pro VK 7.500 € im Monat erlöst werden, kann ebenfalls etwas nicht stimmen, weil es eine natürliche und mathematische Obergrenze von Umsätzen pro VK gibt. Ein klassischer Pflegedienst kann bei Top-Tourenplanung und gut verkauften Einsätzen pro Fachkraftstunde 60,00 € erwirtschaften (mal mehr, mal weniger – abhängig vom länderspezifischen Vergütungssystem). Eine Fachkraft in Vollzeit wird es auf höchstens 120 Produktivstunden im Monat bringen (170 Std. abzgl. Urlaub, Krankheit, Fortbildung, Dienstbesprechungen, Pflegedokumentation) und somit

einen Umsatz von 7.200 € im Monat einfahren. Bei Werten jenseits der 7.500 € pro Fachkraftstunde dürften diese Ursachen zu Grunde liegen:

- Es werden gerade massiv Überstunden aufgebaut, weil der Personalausfall aktuell sehr hoch ist.
- Es werden generell Überstunden aufgebaut, weil der Arbeitsanfall mit dem vorhandenen Personal objektiv nicht zu bewältigen ist.
- Leistungen werden nicht vollumfänglich erbracht.
- Leistungen werden abgerechnet, aber real nicht erbracht.
- Die Pflegedokumentation ist unvollständig und lückenhaft.

Pflegedienste, die so mit ihrem Personal umgehen, bauen kurzfristig Überstundenblasen auf. Überstunden sind übrigens nichts anderes als ein zinsloser Kredit des Mitarbeiters an den Arbeitgeber. Mittelfristig gehen die Mitarbeiter erst kaputt und dann gehen sie ganz. Zudem werden mögliche Betrügereien bei Abrechnungsprüfungen relativ einfach und schnell entlarvt. Hinzu dürften Häufungen von Patientenbeschwerden kommen, weil die Pflegekräfte abgehetzt sind und nur noch kürzere Zeit pro Einsatz vor Ort sind, als es eigentlich pflegefachlich erforderlich wäre.

Noch ein Satz zur Pflegedokumentation: Unstrittig sollte auf die Schreiberei nicht allzu viel Zeit verwendet werden. Aber jeder Pflegedienst sollte einen Weg finden, die realen Hilfebedarfe und die tatsächlich erbrachten Leistungen nachvollziehbar abzubilden. Das sorgt für Ruhe bei MDK-Prüfungen, hält Haftungsschäden vom Leib und sorgt für bessere Chancen bei Höherstufungsanträgen. Wer einen Umsatz pro VK ab 7.500 € aufwärts hat, dürfte bezogen auf die Pflegedokumentation Schwierigkeiten bekommen oder bereits haben.

4.1.4 Erlös je Produktivstunde

> **Definition**
>
> Unter der Kennzahl „Erlös je Produktivstunde" versteht man den Stundenerlös, der pro Stunde auf Tour erzielt wird.

▪ Berechnung

Die Kennzahl sollte separat je nach Qualifikation berechnet werden, genau nach dem Schema wie die Berechnung der Kosten pro Stunde (▸ Abschn. 4.1.9). Der Erlös je Produktivstunde berechnet sich wie folgt:

Umsatz im Monat je Vollkraft / Produktivstunden der Vollkraft = Erlös pro Produktivstunde

Beispiel 1   Die Fachkräfte eines Pflegedienstes erlösen pro Vollzeitkraft in durchschnittlich 110 Produktivstunden 6.000 € im Monat.

6.000 € / 110 Produktivstunden = 54,55 € (gerundet).

Beispiel 2   Die sonstig geeigneten Kräfte (Befugnis zur einfachen Behandlungspflege) eines Pflegedienstes erlösen pro Vollzeitkraft in durchschnittlich 120 Produktivstunden 5.500 € im Monat.

5.500 € / 120 Produktivstunden = 45,83 €

Beispiel 3   Die Betreuungs- und Hauswirtschaftskräfte eines Pflegedienstes erlösen pro Vollzeitkraft in durchschnittlich 120 Produktivstunden 4.200 € im Monat.

4.200 € / 120 Produktivstunden = 35,00 €

▪ Nutzen der Kennzahl

Der Nutzen der Kennzahl liegt auf der Hand. Dadurch, dass der Erlös pro Stunde bekannt ist, kann mit den Kosten pro Stunde und Qualifikation (▸ Abschn. 4.1.9) verglichen werden, ob die jeweilige Mitarbeitergruppe Gewinn erwirtschaftet. Zudem hat der Pflegedienst eine Orientierungsgröße, um die Effektivität der Produktivstunden zu bemessen. Vor allem der Vergleich zu den späteren Ist-Tourenplänen lohnt sich hier. Wenn Pflege-, Hauswirtschafts- und Betreuungskräfte plötzlich im Gespräch mit der PDL über Überlastung klagen, lohnt sich die genaue Nachfrage: Denn hier scheinen Blindleistungen (Leistungen ohne Vergütung für den Pflegedienst) erbracht zu werden. Der Erlös pro Produktivstunde müsste dann höher sein als tatsächlich gemessen. Hierzu ein Beispiel:

Beispiel   Beim Soll/Ist-Abgleich der Touren von zwei sonstig geeigneten Kräften stellt die PDL Juliane Teichmann im Gespräch mit beiden Kollegen fest, dass Blindleistungen erbracht werden. Bislang liegt der Erlös pro Produktivstunde der sonstig geeigneten Kräfte gemessen bei 43,50 €. Nachdem die Blindleistungen aufgespürt und in neue Pflegeverträge integriert sind, steigt der Erlös auf 45,00 €.

▪ Bewertung der Kennzahl

Genauso wie bei der Bewertung der Kennzahl „Erlös pro Vollkraft/Monat" gilt die alte Handwerkerregel: „Nach fest kommt ab". Das heißt, dass der Höhe des Erlöses pro Produktivstunde natürliche Grenzen gesetzt sind. Abhängig vom Vergütungssystem des jeweiligen Bundeslandes liegt das Maximum für eine Pflegefachkraft ca. zwischen 50,00 und 60,00 €. Alles, was darüber hinausgeht, hat nur einen kurzfristigen Effekt. Mittelfristig häufen sich Fehler, Beschwerden der Kunden, Überstunden, steigende Krankenstände und schließlich Kündigungen.

Anders herum darf der Erlös pro Produktivstunde niemals die Kosten pro Stunde der jeweiligen Qualifikation unterschreiten (▸ Abschn. 4.1.9), ansonsten macht der Pflegedienst Verlust.

4.1.5 Sachleistungsquote

> **Definition**
>
> Unter der Kennzahl „Sachleistungsquote" versteht man den Ausschöpfungsgrad des Sachleistungsanspruches eines Patienten.

Auch diese Kennzahl lässt sich differenzieren. Denn die Sachleistungsansprüche setzen sich aus verschiedenen Teilen zusammen, wie in ◘ Tab. 4.2 ersichtlich.

Ein Hinweis zur Verhinderungspflege: In der Übersicht ist der Höchstbetrag aufgeführt – also inklusive dem Anteil aus nicht in Anspruch genommenen Mitteln der Kurzzeitpflege.

Hinzu kommen natürlich noch die Ansprüche zur Tagespflege, zum Wohngruppenzuschlag (nur für WG-Bewohner), Pauschale für Pflegehilfsmittel, Zuschuss zu wohnumfeldverbessernden Maßnahmen sowie einem Beratungseinsatz. Diese Leistungen aber haben keinen Einfluss auf die Kennzahl „Sachleistungsquote".

◘ Tab. 4.2 Abrufbare Sachleistungspotenziale nach Pflegegrad (Stand: 1. Januar 2017)

Leistungsart	Pflegegrad 1	Pflegegrad 2	Pflegegrad 3	Pflegegrad 4	Pflegegrad 5
Pflegesachleistung (§ 36 SGB XI)	0	689 €	1298 €	1612 €	1995 €
Verhinderungspflege (§ 39 SGB XI)	0	201,5 €	201,5 €	201,5 €	201,5 €
Entlastungsbetrag (§ 45b SGB XI)	125 €	125 €	125 €	125 €	125 €
Gesamt	**125 €**	**1015,5 €**	**1624,5 €**	**1938,5 €**	**2321,5 €**

Um eine genaue Aussagekraft der Sachleistungsquote zu bekommen, sollte man

a. Nach § 36 (Pflegesachleistungen), § 39 (Verhinderungspflege) und § 45b SGB XI (Entlastungsbetrag) differenzieren. Der Grund dafür wird im Abschnitt „Bewertung der Kennzahl" erläutert.
b. Als Kennzahl im späteren „Kennzahlencockpit" die Sachleistungsquote nutzen, die auf den § 36-Ansprüchen beruht.

- **Berechnung**

An dieser Stelle werden die drei Leistungstöpfe aus den §§ 36, 39 und 45b SGB XI bereits getrennt dargestellt.

Die Berechnung des § 36-Sachleistungspotenziale wird so durchgeführt: Es werden alle § 36-Sachleistungsansprüche der Pflegekunden addiert, die im Pflegegrad 2 bis 5 eingestuft sind. Dann werden alle Erlöse im Referenzmonat addiert, die über Pflegesachleistungen nach § 36 SGB XI bei diesen Patienten abgerechnet wurden.

Beispiel Ein Pflegedienst hat Patienten in den Pflegegraden 2 bis 5, die insgesamt ein Sachleistungspotenzial von 70.000 €/Monat aufweisen. Das heißt, wenn alle diese Patienten ihre Sachleistungen voll ausschöpfen würden und beim Pflegedienst einlösen, hätte der Pflegedienst einen Umsatz von 70.000 €/Monat im Bereich der § 36-Leistungen. Tatsächlich aber erlöst der Pflegedienst zur Zeit 49.000 €/Monat aus diesem Leistungstopf. Die Sachleistungsquote beträgt demnach (49.000 € × 100) / 70.000 € = 70%.

Genauso wird im Prinzip beim Verhinderungspflegepotenzial gerechnet. Hier gibt es aber zwei Fallstricke:

1. Nicht jeder Versicherte der Pflegegrade 2–5 erfüllt die Voraussetzungen für den Abruf der Verhinderungspflege.
2. Nicht jeder Versicherte, der tatsächlich die Voraussetzungen für die Inanspruchnahme der Verhinderungspflege erfüllt, hat noch Anspruch auf den Höchstbetrag – weil bereits über 2 Wochen Kurzzeitpflege im Kalenderjahr verbraucht wurden.

Um es vorweg zu nehmen: Aus Sicht des Verfassers ist das Thema der Verhinderungspflege zunächst zu vernachlässigen. Solange kein Patient aktiv nachfragt, reicht es, beim Erst- und Folgegespräch sowie bei Pflegevisiten hierzu zu beraten und ansonsten keine Energie für die Akquise dieser Leistung zu verbrauchen. Der allzu laxe Umgang mit dem Verkauf von Verhinderungspflege kann sich in der Abrechnungsprüfung rächen: Denn laut der aktuellen Qualitätsprüfungsrichtlinie ambulant vom 27. September 2017 wird die Verhinderungspflege nun mitgeprüft. Deshalb darf diese Leistung nur erbracht werden, wenn es wirklich einen Verhinderungsgrund der Pflegeperson gibt!

Bei der Ermittlung des Sachleistungspotenzials nach § 45b SGB XI multipliziert man einfach die Anzahl der Kunden der Pflegegrade 1–5 mit dem Entlastungsbetrag von 125 € und setzt dies ins Verhältnis mit den tatsächlich generierten Umsätzen. Auch hierzu ein Beispiel:

Beispiel Ein Pflegedienst hat 70 Patienten mit dem Anspruch auf § 45b-Leistungen. Das Potenzial beträgt so 70 × 125 = 8.750 € im Monat. Der Pflegedienst generiert davon 8.000 € Umsatz/Monat. So kommt es zu (8.000 € × 100 €) / 8.750 = 91,4% Ausschöpfung der § 45b-Leistungen.

- **Nutzen der Kennzahl**

Diese Kennzahl sagt etwas darüber aus, inwieweit man die von den Kassen finanzierten Sachleistungen für SGB XI-Patienten ausschöpft. Hierdurch bekommt man einen Rückschluss darauf, wie gut die Erst- und Folgegespräche geführt werden und wie erfolgreich ein Pflegedienst darin ist, Leistungen zu verkaufen. Denn der gesamte Prozess des Erstgespräches ist die absolute Königsdisziplin im Pflegedienst. Beim Erstgespräch stellen Pflegedienst-Manager nämlich die Weichen, ob der Pflegedienst wirtschaftlich arbeitet oder nicht. Wenn von vornherein Einsätze vereinbart werden, die leicht defizitär sind, schleppt man diese Hypothek versteckt mit sich herum und drückt den Gesamtgewinn des Pflegedienstes. Hierzu ein klassisches Beispiel:

Beispiel Die unerfahrene junge PDL Maria Siebenrock vereinbart mit einem Neukunden (Pflegegrad 3, Sachleistungspotenzial aus § 36 SGB XI: 1.298 € im Monat) eine Ganzwaschung. Der Kunde sagt, der Einsatz müsste ca. 20 Minuten dauern. Die Anfahrt wird acht Minuten betragen. Der Erlös der Leistung „Ganzwaschung" mit Hausbesuchspauschale beträgt 21,00 €. Das macht einen Erlös von 0,75 € pro Minute für den Pflegedienst. Erforderlich für eine wirtschaftliche Leistungserbringung in besagtem Pflegedienst ist allerdings ein Erlös von 0,85 €/Minute.

Schnell stellt sich bei den Einsätzen heraus, dass der Kunde neben der Ganzwaschung auch die (pflegerisch notwendige) Inkontinenzversorgung verlangt. Hierfür wären inklusive Hausbesuchspauschale 24,40 € fällig. Bei gleicher Fahrt- und Versorgungszeit betrüge der Umsatz pro Minute in diesem Einsatz nun auskömmliche 0,87 €/Minute.

Darüber hinaus bekommt der Pflegedienst einen Rückschluss darüber, ob seine Mitarbeiter ihm immer vollumfänglich den tatsächlichen Hilfebedarf bei den einzelnen Kunden mitteilen. Auch zu diesem Aspekt passt das obige Beispiel.

- **Bewertung der Kennzahl**

Die Bewertung der Kennzahl soll an dieser Stelle nach der Sachleistungsquote „§ 36 SGB XI" und der Sachleistungsquote „§ 45b SGB XI" unterschieden werden. Beginnen wir mit der Sachleistungsquote aus dem § 36 SGB XI:

Hier kommt es darauf an, in welchem Gebiet der Pflegedienst versorgt. Denn seit dem 1. Januar 2017, als das Pflegestärkungsgesetz II in Kraft trat, haben sich neben den Sachleistungspotenzialen auch die reinen Pflegegeldleistungen zum Teil erheblich erhöht. Das hat bei vielen Versicherten und deren Angehörigen Goldgräberstimmung ausgelöst. Insofern wird es für Pflegedienste immer schwerer, an die Sachleistungspotenziale heranzukommen. Welche Geldleistungen (www.vdek.com/vertragspartner/Pflegeversicherung/pflegeleistungen-2017.html) monatlich für die Patienten und ihre Angehörigen drin sind, sehen Sie hier:

- Pflegegrad 2: 316 €
- Pflegegrad 3: 545 €
- Pflegegrad 4: 728 €
- Pflegegrad 5: 901 €

Manche Pflegedienst-Inhaber sprechen auch schon von der „2. Rente", die natürlich nicht angetastet werden darf. Besonders krass wirkt sich das bei Patienten des Pflegegrades 3 aus: Wenn diese 600 € ihres Sachleistungspotenzials abrufen (entspricht in etwa einer morgendlichen Pflege inklusive Inkontinenzversorgung und Hausbesuchspauschale), verbleiben ihnen noch ca. 250 € anteiliges Pflegegeld. Das sind im Jahr 3.000 € zusätzlich steuerfrei. In solchen Fällen beißt sich jeder Pflegedienst die Zähne aus, erforderliche Mehrleistungen zu verkaufen.

Hinzu kommt die sich immer mehr verschärfende Problematik des Pflegepersonalmangels. Das führt dazu, dass Pflegedienste keine weiteren Leistungen mehr anbieten können, obwohl die Patienten dazu bereit wären – einfach, weil keine weiteren Kapazitäten mehr vorhanden sind!

Aus diesem Kontext heraus ist eine Sachleistungsquote von 70% im Bereich der § 36 SGB

XI-Leistungen vollkommen akzeptabel. Pflegedienste, die in sozial schwachen Gegenden versorgen, können auch noch mit 50–60% zufrieden sein. Denn hier zeigt sich erfahrungsgemäß der Mitnahmeeffekt des anteiligen Pflegegeldes durch die Patienten und deren Angehörige am häufigsten.

Anders gelagert ist der Fall bei den § 45b-Leistungen. Hier besteht keinerlei Anspruch auf eine Barauszahlung, diese Leistung ist ausschließlich als Sachleistung zu beziehen. So kommt es hier mehr zu dem Effekt „umsonst – nehme ich mit". Die einzigen Konkurrenten um die 125 € sind Tagespflegen, falls einige der Kunden eines Pflegedienstes diese besuchen. Denn der Entlastungsbetrag kann auch für Leistungen der Tagespflege eingesetzt werden, was die meisten Tagespflege-Kunden auch machen.

Sollten die Pflegekunden in eine Tagespflegeeinrichtung gehen, die dem Pflegedienst angehört, so bleibt das Geld in der Familie und die Kennzahl „Sachleistungsquote § 45b SGB XI" muss somit nicht erhoben werden.

Eine Sachleistungsquote von 80% und mehr sollte aber von jedem anderen Pflegedienst im Bereich der § 45b SGB XI-Leistungen erzielt werden.

4.1.6 Pflegegradschnitt

> **Definition**
>
> Unter der Kennzahl „Pflegegradschnitt" versteht man den durchschnittlichen Pflegegrad aller eingestufter Kunden des Pflegedienstes (hier außer § 37.3-Kunden)

Der Pflegestufenschnitt ist immer ein Indikator dafür gewesen, wie gut oder schlecht das Pflegestufenmanagement in einem Pflegedienst funktioniert. Hierzu gab es immer Richtwerte. Durch die Umstellung auf Pflegegrade müssen Entscheider nun etwas umdenken. An dieser Stelle wird die Kennzahl auf das Leistungspotenzial aus § 36 SGB XI begrenzt.

■ **Berechnung der Kennzahl**

Die Umrechnung auf eine neue Kennzahl steckt noch in den Kinderschuhen. Die Problematik steckt nämlich darin, dass es beim Übergang von 2016 auf 2017 zum Teil doppelte Stufensprünge bei den Versicherten gegeben hat. Die „eingeschränkte Alltagskompetenz" gibt es seit 2017 nicht mehr; sie ist in den neuen Pflegegraden aufgegangen. Hinzu kommt die Tatsache, dass die Kunden mit Pflegegrad 1 nur den Entlastungsbetrag aus § 45b erhalten – und somit keine Leistungen nach § 36 SGB XI. Aber genau um diese Kennzahl geht es. Es kann wie in dem nachstehenden Beispiel gerechnet werden:

Beispiel   Der Pflegedienst am Millerntor hatte bis zum 31.12.2016 einen Pflegestufenschnitt von 1,3. Das höchste Sachleistungspotenzial lag bei 1.612 € bei der Pflegestufe 3. Rechnet man (1,3 × 100) / 3 kommt man auf 43,3%.

Im zweiten Schritt rechnet man 43,3% von 1.612 € aus. So entsteht der Betrag 689,53 €. Das durchschnittliche Sachleistungspotenzial eines Kunden liegt also bei 689,53 €.

Am 02.01.2017 rechnet die PDL Juliane Teichmann wie folgt:

Im Pflegegrad 5 wird das maximale Sachleistungspotenzial von 1.995 € erreicht. 43,3% davon wurden im Schnitt bislang im System der Pflegestufen erreicht. 43,3% von 1.995 € ergeben ein Sachleistungspotenzial pro Kunde von 864,50 €.

■ **Nutzen der Kennzahl**

Unstrittig hat dieses Verfahren noch die Schwäche, dass das Sachleistungspotenzial nicht linear mit den Pflegestufen und jetzigen Pflegegraden ansteigt. Zudem ist die Verteilung der einzelnen Pflegegrade eine weitere Variable. Insofern kann das Verfahren nur eine Annäherung sein. Dennoch gewinnt man eine Kennzahl, die zunächst aussagt, ob das Einstufungsmanagement gut läuft oder ob hier noch Nachholbedarf besteht. Aus diesem Grunde sollte zunächst die Kennzahl des durchschnittlichen Sachleistungspotenziales eines Kunden genutzt werden. Ein Wert zwischen 850 und 900 € dürfte akzeptabel sein.

- **Bewertung der Kennzahl**

Um diese These schlüssig zu begründen, sollte die Sachleistungsquote bezogen auf § 36.3 SGB XI-Ansprüche betrachtet werden. Diese besagt, wie viele Leistungen ein Pflegedienst aus den Sachleistungspotenzialen seiner Kunden abruft. In der Regel schaffen es ambulante Pflegedienste, etwa 2/3 des bestehenden Sachleistungspotenzials auszuschöpfen.

Ob die Bemessungsgrundlage einer „ausreichenden Ausschöpfung" der Sachleistungen bei etwa 2/3 bleiben kann, sei dahingestellt. Denn die erheblichen Erhöhungen der Leistungsansprüche führten bei den Kunden ambulanter Pflegedienste zu Mitnahmeeffekten beim anteiligen Pflegegeld („2. Rente"). Angenommen, ein Pflegedienst hat als Zielkennzahl „66% Sachleistungsquote", so ist es möglich, dass diese Zielkennzahl herunterkorrigiert werden muss.

4.1.7 Quote der Forderungsausfälle

> **Definition**
>
> Die Quote der Forderungsausfälle sagt aus, wie viel weniger in einer Periode erlöst wurde, als eigentlich geplant war.

- **Berechnung**

Die Quote der Forderungsausfälle wird wie folgt berechnet:

Quote der Forderungsausfälle = (nicht generierter Umsatz × 100) / geplanten Umsatz.

Hierzu eine **Beispielrechnung**: Ein Pflegedienst schreibt für den Monat März 2018 Rechnungen für insgesamt 90.000 €. Ende April stellt die Verwaltungskraft fest, dass nur 81.000 € auf dem Geschäftskonto eingegangen sind. Die Quote der Forderungsausfälle für diesen Monat beträgt somit (81.000 € × 100) / 90.000 € = 10%.

Hierbei ist allerdings zu berücksichtigen, dass die Entscheider sich einen Termin setzen, bis wann alle Rechnungen hätten bezahlt sein müssen. Bei den Rechnungen an die Krankenkassen ist mit einem Zahlungsziel von 21 Tagen zu rechnen (die Zahlungsziele sind in der Regel in den Verträgen mit den Kranken- und Pflegekassen genau definiert). Bei Privatleistungen oder übersteigenden Leistungen (SGB XI-Leistungen, die über das Sachleistungspotenzial des jeweiligen Pflegegrades hinausgehen) setzt man in der Regel ein Zahlungsziel von 14 Tagen. Insofern empfiehlt es sich, den Termin zur Berechnung der Sachleistungsquote 28 Tage nach Absenden der Rechnungen zu setzen. So ist noch etwas Luft für säumige Zahler.

Einen Sonderfall stellen die SGB XII-Rechnungen dar. Es gibt Sozialämter, die sich mit der Begleichung von Rechnungen bis zu sechs Monate Zeit lassen. Wenn einzelne Pflegedienste auch diese Situation mit ihrem örtlichen Sozialamt haben, muss das natürlich in die Bewertung der Quote der Forderungsausfälle mit einfließen. Vertieft wird dies im Abschnitt „Bewertung der Kennzahl".

- **Nutzen der Kennzahl**

Die Kennzahl hat für Pflegedienste einen mehrfachen Nutzen. Sie zeigt die Leistungsfähigkeit ihrer Verwaltung, was die Umwandlung von geleisteter Arbeit in bare Münze angeht. Dazu im Einzelnen die Ursachen für eine hohe Quote der Forderungsausfälle:

- ■ **Nicht erbrachte SGB XI-Einsätze**

Bei manchen Pflegekunden werden bei weitem nicht alle Einsätze erbracht, die eigentlich vereinbart sind. Die Gründe dafür können einerseits beim Kunden liegen: Er hält die vereinbarten Leistungen für nicht notwendig, sagt Einsätze ab, weil ihn auch seine Angehörigen pflegen können, oder lehnt häufiger die Versorgung ab, wenn die Pflegekraft schon vor Ort ist.

- ■ **Die Krankenkassen lehnen Verordnungen ab**

Dieses Phänomen nimmt mittlerweile überhand. Einige Kassen versuchen zunächst abzulehnen, frei nach dem Motto *„wenn sich von zehn Fällen sieben nicht beklagen, haben wir unser Ziel erreicht"*. Wenn man mit seinem Pflegedienst in einem Bundesland ansässig ist, in dem die Behandlungspflege recht gut honoriert wird

(z. B. NRW), kann dies zu erheblichen Umsatzeinbrüchen führen und somit die Quote der Forderungsausfälle hochtreiben.

▪▪ Die Krankenkassen genehmigen Verordnungen abweichend

Auch die abweichende Genehmigung einer SGB V-Verordnung zählt zu den häufigen Methoden der Krankenkassen, sich um die notwendige Leistungserbringung zu drücken. Der Gedanke der Kassen dahinter ist der, *„dass sich der Pflegedienst schon damit zufrieden gibt – so kriegen die wenigstens etwas Geld“.*

▪▪ In der Abrechnung fällt auf, dass einige SGB V-Leistungen von dafür nicht befugtem Personal erbracht wurden

Solche Fehler können durchaus unbeabsichtigt entstehen. Angenommen, ein Pflegedienst hat über mehrere Tage oder sogar Wochen massive Personalprobleme durch Grippewellen, Urlaubszeit oder Karneval, hangelt sich die PDL oft nur von Tag zu Tag, um die Dienste zu besetzen. In der Not kann es dann zu unsauberen Personaleinsätzen im SGB V-Bereich kommen.

▪▪ Privatzahler sitzen die Rechnungen aus

In den allermeisten Fällen liegt der Anteil der geplanten Umsätze durch Privat- und Selbstzahler bei höchstens 5%. Das ist auch gut so, denn das Risiko von Forderungsausfällen ist hier gegenüber Kostenträgern wie Kassen und Sozialhilfeträgern deutlich höher. Gründe dafür liegen darin, dass der Pflegedienst als Gläubiger nicht so ernst genommen wird wie zum Beispiel Mobilfunkunternehmen oder Autofinanzierer. Hinzu kommt die Problematik, dass einem Pflegekunden durch leichtsinnige Inhaber/Pflegedienstleitungen ein höherer Pflegegrad versprochen wird, den er dann aber doch nicht bekommt.

Eine weitere Ursache für Zahlungsausfälle im SGB V-Bereich bei privat versicherten Kunden kann sein, dass die SGB V-Leistungen nicht Umfang des Versicherungsvertrages sind.

Damit an dieser Stelle keine Missverständnisse aufkommen: Die lückenhaften Leistungsnachweise sind bei der Berechnung der Quote der Forderungsausfälle kein Thema. Denn es geht hier um den Abgleich der in Rechnung gestellten Leistungen gegenüber dem tatsächlichen Zahlungseingang. Denn in Rechnung gestellt werden auch nur die tatsächlich abgezeichneten Leistungen. Kein Pflegedienst wird Rechnungen stellen, die sich auf die volle Leistungserbringung beziehen – und einen Leistungsnachweis mitschicken, der Lücken aufweist.

Das Gleiche gilt auch für Leistungen, die ohne Kostenzusage erbracht werden. Hier sind vor allem Leistungen nach SGB XII gemeint, für die noch gar keine Kostenzusage vorliegt. Denn ohne Kostenzusage kann auch keine Rechnung gestellt werden, somit fallen diese Leistungen auch nicht in die Berechnung der Quote der Forderungsausfälle hinein.

▪ Bewertung der Kennzahl

Ziel eines jeden Pflegedienstes wird es sein, eine Quote der Forderungsausfälle von 0% zu erzielen. Dieses Ziel ist auch in jedem Falle zu verfolgen. Denn jede Leistung, die erbracht wird, ist auch zu vergüten. Kein Patient und kein Vertragspartner kann erwarten, dass der Pflegedienst vertraglich vereinbarte Leistungen ehrenamtlich erbringt.

Dennoch sollte man bei der Bewertung der Kennzahl auf individuelle Gegebenheiten achten:

- Pflegedienste, die zum Beispiel 25% ihrer Leistungen mit dem Sozialamt abrechnen, sind auf Gedeih und Verderb von den jeweiligen Zahlungsfristen abhängig.
- Pflegedienste, die einen ungewöhnlich hohen Anteil an Selbst- und Privatzahlern haben, haben ein größeres Risiko von Forderungsausfällen.
- Neue Verwaltungskräfte machen naturgemäß Fehler bei der Abrechnung.

Somit kann nicht pauschal gesagt werden, dass eine Quote der Forderungsausfälle von z. B. 5% gut oder schlecht ist. Jeder Pflegedienst sollte sich immer mit seinen individuellen Gegebenheiten auseinandersetzen – und dennoch das Ziel „0% Quote der Forderungsausfälle“ konsequent weiterverfolgen.

4.1.8 Anzahl Mitarbeiterproduktivstunden/Monat

> **Definition**
>
> Die Anzahl der Mitarbeiterproduktivstunden/Monat gibt an, wie viele Stunden der Gesamtarbeitszeit die Mitarbeiter tatsächlich beim Patienten Umsatz erwirtschaften.

■ Berechnung

Die Berechnung der Mitarbeiterproduktivstunden/Monat ist aus ◘ Tab. 4.3 nachvollziehbar.

In die Produktivstunden sind auch die Fahrtzeiten eingeflossen. Denn auch Fahrtzeiten werden über Hausbesuchspauschalen vergütet. Oft ist die Vergütung zwar sehr schlecht, wie zum Beispiel in Nordrhein-Westfalen, doch gibt es auch Einzelfälle, wo sogar im Auto Geld verdient wird. So können in Hessen zum Beispiel nach 20:00 Uhr bis 6:00 morgens bis zu 9,50 € abgerechnet werden. Bei kurzen Anfahrten von z. B. fünf bis zehn Minuten ist das tatsächlich lukrativ.

Da auch bei der Tourenplanung der Gesamtumsatz kalkuliert wird – inklusive der Hausbesuchspauschalen – integrieren wir die Fahrtzeiten somit auch in die Mitarbeiterproduktivstunden.

■ Nutzen der Kennzahl

Die Kennzahl „Mitarbeiterproduktivstunde" ist wichtig für Pflegedienste, um die Produktivität des Dienstes zu messen. Zudem benötigt man diese Kennzahl, um die tatsächlichen Kosten für eine Pflege- sowie Hauswirtschafts- und Betreuungsstunde zu berechnen.

Zudem verdient ein Pflegedienst nur Geld, wenn seine Autos unterwegs sind – und nicht, wenn die Mitarbeiter wertvolle Arbeitszeit im Büro absitzen.

◘ **Tab. 4.3** Berechnung der Mitarbeiterproduktivstunden/Monat

Gegenstand	Anzahl
Bruttoarbeitszeit Ihrer Pflegekräfte (monatlich laut Arbeitsverträgen)	170 Std.
Minus Urlaub (anteilig für einen Monat – zugrunde gelegt 30 Tage Urlaub bei 5,5-Tage-Woche mit 38,5 Wochenarbeitsstunden)	17,5 Std.
Minus Krankheit (zugrunde gelegt ein kalkulierter Krankheitstag/Monat)	7 Std.
Minus Fortbildungen (zugrunde gelegt 1/3 Fortbildungstag/Monat)	2,33 Std.
Minus Dokumentationszeit (zugrunde gelegt 10 Patienten in der Bezugspflege, pro Patient 1,5 Std.)	15 Std.
Minus Rüstzeit und Teambesprechungen (zugrunde gelegt ca. 10 Minuten Rüstzeit pro Tour + 4 Std. Dienstbesprechung)	8 Std.
Summe	49,83 Std.
Mitarbeiterproduktivstunden	**170 Std. – 49,83 Std. = 120,17 Std.**
In Prozent	**70,7% (gerundet)**

- **Bewertung der Kennzahl**

Ähnlich wie bei der Bewertung der Kennzahl „Umsatz pro Vollzeitkraft/Monat" ist der Kennzahl „Mitarbeiterproduktivstunde" eine mathematische Grenze nach oben gesetzt. Die Mitarbeiterproduktivstunden können nicht höher sein als der gewährte Urlaubsanspruch. Hinzu kommen natürlich Krankheits- und Fortbildungstage. Bei den Pflegefachkräften muss zudem zwingend ein Zeitkontingent für die Bearbeitung der Pflegedokumentationen einkalkuliert werden. Denn aufgrund der Anforderungen der Vertragspartner und aus haftungsrechtlichen Gründen ist ein gewisses Niveau in den Pflegedokumentationen unerlässlich.

Bei Pflegefachkräften ist ein Wert zwischen 110 und 120 Stunden anzustreben. Der Wert sollte aus den oben genannten Gründen nicht höher sein. Liegt der Wert doch höher, dürften Überstunden gemacht werden oder die Pflegedokumentation weist erhebliche Lücken auf – siehe auch ▶ Abschn. 4.1.3 „Umsatz pro Vollkraft/Monat".

Liegt der Wert niedriger, sind entweder die Dokumentationszeiten zu lang, die Dienstbesprechungen lang und uneffektiv und/oder die Krankheitsquote ist höher als kalkuliert. Ein Wert unter 100 Produktivstunden bei einer Vollkraft ist jedenfalls nicht akzeptabel.

Etwas anders gelagert ist der Fall bei Pflegehilfskräften und Betreuungs-/Hauswirtschaftskräften. Bei diesen Mitarbeitern entfällt die langwierige Arbeit der Anamnesen, Pflegeplanungen und Risikoerhebungen. Produktivstunden bis zu 128 Stunden sind daher akzeptabel – der Wert sollte zudem nicht unter 115 Stunden fallen.

4.1.9 Kosten pro Produktivstunde

> **Definition**
>
> Die Kosten pro Produktivstunde weisen alle Kosten aus, die Sie als Pflegedienst aufbringen müssen, um eine Leistungsstunde (Anfahrt + Leistung vor Ort) zu erbringen.

- **Berechnung**

Die Berechnung der Kosten pro Produktivstunde kann an der nachstehenden ◪ Tab. 4.4 anhand vier verschiedener Qualifikationen abgelesen werden.

- **Nutzen der Kennzahl**

Durch die Kennzahl „Kosten pro Produktivstunde" hat ein Pflegedienst einen wichtigen Baustein, um die Einsätze und ihre Touren so zu gestalten, dass diese auch profitabel sind. Denn nur wenn der Pflegedienst weiß, wie teuer ein Einsatz ist, kann auch eine entsprechende Leistungsplanung vorgenommen werden. Der Kostensatz pro Stunde kann auch auf einen Minutenwert heruntergerechnet werden. Das hilft ganz besonders bei dem Verkauf von Einsätzen in Erst- und Folgegesprächen. Hierzu ein Beispiel:

Beispiel   Die Pflegedienstleitung vom Pflegedienst am Millerntor, Juliane Teichmann, ist bei einem Erstgespräch. Der Interessent wünscht Grundpflegeleistungen, konkret morgens eine Ganzwaschung mit Hilfe bei der Ausscheidung. Der Einsatz würde 20 Minuten dauern, die Anfahrt 10 Minuten inklusive Parkplatzsuche und Weg in den 6. Stock. Der Erlös beträgt 24,00 € inklusive Hausbesuchspauschale, macht einen Minutenerlös von 0,80 €. Der Einsatz würde in die Tour von Pflegehilfskraft Elvira A. passen, die pro Stunde 41,41 € kostet, also 0,69 € pro Minute. Juliane Teichmann sagt den Einsatz zu.

Das gleiche gilt auch für die Tourenplanung. Wenn die in dem Beispiel genannte Hilfskraft auf einer Frühtour für 7,5 Stunden inkl. Pause eingesetzt wird, entstehen Kosten von 7 Std. × 41,41 € = 289,87 €. Diese Kosten müssen durch entsprechend einträgliche Einsätze auf der Tour mindestens erwirtschaftet werden.

Aus diesem Grunde benötigt der Pflegedienst für alle seine Mitarbeiter die jeweilige Kennzahl „Kosten pro Produktivstunde".

- **Bewertung der Kennzahl**

Die Bewertung der Kennzahl kann auf drei Säulen ruhen:

⬛ Tab. 4.4 Kosten pro Stunde und Qualifikation

Posten	Pflegefachkraft	Pflegehilfskraft mit Behandlungspflege	Pflegehilfskraft	Betreuungs- und HW-Kraft
Brutto-Stundenlohn inkl. Zuschläge und AG-Anteil	21.00 €	18.00 €	16.62 €	15.00 €
zzgl. 20% Urlaub, Krankheit, Fortbildung	25.20 €	23.40 €	21.60 €	19.50 €
zzgl. 20% Orga-Zeit (Rüstzeit, Doku, Besprechung)	30.24 €	28.08 €	25.92 €	23.40 €
zzgl. Gemeinkosten 12,00 €	42.24 €	40.08 €	37.92 €	35.40 €
zzgl. 4% Risikozuschlag	43.93 €	41.68 €	39.44 €	36.82 €
zzgl. 5% Gewinnzuschlag	46.13 €	43.77 €	41.41 €	38.66 €
Gesamt-Stundensatz	46.13 €	43.77 €	41.41 €	38.66 €

▪▪ Gehaltsgefüge

Wenn für jeden Mitarbeiter die jeweiligen Kosten pro Stunde nebeneinander gelegt werden und festgestellt wird, dass jeder Mitarbeiter einen anderen Kostensatz hat und die Spannen auch noch extrem sind, sollte der betreffende Pflegedienst seine Gehaltspolitik überdenken. Für die Kalkulation von Touren und Einsätzen ist ein solches Szenario ein erheblicher Erschwernisfaktor. Vor allem dann, wenn das Gehaltsgefüge so skurril ist, dass eine Hilfskraft mit 30 Jahren Berufserfahrung 30% mehr als eine Fachkraft verdient.

▪▪ Höhe der Gemeinkosten

Die Höhe der Gemeinkosten wird erst dann für die Betrachtung interessant, wenn die Lohnkosten unter 60–70% der Gesamtkosten fallen. Denn die Lohnkosten sind immer mit Abstand der höchste Kostenfaktor im ambulanten Dienst. Werte um die 75–85% Anteil an den Gesamtkosten sind durchaus üblich. Denn der nächstgrößte

Posten – die gesamten Fuhrparkkosten – liegen ungefähr zwischen acht und 12% der Gesamtkosten. Anders herum gesprochen: Wenn der Personalkostenanteil unter 60 bis 70% der Gesamtkosten liegt, werden die Patienten entweder sinnbildlich mit Fahrzeugen der oberen Mittelklasse angefahren oder aber es wird sehr viel für die Büromiete aufgewendet. Mehr zur Kennzahl „Personalkostenquote" lesen Sie auch in ▶ Abschn. 4.2.1.

▪▪ Krankheitsausfälle

Krankheitsausfälle, die dafür sorgen, dass die Ausfallquote über den von Pflegediensten jeweils kalkulierten Wert steigt, lassen auch die Kosten pro Stunde ansteigen. Das hängt damit zusammen, dass dadurch der Anteil der Mitarbeiterproduktivstunden sinkt. ⬛ Tab. 4.5 zeigt eine entsprechende Gegenüberstellung dieses Zusammenhanges.

In der rechten Spalte sieht man in dem ersten kursiv gesetzten Feld die Kosten, wenn die

☉ Tab. 4.5 Beispiel: Anstieg der kalkulierten Kosten für Krankheitsausfälle

Posten	Pflegefachkraft	Pflegefachkraft
Brutto-Stundenlohn inkl. Zuschläge und AG-Anteil	21.00 €	21.00 €
zzgl. 20% bzw. 30% Urlaub, Krankheit, Fortbildung	25.20 €	27.30 €
zzgl. 20% Orga-Zeit (Rüstzeit, Doku, Besprechung)	30.24 €	32.76 €
zzgl. Gemeinkosten 12,00 €	42.24 €	44.76 €
zzgl. 4% Risikozuschlag	43.93 €	46.55 €
zzgl. 5% Gewinnzuschlag	46.13 €	48.88 €
Gesamt-Stundensatz	46.13 €	48.88 €

Ausfallzeit 30 statt 20% beträgt, und ganz unten im weiteren kursiv gesetzten Feld die Gesamtkosten dieser Pflegefachkraft pro Stunde.

Ein Wort noch zu der Gewinnspanne und dem Risikozuschlag: Bei Vergütungsverhandlungen dürfen Pflegedienste einen Risikozuschlag (z. B. für künftig steigende Löhne und Betriebskosten) sowie einen Gewinnzuschlag erheben – zumindest als privatwirtschaftlich agierender Pflegedienst. Die angegebenen Werte sind gängig in der Branche.

4.1.10 Gewinn/Tour

> **Definition**
>
> Diese Kennzahl gibt an, wie hoch der Gewinn pro Tour ist.
> Hiermit ist zunächst der Gewinn vor Steuern gemeint. Sollten Pflegedienste in ihren Mitarbeiter-Stundensatz auch keine Zinsen und Abschreibungen eingerechnet haben, ist der Gewinn nicht nur vor Steuern, sondern auch vor Zinsen und Abschreibungen zu betrachten.

■ Berechnung

Es werden die Kosten einer Tour von den Erträgen abgezogen. Hierzu ein Beispiel:

Beispiel: Eine Pflegedienstleitung plant die Spätdiensttour 1. Hierfür wird eine Fachkraft benötigt, deren Einsatz 48,96 € pro Stunde kostet. Die Tour dauert 6 Stunden. Erlöst werden 350 €. Von dem Erlös von 350 € werden Kosten von 6 × 48,96 € = 293,76 abgezogen – es verbleibt ein Gewinn vor Steuern (ggf. auch Zinsen und Abschreibungen) von 56,24 €.

■ Nutzen der Kennzahl

Bei der Tourenplanung sieht man sofort, ob eine Tour mit Gewinn oder defizitär geplant ist. Viele Softwareprogramme geben Pflegediensten die Möglichkeit, sämtliche Vollkostensätze der Mitarbeiter einzugeben. Wenn man dann die Touren mit den Mitarbeitern bestückt, sieht man sofort, ob in die Gewinn- oder Verlustzone geplant wird. Für das operative Geschäft ist diese Kennzahl sogar die wichtigste. Denn das Kerngeschäft sind die Pflege-, Betreuungs- und Hauswirtschaftseinsätze.

Mit dieser Kennzahl können Pflegedienste ferner die Frage beantworten, ob diese getrennte Behandlungs- und Grundpflegetouren anbieten wollen. Da die Vergütungsstrukturen sowie die vertraglichen Bedingungen für den Einsatz von Hilfskräften in der Behandlungspflege von Bundesland zu Bundesland deutliche Unterschiede aufweisen, kann hier keine allgemeingültige Beispielrechnung angegeben werden. Aber vor dem Hintergrund des sich permanent verschärfenden Personalmangels – vor allem bei den Fachkräften – ist die Überlegung, Grund- und Behandlungspflegetouren zu trennen, zunächst immer eine Option. Die Kennzahl „Gewinn/Tour" hilft dabei bei der Entscheidungsfindung.

■ **Bewertung der Kennzahl**

Die Bewertung der Kennzahl ist auf den ersten Blick einfach: Alles, was ab 0,01 € Gewinn ausgewiesen wird, ist positiv. Doch das ist in den meisten Fällen etwas zu kurz gedacht. Nicht selten ist es in ambulanten Pflegediensten mit einem hier schon häufig angesprochenen klassischen Leistungsmix so, dass die Spätdiensttouren gewinnträchtiger sind als die Frühdiensttouren. Das hat folgenden Grund:

Auf den Spätdiensttouren finden sich nur noch selten langwierige Grundpflegeeinsätze. Vielmehr werden Kompressionsstrümpfe ausgezogen, Insulininjektionen und Medikamente verabreicht. Diese Leistungen sind entweder sehr gut vergütet (z. B. in Nordrhein-Westfalen mit über 10,00 € pro Einsatz) oder in Kombination mit einer Hausbesuchspauschale ähnlich lukrativ. Hier können zum einen viele Einsätze gefahren werden und zum anderen können in den meisten Bundesländern auch „sonstig geeignete Kräfte" eingesetzt werden. Diese sind natürlich auch noch günstiger als Fachkräfte. Ich selber habe Pflegedienste kennengelernt, wo die „Cash Cows" die Spätdienste waren. Bei einem Einsatz von 300 € mal eben 350 € herausholen, macht eine Rendite von 16,7%!

Pflegedienste, die diese Situation haben, können es auch verschmerzen, wenn die Frühtouren nicht allzu lukrativ sind. Wenn eine der Frühtouren sogar nur auf +/- Null läuft, ist auch das noch verkraftbar. Nur ins Defizit sollte keine der Touren laufen!

> **Praxistipp**
>
> In die Gewinnkalkulation der einzelnen Touren sollten Pflegedienste auch immer eine Quote der Forderungsausfälle einbauen. Quoten von 3–5% erscheinen hier realistisch.

4.2 Personalkennzahlen

In diesem Abschnitt werden die für einen ambulanten Pflegedienst relevanten Personalkennzahlen behandelt. Streng genommen gehören auch die Personalkennzahlen zu den betriebswirtschaftlichen Kennzahlen. Der Übersichtlichkeit halber und der Bedeutung entsprechend bekommen diese Kennzahlen aber hier ein eigenes Kapitel. Denn vor allem vor dem Hintergrund, dass Personal rar ist und diesbezüglich höchste Anforderungen an das Pflegedienst-Management gestellt werden, gehören Personalkennzahlen in ein Kennzahlensystem eines Pflegedienstes.

Die Phrase „das Personal ist unser wertvollstes Gut" könnte vor dem Hintergrund des sich immer mehr verschärfenden Personalmangels bei vielen Pflegedienten in einen ernst gemeinten und wirklich gelebten Satz im Unternehmensleitbild wandeln.

Damit Personal so gesteuert werden kann, dass der Pflegedienst erfolgreich ist und auch die Mitarbeiter das Gefühl haben, in einem soliden und stabilen Pflegedienst zu arbeiten, gehören in ein individuelles Kennzahlen-Cockpit unbedingt auch Personalkennzahlen, mit denen auch gearbeitet werden sollte.

4.2.1 Personalkostenquote

> **Definition**
>
> Diese Kennzahl gibt an, wie hoch der Anteil der Personalkosten an den Gesamtkosten ist.

Abweichend von obiger Definition gibt es auch die Möglichkeit, den Anteil der Personalkosten am erzielten Umsatz zu erheben.

■ **Berechnung**

Zur Berechnung werden für einen Monat die gesamten Personalkosten inklusive Zuschläge, Boni und sonstige Leistungen ermittelt. Der Summe werden die Gesamtkosten, die im gleichen Monat anfallen, gegenübergestellt. Hierzu ein Beispiel:

Beispiel Ein Pflegedienst wendet im Monat März 2018 56.000 € Personalkosten auf. Die Gesamtkosten des Pflegedienstes in dem Monat betrugen 70.000 €. Die Personalkostenquote liegt also bei (56.000 € x 100) / 70.000 € = 80%.

Genau so funktioniert die Rechnung, wenn der Personalkostenanteil am Umsatz erhoben werden soll: Der gleiche Pflegedienst hat im Monat März 2018 84.000 € Umsatz erzielt. Die Personalkostenquote gemessen am Umsatz beträgt so (56.000 € x 100) / 84.000 € = 66,7% (gerundet).

■ **Nutzen der Kennzahl**

Diese Kennzahl sagt aus, wie hoch der Anteil der Personalkosten an den Gesamtkosten ist. Dieser Posten ist immer der mit dem höchsten Anteil, in der Regel deutlich über 60–70% der Gesamtkosten. Das Gleiche gilt für die Bemessung der Personalkosten am Umsatz. Diese Zahl aber ist zunächst in Bezug auf die reine Kostenstruktur nicht so aussagekräftig. Schließlich wird die Kennzahl der Personalkostenquote deshalb erhoben, um die gesamte Kostenstruktur des Pflegedienstes im Blick zu haben und gegebenenfalls einzugreifen.

Interessant ist aber der Zeitreihenvergleich: Wenn ein Pflegedienst über Monate seine Personalkostenquote beobachtet, sollte er sich dabei auch die Umsatzentwicklung und die Gewinnentwicklung anschauen. In ◘ Tab. 4.6 sind interessante Erkenntnisse zusammengefasst.

In diesem Beispiel ist angenommen, dass im März und im Mai jeweils eine neue Pflegefachkraft hinzugekommen ist. Der Anteil der Personalkosten am Umsatz steigt parallel dazu. Die Ursache liegt auf der Hand: Die beiden neueingestellten Pflegefachkräfte bringen bei weitem nicht den Umsatz pro Monat, der erforderlich wäre, um die Neueinstellungen mindestens zu refinanzieren.

In ◘ Tab. 4.7 ist die entgegengesetzte Richtung des Zeitreihenvergleichs dargestellt. Der Blick darauf lohnt sich.

◘ **Tab. 4.6** Beispiel I: Entwicklung von Personalkosten, Umsatz und Gewinn

Monat	Personalkosten	Anteil am Umsatz in %	Umsatz	Gesamtkosten	Gewinn
Januar	56.000 €	66,7	84.000 €	70.000 €	14.000 €
Februar	56.000 €	66,7	84.000 €	70.000 €	14.000 €
März	60.000 €	68,2	88.000 €	75.000 €	13.000 €
April	60.000 €	70,2	85.000 €	75.000 €	10.000 €
Mai	64.000 €	73,6	87.000 €	80.000 €	7.000 €
Juni	64.000 €	72,7	88.000 €	80.000 €	8.000 €

◘ **Tab. 4.7** Beispiel II: Entwicklung von Personalkosten, Umsatz und Gewinn

Monat	Personalkosten	Anteil am Umsatz in %	Umsatz	Gesamtkosten	Gewinn
Januar	56.000 €	66,7	84.000 €	70.000 €	14.000 €
Februar	56.000 €	66,7	84.000 €	70.000 €	14.000 €
März	60.000 €	67,0	89.500 €	75.000 €	14.500 €
April	60.000 €	67,0	89.500 €	75.000 €	14.500 €
Mai	64.000 €	66,7	96.000 €	80.000 €	16.000 €
Juni	64.000 €	66,7	96.000 €	80.000 €	16.000 €

In diesem Beispiel zeigt sich, dass die Personalkostenquote gemessen am Umsatz gleich bleibt, aber der Gewinn stetig steigt. Die Hinzunahme zweier weiterer Pflegefachkräfte zahlt sich in diesem Beispiel offensichtlich aus.

■ Bewertung der Kennzahl

Um gleich an das obige Beispiel anzuknüpfen: Bleibt der Anteil der Personalkosten am Gesamtumsatz stabil, obwohl neue Mitarbeiter eingestellt werden, scheint auch der Gewinn zu steigen. Voraussetzung ist natürlich, dass die übrigen Kosten stabil bleiben – abgesehen von der notwendigen Anschaffung neuer Fahrzeuge (Finanzierungs- bzw. Leasingraten dürften nicht allzu schwer ins Gewicht fallen) und leicht höherer Treibstoffkosten.

In der Praxis gibt es aber eine Faustregel: Auf keinen Fall darf der Satz der Lohnkosten über 80% des Umsatzes liegen. Der Grund ist einfach: In den 100% Umsatz müssen noch Ihre übrigen Kosten sowie Ihre Gewinnspanne eingeplant werden. Je höher der Personalkostenanteil am Umsatz jenseits der 80%-Marke aber dann ist, desto höher ist der Bedarf einzugreifen.

Hinsichtlich der Bewertung der Personalkosten an den Gesamtkosten ist ein Wert von ca. 75–80% realistisch. Um diese Aussage zu belegen, ist in ◘ Tab. 4.8 eine klassische Kostenstruktur eines mittleren privat betriebenen Pflegedienstes ohne eigene Büroimmobilie dargestellt.

◘ **Tab. 4.8** Beispielhafte Kostenstruktur eines privaten Pflegedienstes (vereinfacht)

Posten	Anteil an Gesamtkosten
Personal inkl. PDL, stv. PDL und QM	80%
Fuhrpark komplett inkl. Benzin, Versicherung, Wartung	10%
Büromiete warm inkl. Reinigung und Hausmeisterservice	3%
Telefon/Internet	1%
Lizenzgebühren	2%
Versicherungen, Beiträge	1%

Wenn die Personalkosten bei weniger als 70% der Gesamtkosten liegen, ist zu hinterfragen, warum das so ist. Beispielhaft könnten zwei plausible Erklärungen weiterhelfen:

1. Der Pflegedienst hat aufgrund von Nachzahlungsforderungen und vom Finanzamt vorgezogenen Vorauszahlungen eine erhebliche Last zu tragen.
2. Der Pflegedienst hat sich eine eigene Immobilie zugelegt und trägt eine erhebliche Last an hohen Raten und Zinsaufwendungen.

4.2.2 Prospektiver Personalbedarf Soll/Ist

> **Definition**
>
> Diese Kennzahl gibt an, wie hoch der voraussichtliche Personalbedarf im nächsten Monat sein wird.

■ Berechnung

Die Berechnung basiert auf den voraussichtlich abzuleistenden Arbeitsstunden. Diese setzen sich aus den reinen Aufträgen, Fahrt- und Rüstzeiten (siehe „Dauer Tour 1–n"), Zeiten für Pflegedokumentation und Dienstbesprechungen sowie der prognostizierte Ausfall der Belegschaft durch Krankheit, Urlaub, Befreiung für Betriebsratstätigkeiten und Fortbildungen.

In ◘ Tab. 4.9 ist zu sehen, wie der Personalbedarf in einem Pflegedienst prospektiv berechnet werden kann.

In dieser Modellrechnung wird eine Unterdeckung prognostiziert (mehr dazu im Abschnitt „die Bewertung der Kennzahl"). Diese ist so aufgebaut wie das Beispiel in ◘ Tab. 4.9.

Unstrittig ist, dass die benötigten Stellen nicht punktgenau berechnet werden können. Denn das Pflegedienst-Management kann heute natürlich noch nicht wissen, welche Kunden im nächsten Monat hinzukommen, wer ins Krankenhaus muss und wer überraschend aus dem Kundenkreis ausscheidet. Aber die Praxis zeigt, dass dieses Berechnungsmodell genauer ist als eine erlösbasierte Personalbedarfsberechnung.

▣ Tab. 4.9 Beispiel: Personalbedarfsrechner ambulant

Gegenstand	Wert
Anzahl Patienten	80
Anzahl Touren früh	4
Anzahl Touren spät	2
Benötigte Köpfe pro Tag	6
Dauer Tour F1	7
Dauer Tour F2	7
Dauer Tour F3	7
Dauer Tour F4	7
Dauer Tour S1	6,5
Dauer Tour S2	6,5
Gesamt/Tag	41
Gesamt/Monat	**1248,04**
Doku-Aufwand pro Patient	2
Zzgl. Doku-Aufwand	160
Gesamt	1408,04
Zzgl. Ausfall in %	18
Ausfallfaktor	1,22
Gesamtstunden	1717,12
Stunden Dienstbesprechungen/ Monat	4,35
Stunden Dienstbesprechung gesamt	44,70
Anzahl Wochenstunden VK	38,5
Erforderliche VK für die Pflege	10,28
Minus PDL-Stunden in der direkten Pflege	20,00%
Erforderliche VK für die Pflege	**10,08**
Ist-wert	**9,5**
Über-/Unterdeckung	**-0,58**

▪ Nutzen der Kennzahl

Diese Kennzahl sagt aus, wie viele Stellen für den nächsten Monat benötigt werden. Es ist wichtig, dass ein Pflegedienst prospektiv plant, wie viele Stellen er für die nächsten Monate benötigt.

Damit stellt man fest, inwieweit geplant Überstunden abgebaut werden können, gegebenenfalls Personal eingestellt werden kann oder perspektivisch abgebaut werden muss. Durch eine Vorausschau hinsichtlich des Personalbedarfs wird zum Beispiel der Einkauf teurer Zeitarbeit verhindert, weil Notfälle gar nicht erst entstehen, wenn diese Kennzahl immer im Blick behalten wird.

Darüber hinaus bekommt man auch das Thema „Überstundenblase" in den Griff. Wenn ein Pflegedienst keine prospektive Personalplanung durchführt, hat dieser keinen Überblick mehr, wie viel Personal quantitativ eigentlich benötigt wird. Hierzu ein Beispiel:

Beispiel Eddy Schnitter, Inhaber des Pflegedienstes Schnitter, wundert sich darüber, dass insgesamt 1.800 Überstunden auf dem Dienstplan stehen – und es monatlich ca. 200 mehr werden. Sein Steuerberater zeigt Schnitter, wie er prospektiv Personal vorplanen kann. Siehe da – es fehlen tatsächlich ca. 1,8 VK, um alle Aufträge abzuarbeiten.

Wenn alle diese 1.800 Überstunden auf einen Schlag ausbezahlt werden müssten, würde dies den Pflegedienst 34.200 € kosten, wenn man annimmt, dass eine Arbeitsstunde der Mitarbeiter im Schnitt 19,00 € inklusive Arbeitgeberanteil kostet. Wie schon erwähnt – Überstunden der Mitarbeiter sind nichts weiter als ein zinsloses Darlehen. Irgendwann steht der Gläubiger vor der Tür – in Form von überraschenden Kündigungen oder schweren Erkrankungen, die ein Ausscheiden aus dem Beruf bedingen. Denn dann sind die Überstunden finanziell abzugelten, da sich der Freizeitausgleich weitgehend erledigt hat.

Im umgekehrten Falle können Entscheider eher Ruhe bewahren. Es wird möglicherweise immer mal Phasen geben, wo es einen Personalüberhang gibt. So bauen sich bei dem einen oder anderen Mitarbeiter Minusstunden auf. Keine Panik – die werden spätestens dann abgebaut, wenn Grippewellen, Karneval und Urlaubszeit den Dienstplan heimsuchen!

▪ Bewertung der Kennzahl

Der Idealfall tritt natürlich ein, wenn in der Zeile „Über-/Unterdeckung" eine glatte Null auftaucht. Schwankungen der Über- bzw. Unterdeckung in einem Spielraum von +/- 5% an der erforderlichen VK-Anzahl sind aber auch noch akzeptabel – so wie in unserem Berechnungsbeispiel. Bei einer Unterdeckung werden halt geringfügig Überstunden aufgebaut – aber auch nur, wenn die Ausfallquote tatsächlich den vorher prognostizierten Wert erreicht.

Umgekehrt ist es bei einer leichten Überdeckung mit Personal unproblematisch, Mitarbeiter mit Überstunden in freie Tage zu schicken, um diese Mehrarbeitsstunden abzubauen.

Sollte es allerdings deutliche Über- oder Unterdeckungen haben, die sich im Bereich von mehr als 10% der erforderlichen VK-Anzahl bewegen, könnte substanziell etwas mit der Personalplanung nicht stimmen.

4.2.3 Überstundenquote

> **Definition**
>
> Diese Kennzahl gibt an, wie hoch die Überstunden im Verhältnis zur eigentlichen Sollarbeitszeit sind.

Neben der anteiligen Darstellung können Pflegedienste auch die absolute Zahl der Überstunden darstellen, wenn diese Vorgehensweise einfacher oder plausibler erscheint. Beides ist möglich und hat einen entsprechenden Nutzen.

■ **Berechnung**

Die absolute Zahl der Überstunden zeigt an, wie hoch die Überstunden in einem Pflegedienst zur Zeit sind. Dieser Wert braucht man nur aus dem Dienstplanprogramm abzulesen. Die Kennzahl kann aber auch – wie oben definiert – prozentual dargestellt werden: Die Überstundenquote ist dann der Anteil der Überstunden an der Gesamtsollarbeitszeit.

Diese Kennzahl ist insofern hilfreicher, als dass sie bei jeder Pflegedienstgröße gleich anwendbar ist und eine gleiche Aussagekraft besitzt.

Die Überstundenquoten werden wie folgt berechnet: Die Sollarbeitszeit der Mitarbeiter wird zusammengerechnet und dazu wird die Anzahl der Überstunden ins Verhältnis gesetzt. Hierzu ein Berechnungsbeispiel:

Beispiel Ein Pflegedienst beschäftigt insgesamt 12 Vollkräfte (VK) mit einer Sollarbeitszeit von je 170 Stunden im Monat März 2018. Die Gesamt-Sollarbeitszeit beträgt so 2.040 Stunden. Achtung: Die Sollarbeitszeit wird auch mit Urlaubstagen abgegolten, die auf dem Dienstplan vermerkt sind. An Überstunden stehen insgesamt 204 Stunden auf dem Dienstplan. Die Überstundenquote beträgt so (204 Überstunden × 100) / 2.040 Sollarbeitsstunden = 10%.

■ **Nutzen der Kennzahl**

Mit Hilfe dieser Kennzahl haben Pflegedienste den Aufbau kostspieliger Überstundenblasen im Blick. Schon bei der prospektiven Personalbedarfsrechnung konnte man sehen, welches finanzielle Risiko eine solche Blase darstellen kann. Aber auch die Entwicklung von Minusstunden – wenn die Überstundenquote also einen negativen Wert ausgibt, hat einen erheblichen Nutzen.

Dadurch, dass die Über-/Minusstundenentwicklung immer im Blick sind, entstehen also diese Vorteile:

- Es wird erkannt, ob perspektivisch mehr Personal benötigt wird.
- Bei sich aufbauenden Überstunden kann proaktiv eine Strategie entwickelt werden, wie Überstunden wieder abgebaut werden können, bevor es zu spät ist (z. B. durch überraschende Kündigungen).
- Bei konstantem Aufbau von Minusstunden ist deutlich zu sehen, dass der Pflegedienst offensichtlich Aufnahmekapazitäten hat.

■ **Bewertung der Kennzahl**

Die Über- bzw. Minusstunden sollten 5% der Sollarbeitszeit nicht übersteigen/unterschreiten. Zum Vergleich: Wenn die Belegschaft eines Pflegedienstes in einem Monat 2.000 Sollarbeitsstunden hat und dabei noch 200 Überstunden aufbaut, sollte eingegriffen werden. Wenn sich dieser Trend hält, würde man in einem Jahr fast 2.400 Überstunden aufbauen. Das entspricht einem Kredit von 45.600 €, den ein solcher Pflegedienst bei seinen Mitarbeitern in Anspruch nähme (Grundlage: 19,00 € Stundenlohn inkl. AG-Anteil).

Die Aussagekraft des prozentualen Anteils gilt für jede Pflegedienst-Größe. Denn 5% Überstunden von der Sollarbeitszeit haben immer die gleiche Bedeutung: Es wird immer etwas an dem Puffer für die Ausfallquote geknabbert.

Ähnlich verhält es sich bei dem Aufbau von Minusstunden. Wie schon erwähnt, ist ein bestimmtes Kontingent akzeptabel. Hier gibt der Pflegedienst seinen Mitarbeitern nämlich Kredit. Wenn es auf dem Dienstplan wieder eng wird, kann man – immer unter Einhaltung des Arbeitszeitgesetzes – die Mitarbeiter vermehrt einsetzen, die Minusstunden aufgebaut haben.

Aber Vorsicht – es gibt einen Haken, wenn man einen Mitarbeiter in Zeiten enger Dienstpläne mit Mehrarbeit (im Rahmen des Zulässigen nach dem Arbeitszeitgesetz versteht sich) verplant. Denn bei Krankheit ist grundsätzlich nach dem Ausfallprinzip zu verfahren: Bei betriebsseitig geplanten verlängerten oder verkürzten Arbeitszeiten hat also der kranke Arbeitnehmer Anspruch auf Entgeltfortzahlung in Höhe der geplanten Arbeitszeit. Bei verlängerter Arbeitszeit erwirbt er dementsprechend auch Zeitguthaben (www.haufe.de/personal/personal-office-premium/ausfallzeiten-in-flexiblen-arbeitszeitsystemen-faqs-4-besteht-auch-ein-anspruch-auf-entgeltfortzahlung-fuer-geplante-ueberstunden_idesk_PI10413_HI1783673.html).

Bei Mitarbeitern, die sich schnell krankmelden, sollte man also im Vornherein aufpassen, dass diese keine Minusstunden aufbauen. Ansonsten reicht ein Blick auf den Dienstplan – und die entsprechenden Mitarbeiter melden sich ganz schnell krank, wenn sie sehen, dass sie mit Mehrarbeit eingeplant sind.

> **Umgekehrt gilt die Regelung auch – bei verkürzter Arbeitszeit wird auch im Krankheitsfall Zeitguthaben abgebaut, wenn dies auch bei Gesundheit erfolgt wäre.**

4.2.4 Ausfallquote

> **Definition**
>
> Diese Kennzahl gibt an, wie hoch die Ausfallquote im Verhältnis zur vertraglich vereinbarten Arbeitszeit ist.

■ **Berechnung**

Für die rückwirkende Ermittlung der Kennzahl addiert man den Urlaubsanspruch, die angefallenen Krankheits- und Fortbildungstage und die Freistellungen für Betriebsratstätigkeiten und setzt die Summe in das Verhältnis der arbeitsvertraglich geschuldeten Bruttoarbeitszeit der Mitarbeiter. Hierzu ein Berechnungsbeispiel:

Beispiel　Ein Pflegedienst beschäftigt 12 VK, die geschuldete Brutto-Jahresarbeitszeit beträgt bei einer 5,5-Tage-Woche pro VK 7 Std. × 278 Tage = 1.946 Tage. Bei 12 VK sind das insgesamt 23.352 Stunden. Je VK werden 30 Tage Urlaub gewährt – also 210 Stunden × 12 VK = 2.520 Stunden. Zudem sind insgesamt 120 Krank-Stunden angefallen, dies schlägt mit durchschnittlich 120 Std. × 12 VK = 1.440 Stunden zu Buche. Zudem gab es 40 Fortbildungstage und 10 Freistellungstage für Betriebsrats-Tätigkeiten. Dies summiert sich auf 50 Tage × 7 Stunden = 350 Stunden.

Von der Bruttoarbeitszeit in Höhe von 23.352 Stunden werden also 2.520 + 1.440 + 350 = 4.310 Std. abgezogen. Die Ausfallquote liegt also bei (4.310 Std. × 100) / 23.352 Stunden = 18,5% (gerundet).

Rückblickend ist die Berechnung recht einfach. Schwierig wird es aber in der Vorausberechnung. Denn die Entwicklung von Krankheitstagen ist ein Blick in die Glaskugel. Selbst wenn sich bei der Belegschaft eines Pflegedienstes die Krankheitszeiten konstant zeigen, kann es immer vorkommen, dass plötzlich Mitarbeiter ohne eigenes Verschulden als langzeitkrank ausfallen.

Für die prospektive Planung (▶ Abschn. 4.2.2 „Prospektiver Personalbedarf") nimmt man am besten ein Mittel der Ausfallquote der letzten drei bis fünf Jahre. Damit erwischt man viele

Schwankungen in der Statistik und hat einen relativ aussagekräftigen Wert.

- **Nutzen der Kennzahl**

Die Ausfallquote benötigt das Pflegedienst-Management, um den Bruttopersonalbedarf zu berechnen. In dem Berechnungsbeispiel zur Errechnung des prospektiven Personalbedarfs taucht die Ausfallquote auf. Ohne Ausfallquote ist keine seriöse Personalbedarfsplanung möglich!

Darüber hinaus hat man die Entwicklung des Krankenstandes im Blick, da die Zeiten für Urlaub fix sind und auch die Ausfallzeiten für Fortbildung gesteuert werden können. Die Entwicklung der Krankheitsquote aber ist immer interessant. Bei einer ansteigenden Krankheitsquote kann man sich folgende Fragen stellen:

- Sind neu eingestellte Mitarbeiter häufiger krank?
- Häufen sich Krankmeldungen, die nur für ein oder zwei Tage gelten?
- Ist die subjektive Arbeitsbelastung zu hoch?
- Steigt der Altersschnitt der Belegschaft schleichend auf ein riskantes Niveau?

Dadurch, dass die Entwicklung der Krankheitsquote ständig im Blickfeld ist, können Entscheider im Pflegedienst auch frühzeitig die Situation analysieren und die richtigen Maßnahmen zur Senkung der Quote einleiten.

- **Bewertung der Kennzahl**

Grundsätzlich gilt: Je geringer die Ausfallquote, desto höher die Zeit, in der die Mitarbeiter im Pflegedienst sind. Das wiederum führt zu einem höheren Anteil der Mitarbeiterproduktivstunden. Allerdings hat die Ausfallquote eine mathematische Grenze nach unten, nämlich den gesetzlichen Urlaubsanspruch der Mitarbeiter. Bei einer 5,5-Tage-Woche haben Arbeitnehmer einen Urlaubsanspruch von 22 Tagen – bei einer 38,5-Stunden-Woche sind das 154 Stunden im Jahr. Bei einer Belegschaft von 12 VK ist das eine Ausfallquote von ([154 Std. × 12 VK] × 100) / 23.352 Std. = 7,9%. Niedriger kann die Ausfallquote also nicht sein. Dazu dürfen keiner krank werden, es keinen Betriebsrat geben und keine Fortbildungen durchgeführt werden.

Ausfallquoten, die sich zwischen 15 und 20% bewegen, sind daher üblich. Denn ein guter Pflegedienst kommt ohne Fortbildungen nicht aus. Eine Ausfallquote von 15% ist ein sehr guter Wert. Aber es geht noch besser:

Angenommen, der Pflegedienst gewährt bei einer 5,5-Tage-Woche 25 Urlaubstage, dann sind das 175 Std. pro Mitarbeiter. Bekommt jeder Mitarbeiter noch 4 Tage (= 28 Std.) Fortbildung und ist nur durchschnittlich 2,5 Tage (17,5 Std.) im Jahr krank, entsteht folgende Rechnung auf Basis von 12 VK: Ausfallstunden (175 + 28 + 17,5 = 220,5) × 12 = 2.646 Std. Ausfall auf 23.352 geschuldete Bruttoarbeitsstunden. Die Ausfallquote beträgt dann tatsächlich nur (2.646 Std. × 100) / 23.352 Std. = 11,3%.

Dieser Wert ist unstrittig sensationell. Doch bei gleichen Voraussetzungen (Urlaubsanspruch und Fortbildungstage) kommt man mit 10 Kranktagen pro Mitarbeiter noch auf eine Ausfallquote von 14%.

Aber aufgepasst: Richtig aussagekräftig wird eine Ausfallquote erst am Ende des Jahres. Dies liegt vor allem an Krankheitswellen, die in einem Monat die Quote hochtreiben. Denn die Krank-Tage sind die Variable, die kaum beeinflussbar sind.

4.2.5 Fluktuation

> **Definition**
>
> Diese Kennzahl sagt aus, wie viel Prozent von der Gesamtbelegschaft geht und wieder ersetzt wird.

- **Berechnung**

Die Berechnung der Fluktuationsquote wird so durchgeführt: (ausscheidende Mitarbeiter × 100) / Gesamtbelegschaft = Fluktuationsquote. Diese Berechnung muss sich aber auf eine Periode beziehen. Es ist sinnvoll, immer die letzten 12 Monate zu betrachten. Hierzu ein Beispiel:

Beispiel Ein Pflegedienst erhebt im Monat März 2018 die Fluktuationsquote im Zeitraum März 2017 bis Februar 2018. Insgesamt war die Belegschaft in diesem Zeitraum im Schnitt 15 VK stark. Ausgeschieden sind zwei 0,75-Kräfte, diese wurden Eins zu Eins wieder ersetzt. Die Fluktuationsquote beträgt hier also (1,5 ausgeschiedene Mitarbeiter × 100 / 15) = 10%.

Bei der Berechnungsgrundlage handelt es sich um die sogenannte „BDA-Formel" (www.personaler-online.de/typo3/?id=133) – diese Formel zur Berechnung der Fluktuation wird von der Bundesvereinigung der Deutschen Arbeitgeberverbände empfohlen.

■ **Nutzen der Kennzahl**

Grundsätzlich hilft diese Kennzahl, das Personalmanagement zu bewerten. Die Fluktuationsquote ist auch ein gutes Stimmungsbarometer: Herrscht eine hohe Fluktuation, scheinen die Mitarbeiter allgemein unzufrieden zu sein. Ist die Fluktuation hingegen gering, scheint das auf eine relativ zufriedene Belegschaft schließen. Gerade in Zeiten des Personalmangels sollte eine geringe Fluktuation in der Mitarbeiterschaft das Ziel eines jeden Pflegedienst-Managers sein.

■ **Bewertung der Kennzahl**

Eine Fluktuation, die sich schon mehrere Jahre bei 0% festgesetzt hat, ist jedoch kein gutes Signal. Die Gefahr, dass sich alte Gewohnheiten zu sehr einschleifen, ist dabei sehr hoch. Zudem bekommt ein solcher Pflegedienst keine neuen Impulse von außen. Das führt oft zu einer „Wagenburg-Mentalität" (wir hier drinnen, die da draußen) und birgt die Gefahr, dass wichtige Trends und rechtliche Veränderungen schlicht verschlafen werden. Hinzu kommt die Tatsache der schleichenden Überalterung des Teams. Das führt irgendwann unweigerlich zu höheren Ausfallquoten, weil ältere Mitarbeiter körperlich schlicht am Limit sind, und es besteht das Risiko, dass durch Verrentung auf einen Schlag große Lücken in die Belegschaft gerissen werden.

Gesund ist eine Fluktuation von 5–10% im Jahr. So hat ein Pflegedienst auf der einen Seite ein gut eingespieltes Stammteam, bekommt aber dank der neuen Kollegen immer wieder punktuelle Impulse von außen. Zudem besteht bei alternden Teams die Chance zur Verjüngung.

Eine Fluktuation jenseits der 10–20% wird dagegen gefährlich, weil sich kein Teamgeist bilden kann und auch die Pflegekunden ständig wechselnde Mitarbeiter wahrnehmen. Das wiederum führt zu Beschwerden und einer Rufschädigung des Pflegedienstes. Hinzu kommen durch ständige Wechsel vor allem steigende Kosten: Ständig muss wieder in Personalakquise und Einarbeitung investiert werden. Im Fachkraftbereich macht sich eine hohe Fluktuation auch im Bereich des dokumentierten Pflegeprozesses bemerkbar: Bei ständigen Wechseln auf dieser Ebene bleiben Aktualisierungsarbeiten (Risikoerfassungen, Pflegeplanungen, Wunddokumentationen, Medikamentenpläne usw.) der Dokumentation liegen und führen zu Mängelfeststellungen bei MDK-Qualitäts- und Abrechnungsprüfungen, Scheitern bei Höherstufungsanträgen sowie drohende Haftungsrisiken.

4.2.6 Verhältnis Personalqualifikation zu Leistungsmix

> **Definition**
>
> Diese Kennzahl gibt an, ob die Mitarbeiterqualifikation zu den angebotenen Leistungen im Pflegedienst passt.

Im Bereich der medizinischen Behandlungspflege („SGB V-Leistungen") gibt es in jedem Bundesland andere Regelungen, wer außer den Pflegefachkräften diese Leistungen erbringen darf. Zudem gibt es eine Differenzierung, welche SGB V-Leistungen der Behandlungspflege durch Helfer sowie sonstig geeignete Kräfte erbracht werden dürfen.

- **Berechnung**

Zur Berechnung wird an dieser Stelle das Beispiel Nordrhein-Westfalen (NRW) gewählt. In NRW sind die Behandlungspflegeleistungen in vier Leistungsgruppen unterteilt. Für die Leistungsgruppen gelten unterschiedliche Qualifikationsvoraussetzungen. Die Leistungsgruppe 4 darf nur von Pflegefachkräften bedient werden, die Leistungsgruppe 3 wie Leistungsgruppe 4 sowie durch Arzthelferinnen (vollumfänglich) und Krankenpflegehelfer/innen, die Leistungsgruppen 1 und 2 durch Altenpflegehelfer, Rettungssanitäter (müssen ein 3-moantiges Praktikum unter Anleitung einer Pflegefachkraft nachweisen) und sonstig geeignete Kräfte. Letztere müssen ein Praktikum von drei Monaten im Spektrum der Behandlungspflege, ein Jahr Berufserfahrung in Vollzeit sowie eine mindestens 140 Stunden dauernde Schulung nachweisen. Von Notfallsanitätern dürfen Behandlungspflegen nach dem Notfallsanitätergesetz (NotSanG) erbracht werden, welches seit 2014 in Kraft ist (Landesverbands freie ambulante Krankenpflege NRW e.V. 2017).

Anhand dieser komplexen Regelung sieht man, wie gründlich daher eine Berechnung der Kennzahl ausfallen muss.

Zunächst erstellt man sich eine Übersicht über seinen individuellen Leistungsmix im Pflegedienst. Das funktioniert in der Regel recht einfach über die jeweilige Pflegedienst-Software. Dem gegenüber stellt man den Qualifikationsmix der Belegschaft. Deutlich wird das in dem Beispiel in ◘ Tab. 4.10, das sich auf einen fiktiven Pflegedienst in Nordrhein-Westfalen bezieht.

Die Anzahl der Pflegefachkräfte und der Arzthelferinnen reicht schon aus, um die Leistungen der Behandlungspflege in den Leistungsgruppen LG 3 und 4 abzudecken.

- Abdeckungsgrad LG 4 durch Fachkräfte: $(30 \times 100) / 5 = 600\%$
- Abdeckungsgrad LG 3 durch Arzthelferinnen: $(20 \times 100) / 10 = 200\%$

Hierdurch entstehen so große Überhänge, dass auch die Aufträge der Behandlungspflege der Leistungsgruppen 1 + 2 mit den Altenpflegehelfern gemeinsam gut abgedeckt werden können. Diese allein erreichen schon eine Abdeckung von $(30 \times 100) / 40 = 75\%$.

In diesem Beispiel ist der Qualifikationsmix in der Belegschaft absolut ausreichend, um die Aufträge in den einzelnen Leistungsgruppen der Behandlungspflege abzudecken.

- **Nutzen der Kennzahl**

Mit Hilfe dieser Kennzahl sieht das Pflegedienst-Management, ob für die Behandlungspflege-Aufträge auch das passende Personal vorgehalten wird, um diese Aufträge fachlich korrekt und abrechnungsfähig zu erbringen. Diese Kennzahl benötigen Entscheider vor allem dann, wenn sie nicht über genügend Fachkräfte verfügen. Hierzu ein Beispiel:

Beispiel Der Pflegedienst an der Castroper Straße hat eigentlich das Ziel, mindestens 80% Pflegefachkräfte im Sinne des für den Pflegedienst gültigen Vertrag nach den §§ 132, 132a SGB V zu beschäftigen. So würde die mühsame

◘ **Tab. 4.10** Beispiel: Berechnung Kennzahl „Verhältnis Personalqualifikation zu Leistungsmix"

Personalqualifikation	Leistungen
Pflegefachkräfte 30%	– Behandlungspflege LG 4: 5%
Arzthelferinnen 20%	– Behandlungspflege LG 3: 10%
Altenpflegehelfer 30%	– Behandlungspflege LG 1+2: 40%
Hilfskräfte ohne Qualifikation 20%	– Grundpflege, Betreuung/HW: 40%

Dienstplan-Schieberei aufhören, welcher Mitarbeiter wo eingesetzt werden darf. Aufgrund des massiven Personalmangels aber hat der Pflegedienst nur 30% Fachkräfte – dafür aber 50% Arzthelferinnen, Kranken- und Altenpflegehelfer/innen sowie „sonstig geeignete Kräfte". Die übrigen 20% sind Hilfskräfte ohne formale und materielle Qualifikation.

Dieses Beispiel findet sich mittlerweile durchaus häufig in der Landschaft der ambulanten Pflegedienste. Der Idealfall ist natürlich eine ausschließliche Fachkraftabdeckung von 70 bis 80%. In solchen Fällen ist die Erhebung der Kennzahl natürlich überflüssig. Bei Personaldecken, wie in den Beispielen dargelegt, lohnt sich hingegen eine monatliche Betrachtung der qualitativen Personalabdeckung.

■ **Bewertung der Kennzahl**

Unabhängig von dem Bundesland und der vertraglichen Bedingungen zur Erbringung der Behandlungspflege des jeweiligen Pflegedienstes sollte die erforderliche Qualifikation des Personals immer mindestens 1,5 über dem zu versorgenden Auftragsvolumen liegen – anders ausgedrückt mindestens 150%. Diese Überplanung hat folgenden Grund: Wenn man die Aufträge in Stunden umrechnet, sprechen wir über produktive Arbeitszeit – also Zeit, wo der Mitarbeiter beim Patienten ist. Wenn man die dafür erforderliche Personaldecke in Stunden umrechnet, kommt man auf die Bruttoarbeitszeit. Warum also eine mindestens 150%-Abdeckung erforderlich ist, zeigt dieses Beispiel:

Beispiel Ein Pflegedienst erbringt im Monat 340 Stunden Behandlungspflege-Einsätze, die ausschließlich von Pflegefachkräften durchgeführt werden dürfen. Diese 340 Stunden beziehen sich auf die Anfahrt + die Zeit vor Ort beim Patienten. Der Pflegedienst hält 3 VK Fachkräfte mit einer Brutto-Arbeitszeit von 510 Stunden vor. Zieht man die Ausfallquote, Dienstbesprechungen und Zeit für Pflegedokumentation ab, verbleiben pro Mitarbeiter 115 Produktivstunden beim Patienten – bei drei Vollzeitkräften also 345 Stunden. Damit können die speziellen Behandlungspflegeeinsätze abgedeckt werden.

Werte unter 150% führen unweigerlich zu Personalengpässen, die durch Überstunden und/oder Zeitarbeit überbrückt werden müssen.

4.2.7 Qualifikationsniveau des Teams

> **Definition**
>
> Diese Kennzahl gibt an, wie hoch das Qualifikationsniveau des gesamten Pflegeteams ist.

■ **Berechnung**

Um die Kennzahl richtig zu berechnen, müssen zunächst die verschiedenen Qualifikationsniveaus mit Hilfe einer Punktetabelle definiert werden. Auch die Berufserfahrung der Mitarbeiter wird mit berechnet. Als Grundlage dient ◘ Tab. 4.11.

Damit die Kennzahl am Ende aber für das gesamte Pflegeteam aussagekräftig ist, muss auch das Stellendeputat eines jeden Mitarbeiters in die Berechnung einfließen. Denn was hilft es, wenn ein Mitarbeiter erfahren und hochqualifiziert ist, aber nur eine halbe Stelle abdeckt – während zwei andere, wesentlich geringer qualifizierte Kräfte volle Stellen innehaben. Aus diesem Grunde muss der Stellenanteil immer mit in die Berechnung einfließen

Damit nachvollziehbar ist, wie das Qualifikationsniveau der einzelnen Mitarbeiter berechnet wird, lohnt sich der Blick auf ◘ Tab. 4.12.

Im nächsten Schritt werden alle Mitarbeiterpunkte zusammengezählt. Im Beispiel sind das 5,25 + 7,5 + 3,25 = 16 Punkte. Das kleine Dreierteam weist ein Qualifikationsniveau von 5,3 auf (16 Punkte / 3 Köpfe).

■ **Nutzen der Kennzahl**

Mit Hilfe dieser Kennzahl kann jeder Pflegedienst – egal, welcher Größe – das Kompetenzniveau seines Pflegeteams ganz genau beziffern. Besser noch: Wenn mehrere Pflegedienste mit dieser Kennzahl arbeiten, ist eine

◻ Tab. 4.11 Punktsystem zur Bemessung des Qualifikationsniveaus

Qualifikationsstufe	Punkte
Hilfskraft ohne Qualifikation (Pflege, Betreuung, Hauswirtschaft)	0
Betreuungskraft mit entsprechender Qualifikation (160-Stunden-Kurs)	1
Altenpflegehelfer/in	2
Arzthelferin	3
Krankenpflegehelfer/in	3
Pflegefachkraft	5
Fachweiterbildung (Qualitätsbeauftragter, Wundmanager, Praxisanleiter)	1
Fachweiterbildung 1- bis 2-jährig (Fachkraft für Intensiv- und Anästhesie, Fachkraft für Gerontopsychiatrie, Palliativ-Care-Fachkraft)	2
Leitungsweiterbildung Pflegedienstleitung	2
Abgeschlossenes Studium im Pflegebereich	2
Berufserfahrung insgesamt/Jahr	0,1
Berufserfahrung auf derzeitiger Qualifikationsstufe/Jahr	0,1

◻ Tab. 4.12 Beispielberechnung einzelner Mitarbeiter-Qualifikationsniveaus

Mitarbeiter 1 0,75-Stelle	Punkte	Mitarbeiter 2 1,0-Stelle	Punkte	Mitarbeiter 3 0,65-Stelle	Punkte
Pflegefachkraft	5	Pflegefachkraft	5	Altenpflegehelfer	2
Berufserfahrung 20 Jahre als Fachkraft (0,1 × 20)	2	Berufserfahrung 5 Jahre als Fachkraft (0,1 × 5)	0,5	Berufserfahrung 30 Jahre (0,1 × 30)	3
		Praxisanleiter	1		
		Wundmanager	1		
Gesamt	7	Gesamt	7,5	Gesamt	5
Faktor Stellendeputat	0,75	Faktor Stellendeputat	1,0	Faktor Stellendeputat	0,65
Gesamtpunkte	**5,25**	**Gesamtpunkte**	**7,5**	**Gesamtpunkte**	**3,25**

Vergleichbarkeit der Qualifikationsniveaus belastbar möglich.

Ebenso kann intern in einem Pflegedienst mit Hilfe dieser Kennzahl gemessen werden, ob sich das Qualifikationsniveau eher nach oben oder nach unten bewegt.

Im Übrigen hat diese Kennzahl noch einen Nutzen: Wenn pro Mitarbeiter das Qualifikationsniveau genau in Punkten beziffert werden kann, hilft das auch für die Einführung von leistungs- und qualifikationsgerechten Entlohnungssystemen.

- **Bewertung der Kennzahl**

Der Zielwert der Kennzahl sollte bei 5 Punkten oder mehr liegen. Ausgangspunkt für den Wert „5 Punkte" ist die Tatsache, dass ein Mitarbeiter ohne Berufserfahrung in Vollzeit mit einer Fachkraft-Qualifikation genau 5 Punkte erlangt. Mit jedem Jahr, in dem er länger Erfahrung als Fachkraft sammelt, steigt sein Punktwert um 0,1. Eine Zusatzqualifikation bringt weitere 1–2 Punkte. Dies gleichen im Team wieder die Mitarbeiter aus, die unterhalb der Fachkräfte-Qualifikation liegen. Generell gilt: Je höher der Wert, desto besser – denn desto besser ist das Team qualifiziert.

4.3 Kundenkennzahlen

In diesem Abschnitt werden die für einen ambulanten Pflegedienst wichtigsten Kundenkennzahlen behandelt. Kundenkennzahlen gehören ebenfalls zwingend in das Kennzahlensystem eines Pflegedienstes. In diesem Abschnitt wird aufgezeigt, welche Kundenkennzahlen Priorität haben, welche Nutzen sie haben und wie man sie erhebt.

Ohne Pflegekunden kann kein Pflegedienst betrieben werden. Insofern sind die Kunden das höchstes Gut eines ambulanten Pflegedienstes. Kunden sind Potenziale für eine wirtschaftlich erfolgreiche Zukunft. Kunden sind aber auch Menschen, die allen Beteiligten des Pflegedienstes vertrauen.

Damit man als Pflegedienst im Blick hat, dass kundenbezogene Ziele wie

- Erlöspotenziale,
- hohe Zufriedenheit,
- hohe Identifikation mit Ihrem Pflegedienst

erreicht werden, ist es hilfreich, auch ein paar Kundenkennzahlen zu erheben.

4.3.1 Anzahl Patienten

> **Definition**
>
> Diese Kennzahl gibt an, wie viele Kunden im Pflegedienst versorgt werden.

Bei der Patientenanzahl kann unterschieden werden, ob nur die Patienten mit SGB V, XI, XII und/oder Privatleistungen erfasst werden oder die § 37.3-Beratungskunden mit einbezogen werden.

- **Berechnung**

Hierzu genügt ein Blick in die Pflegedienst-Software, um die aktuelle Patientenzahl sowohl mit als auch ohne § 37.3-Beratungskunden abzurufen.

Hierbei kann es in einigen Programmen Abweichungen geben: Wenn der Filter „aktive Patienten" (oder ähnlich – je nach Programm) gesetzt wird, zeigt das Programm die Patienten an, die noch offene abrechnungsfähige Leistungen haben. So kommt es zu dem Phänomen, dass gerade verstorbene oder gerade aus anderen Gründen ausgeschiedene Patienten noch mitgezählt werden. Auf diese Tatsache ist bei der Gewinnung der Kennzahl zu achten.

- **Nutzen der Kennzahl**

Die absolute Anzahl der Patienten zeigt dem Pflegedienst im Zeitreihenvergleich, ob der Dienst stetig wächst oder ob eine Stagnation eintritt. Im schlimmsten Fall deuten sinkende Patientenzahlen auf dringenden Handlungsbedarf hin. Klar ist aber auch, dass die reine Kundenzahl an sich keine genaue Aussagekraft hat, ob der ambulante Pflegedienst wächst oder schrumpft. Deshalb haben wir in diesem Buch weiterführende Kennzahlen zusammengestellt, die eine genaue Aussage darüber treffen können, ob der ambulante Pflegedienst wächst oder nicht.

- **Bewertung der Kennzahl**

Wie schon im obigen Abschnitt angedeutet, sagt die reine Zahl der Patienten nichts über den wirtschaftlichen Erfolg eines Pflegedienstes aus. Es kann zwei private Pflegedienste in unmittelbarer Nachbarschaft in gleicher Rechtsform und mit gleichem Leistungsmix geben – der eine Pflegedienst erwirtschaftet mit 200 Patienten 5% Gewinn, der andere mit 100 Patienten aber 12%.

Allerdings kann die reine Größe interessant sein, wenn es darum geht, Marktanteile in der eigenen Region auszubauen. Wenn zum Beispiel eine Marktführerschaft angestrebt wird, ist die Zeitreihenbetrachtung der Entwicklung der Patientenzahl natürlich interessant.

Anders herum gibt es mittlerweile etliche Pflegedienste, die zwar aufnehmen wollen, es aber aufgrund fehlenden Personals nicht können. Hier ist die Betrachtung der Patientenzahl zunächst zweitrangig.

Die Anzahl der Beratungskunden ist allerdings etwas aussagekräftiger: Je mehr Beratungspatienten nach § 37.3 SGB XI ein Pflegedienst hat, desto höher ist natürlich sein Akquisepotenzial. Dieses kann allerdings nur ausgeschöpft werden, wenn es die personellen Ressourcen des Pflegedienstes erlauben.

4.3.2 Erfolg von Beratungsbesuchen

> **Definition**
>
> Diese Kennzahl gibt an, wie viele der § 37.3-Beratungsbesuche erfolgreich gestaltet wurden und somit Leistungen verkauft wurden.

Zu den Leistungen, die bei den § 37.3-Besuchen verkauft werden können, zählen neben körperbezogenen Pflegemaßnahmen, Betreuung und Hauswirtschaft auch SGB V-Leistungen der medizinischen Behandlungspflege.

■ **Berechnung**

Zur Berechnung werden die erfolgreich verlaufenen § 37.3-Besuche in das Verhältnis zu den insgesamt durchgeführten Besuchen einer Periode gesetzt. Hierzu ein Beispiel:

Beispiel Ein Pflegedienst hat im ersten Quartal 32 Beratungsbesuche nach § 37.3 SGB XI durchgeführt. Davon konnten vier Besuche erfolgreich gestaltet werden – es wurden jeweils Leistungen verkauft, so dass die Beratungspatienten nun in die Regelversorgung übernommen werden konnten. Die Erfolgsquote der Beratungsbesuche beträgt hier (4 × 100) 32 Besuche = 12,5%.

■ **Nutzen der Kennzahl**

Die Kennzahl zeigt dem Pflegedienst-Manager auf, wie ernsthaft und wie erfolgreich die § 37.3-Besuche durchgeführt werden. In der Praxis kommt es immer noch vor, dass die Besuche als notwendiges Übel gesehen werden, in 10 Minuten abgehandelt werden und der Nachweis zu den Abrechnungsunterlagen gepackt wird. Wer so in einem Pflegedienst handelt, verschenkt aber wertvolles Akquisepotenzial.

Die Kennzahl zeigt in gut wirtschaftenden Pflegediensten, wie verkaufsstark die Mitarbeiter sind, die die Beratungsbesuche durchführen. Denn verkaufen lässt sich mittlerweile eine Menge:
- Körperbezogene Pflegeleistungen
- Hauswirtschaftliche Leistungen
- Betreuungsleistungen aus dem LK-System
- Verhinderungspflege nach § 39 SGB XI
- Schulungen pflegender Angehöriger nach § 45 SGB XI
- Betreuungsleistungen über den § 45b-Entlastungsbetrag (125 €)
- Privatleistungen aus dem eigenen Privatzahlerkatalog
- Übernahme von SGB V-Maßnahmen

Hinzu kommt übrigens noch die Möglichkeit, bei den Patienten mit Pflegegrad, die bereits bei Ihnen in der Versorgung sind, ebenfalls Beratungsbesuche nach § 37.3 SGB XI durchzuführen. So bekommen Sie Ihre Akquise auch hier noch zum Teil refinanziert.

■ **Bewertung der Kennzahl**

Je höher die Quote der erfolgreich geführten Beratungsgespräche ist, desto besser. Das zeigt, dass die dafür zuständigen Mitarbeiter viel Mühe in die Besuche investieren und offensichtlich in der Lage sind, Potenziale zu erkennen und den Wunsch bei den Kunden wecken, diese auch durch den Pflegedienst nutzen zu lassen.

Wenigstens jeder 10. Besuch sollte Neugeschäft abwerfen. Quoten unter 10% sind nicht akzeptabel; hier sollte der Prozess genauer daraufhin untersucht werden, woran dieser schwache Wert festzumachen ist.

4.3.3 Herkunft der Patienten

> **Definition**
>
> Diese Kennzahlen geben an, aus welchen Richtungen die Kunden kommen bzw. akquiriert werden. Die Kennzahlen geben die Top-Zuweiser an und stellen die Streuung der Zuweiser dar.

■ Berechnung

Hier genügt eine einfache Darstellung wie in ◘ Tab. 4.13. Zudem können die zugewiesenen Patienten eines Zuweisers in ein prozentuales Verhältnis zu den in einer Periode gesamt zugewiesenen Patienten gesetzt werden.

Die prozentualen Anteile errechnen sich jeweils aus der Anzahl der Patienten, die über einen Zuweiser gekommen sind und ins Verhältnis zu den gesamten Neuzugängen gesetzt werden, zum Beispiel Zuweiser „Klinik links der Ruhr": (12 zugewiesene Patienten × 100) / 34 insgesamt Zugewiesene = 35% (gerundet)

■ Nutzen der Kennzahl

Der Nutzen der Kennzahlen liegt darin, dass Sie auf einen Blick sehen, wer Ihre wichtigsten Zuweiser sind. Somit wissen Sie auch, welche Zuweiser Sie besonders gut behandeln sollten und zu wem gute Kontakte gepflegt werden müssen. Anders herum sehen Sie auch, welche Bemühungen eher eingestellt oder zumindest zurückgefahren werden können.

■ Bewertung der Kennzahl

Je vielfältiger Ihre Zuweiserstruktur ist, desto besser. Fällt ein Zuweiser weg, tut Ihnen das nicht weiter weh. Hierzu zwei Beispiele:

Beispiel 1 Der Pflegedienst Schnitter bezieht ca. 80% seiner Kunden von der Klinik „links der Ruhr". Seine PDL verkracht sich eines Tages mit dem für die Zuweisung zuständigen Sozialarbeiter. Der Pflegedienst bekommt keine Kunden mehr aus der Klinik. Verstorbene/abgewanderte

◘ **Tab. 4.13** Beispiel: Zuweiserstatistik 1. Quartal 2018

Zuweiser	Anzahl	Anteil
Klinik links der Ruhr	12	35%
Praxisgemeinschaft Jäkel und Heide	8	24%
Reha-Klinik am See	2	6%
Allgemeinmediziner Dr. Mabuse	3	9%
Laufkundschaft	5	15%
Anfragen über Krankenkassen	2	6%
Anfragen über Homepage	1	3%
Anfragen über Branchenbuch	1	3%
Gesamt	34	100%

Patienten können nicht mehr vollumfänglich durch Neuzugänge kompensiert werden.

Beispiel 2 Der Pflegedienst am Millerntor bekommt ca. 80% seiner Kunden von sechs Zuweisern, davon vier Arztpraxen. Aus Altersgründen der Betreiber muss eine der Praxen schließen. Der Pflegedienst merkt nicht allzu viel davon …

Je mehr die Zuweiserstruktur gestreut ist, desto besser. Somit ist ein ambulanter Dienst nicht von ein oder zwei Zuweisern abhängig. Solche Monokulturen haben schon manchen Pflegedienst ins Straucheln gebracht.

4.3.4 Kundenzufriedenheit

> **Definition**
>
> Diese Kennzahl gibt an, in welchem Ausmaß die Kunden mit dem Pflegedienst zufrieden sind.

■ Berechnung

Hierzu werden eigene Kundenbefragungen ausgewertet. Die Kunden können Punkte vergeben, wobei die Höchstpunktzahl = 100% Kundenzufriedenheit bedeutet. Hierzu ein Beispiel:

Beispiel   Ein Pflegedienst erhebt jährlich die Kundenzufriedenheit. Hierzu wird an die Patienten ein Bogen verschickt. Es können maximal 20 Punkte vergeben werden. 40 Kunden füllen den Bogen aus. Die insgesamt maximal zu erreichenden Punkte sind also 800. Addiert kommt es zu einem Gesamtergebnis von 760 Punkten. Das bedeutet eine Kundenzufriedenheit von (760 erreichten Punkten × 100) / 800 maximal erreichbare Punkte = 95%.

Diese Berechnung nimmt an, dass auf den Bögen alle Fragen zu beantworten sind.

■ Nutzen der Kennzahl

Die Entwicklung der Kundenzufriedenheit gibt an, ob die Pflegekunden mit der Dienstleistung einverstanden sind. Das Management sollte einmal im Jahr eine Kundenbefragung durchführen, um die Kundenzufriedenheit in seinem Pflegedienst zu ermitteln. Wenn es keinen eigenen Bogen gibt bzw. kein eigener Bogen entwickelt werden soll, können stattdessen genau die Fragen genutzt werden, die auch der MDK während der Qualitätsprüfungen zur Kundenbefragung stellt. Der MDK befragt allerdings nur acht Kunden im Rahmen der Regelprüfung im ambulanten Pflegedienst. Damit man ein wirklich repräsentatives Ergebnis erhält, sollten am besten alle Pflegekunden befragt werden. Dieses Vorgehen mit dem MDK-Prüfbogen hat übrigens den Vorteil, dass der Pflegedienst seine Kunden bereits auf die MDK-Fragen vorbereiten kann.

■ Bewertung der Kennzahl

Ergebnisse von Kundenbefragungen sollten immer mindestens 90% betragen. Werte, die darunter liegen, lassen auf einen nicht unerheblichen Unmut unter den Pflegekunden und Angehörigen schließen. Denn einem Dienstleister bleibt nur treu, wer (fast) in vollem Umfang zufrieden ist. Man sollte auch bedenken, dass die Patienten ihre Zufriedenheit an ganz anderen Kriterien festmachen, als Pflegedienstbetreiber manchmal glauben. Die absoluten Qualitätsmerkmale für Kunden von Pflegediensten sind diese:

- Es kommt immer die gleiche Schwester.
- Die vereinbarte Zeit wird penibel eingehalten.
- Man fühlt sich gut versorgt und es bleibt noch anteiliges Pflegegeld übrig.

Es interessiert keinen Patienten, wie toll die Dokumentationen geführt sind und nach welchen neuesten Erkenntnissen die Beratung zum Erhalt der Kontinenz durchgeführt wird. Den Patienten interessieren nur die oben genannten Punkte. Dies ist bei der genaueren Bewertung der Ergebnisse von Kundenbefragungen unbedingt zu berücksichtigen.

4.3.5 Beschwerdekennzahlen

> **Definition**
>
> Diese Kennzahlen geben an, wie effektiv ein Beschwerdemanagement funktioniert.

Denn entscheidend ist nicht die Anzahl der eingehenden Beschwerden. Das hat in der Regel zwei Gründe:

1. Die Anzahl hängt davon ab, was genau als „Beschwerde" definiert ist.
2. Die Anzahl hängt auch davon ab, wie gut die Beschwerdestimulation funktioniert.

Zudem ist es für sich beschwerende Patienten viel wichtiger, wie schnell und wie effektiv das Anliegen behandelt wird. Insofern sind diese beiden Kennzahlen für die Messung der Wirksamkeit des Beschwerdemanagements wichtig:

1. Bearbeitungszeit in Tagen: Wie schnell wird im Schnitt eine Beschwerde behandelt?
2. Quote der auf Anhieb gelösten Beschwerden.

- **Berechnung**

Diese beiden Kennzahlen werden wie folgt berechnet:

- ■ **Bearbeitungszeit in Tagen**

Die Beschwerden einer Periode werden gesammelt. Dabei wird jeweils der Zeitraum vom Zeitpunkt der Beschwerde bis zur Lösung der Beschwerde addiert. Hierzu ein Beispiel:

Beispiel Ein Pflegedienst hat im ersten Halbjahr 2018 20 Beschwerden erfasst. Zusammengerechnet wurden insgesamt 60 Tage für die Bearbeitung der 20 Beschwerden benötigt. 60 Tage Gesamtbearbeitungsdauer / 20 Beschwerden = durchschnittliche Bearbeitungszeit 3 Tage.

- ■ **Quote der auf Anhieb gelösten Beschwerden**

Die Beschwerden einer Periode werden gesammelt und dahingehend geprüft, ob die Beschwerde auf Anhieb zur Zufriedenheit des Beschwerdeführers gelöst werden konnte oder ob Nachbesserungen erforderlich waren. Auch hierzu ein Beispiel:

Beispiel Ein Pflegedienst hat im ersten Halbjahr 2018 20 Beschwerden erfasst. Bei 18 Beschwerden konnte der Beschwerdeführer sofort zufrieden gestellt werden. (18 sofort gelöste Beschwerden × 100) / 20 erfasste Beschwerden = 90% Quote auf Anhieb gelöster Beschwerden.

- **Nutzen der Kennzahlen**

Die Kennzahlen helfen, die Wirksamkeit des eigenen Beschwerdemanagements zu messen. Die Kennzahlen geben gute Rückschlüsse darauf, wie ernst Beschwerden genommen werden und mit welchem Engagement vorgegangen wird, um dem Beschwerdeführer sofort eine zufriedenstellende Lösung anzubieten. Zudem zeigen die Kennzahlen etwas darüber, wie tief das Unternehmensleitbild und die gewünschte Unternehmenskultur durch den Pflegedienst gedrungen sind.

- **Bewertung der Kennzahlen**

Die Bearbeitungsdauer von Beschwerden sollte nie länger als 2–3 Tage betragen. Wenn bis dahin noch keine Lösung gefunden ist, sollte der Beschwerdeführer an dieser Stelle schon eine Rückmeldung erhalten. Mit dieser kurzen Spanne zeigt ein guter Pflegedienst jedem, der sich bei ihm beschwert, dass Beschwerden ernst genommen und als Chance zur Qualitätsverbesserung verstanden werden.

Ähnliches gilt für die Lösungen, die auf Anhieb den Beschwerdeführer zufriedenstellen. Eine Quote von 90% und mehr zeigt, dass es in so einem Pflegedienst eine Kultur gibt, die Kundenanliegen ernst nimmt. Zudem gibt es einen Rückschluss für das Management zur Problemlösungskompetenz der Mitarbeiter.

4.4 QM-Kennzahlen

Seit Anfang der 2000er Jahre ist Qualitätsmanagement in aller Munde. Dort nämlich ging es mit den flächendeckenden Qualitätsprüfungen des MDK los – sowohl bei den stationären Einrichtungen als auch bei den ambulanten Pflegediensten. Bis heute gibt es die Qualitätsverpflichtungen für Anbieter in der Altenpflege, die auf dem § 113 SGB XI basieren. Doch Qualität ist nicht nur „Erfüllung der MDK-Kriterien", sondern Qualitätsarbeit kann sich in barer Münze niederschlagen. Warum QM-Kennzahlen also in ein Kennzahlensystem eines ambulanten Pflegedienstes gehören, wird in diesem Abschnitt aufgezeigt.

Neben den klassischen BWL-Kennzahlen sowie Personal- und Kundenkennzahlen gehören zur Steuerung eines Pflegedienstes auch Kennzahlen, die etwas über die Leistungsfähigkeit des Qualitätsmanagementsystems aussagen. Diese QM-Kennzahlen geben wertvolle Hinweise darauf, ob die festgeschriebenen Prozesse überhaupt gelebt werden und zu den gewünschten Ergebnissen führen.

Die Auswertung von QM-Zahlen gibt also einen Überblick, wie gut das interne

Qualitätsmanagementsystem tatsächlich gelebt wird. Hiermit können ambulante Dienste nämlich vortrefflich abbilden, ob die Kultur der ständigen Verbesserung bei sich Bestandteil der Unternehmensphilosophie ist.

Ein gutes und leistungsfähiges QM-System hält einem Pflegedienst nicht nur Haftungsrisiken fern, sondern hilft auch, die vertraglichen Anforderungen zu meistern, und trägt zum wirtschaftlichen Erfolg bei. Vor allem Letzteres wird in ▶ Kap. 5 genauer beschrieben.

4.4.1 Durchgeführte Pflegevisiten

> **Definition**
>
> Diese Kennzahl gibt an, in welchem Umfang im Pflegedienst Pflegevisiten durchgeführt werden.

Die Anzahl der durchgeführten Pflegevisiten gibt zunächst einmal einen Hinweis darauf, ob die Leistungserbringung im Pflegedienst überhaupt kontrolliert und gesteuert wird. Zur Pflegevisite wird neben einem Erhebungsbogen zur Kundeninaugenscheinnahme jeweils ein Instrument zur Mitarbeiterbegleitung sowie eines zur Dokumentationsanalyse genutzt. Hieraus können somit gleich drei Kennzahlen erhoben werden:

1. Anzahl durchgeführter Visiten in einer Periode
2. Anzahl Mängel in der direkten Versorgung in einer Periode
3. Anzahl der Mängel in den Pflegedokumentationen in einer Periode

■ Berechnung

Die Anzahl der durchgeführten Visiten in einer Periode ersieht man aus dem Pflegevisitenordner.

Die Anzahl der Mängel in der direkten Versorgung – also pflegerische Versorgung, Hygienemängel, Verstöße gegen den Arbeitsschutz, unpünktliche Anfahrt, unhöflich gegenüber dem Kunden – ersieht man aus dem Visitenprotokoll.

Die Mängel müssen einfach nur zusammengezählt werden. Hierzu ein Beispiel:

Beispiel Ein Pflegedienst führt im ersten Quartal 2018 25 Pflegevisiten durch. Bei der direkten Kundenversorgung wurden insgesamt 125 Mängel festgestellt. Pro geprüften Einsatz wurden also durchschnittlich 125 Mängel / 25 Visiten = 5 Mängel pro Einsatz festgestellt.

Genauso funktioniert auch die Messung der Mängel in den Pflegedokumentationen: Bei den 25 durchgeführten Pflegevisiten wurden insgesamt 175 Dokumentationsmängel festgestellt. 175 Mängel / 25 durchgeführte Visiten entsprechen im Schnitt sieben Mängel pro Pflegeprozessdokumentation.

■ Nutzen der Kennzahlen

Der Nutzen solcher Kennzahlen ist fast unbezahlbar. Denn mit solchen umfassenden Visiten vor Ort werden Mängel objektiv aufgedeckt und liefern konkrete Ansatzpunkte zur Verbesserung.

Zudem kann über diese Kennzahlen festgestellt werden, ob die Unterweisungen in Hygiene und Arbeitsschutz gegriffen haben und die zahlreichen Fortbildungen und Anleitungen rund um die Pflegeprozessdokumentation dazu geführt haben, dass die Dokumentationen den Kunden so abbilden, wie er sich tatsächlich in der Visite präsentiert.

Darüber hinaus haben solche Visiten, wo nicht nur der Mitarbeiter und die Dokumentation kontrolliert werden, sondern auch der Kunde in Augenschein genommen wird, noch weitere wesentliche Effekte:

■■ Chancen zur Erlössteigerung

So wird entdeckt, ob mögliche Blindleistungen – also Leistungen, die beim Kunden erbracht, aber nicht abgerechnet werden – aufgedeckt. Zudem kann ein höherer Versorgungsbedarf festgestellt werden, der in ein § 37.3-Beratungsgespräch oder ein über das LK-System (abhängig vom jeweiligen Bundesland) vergütetes Folgegespräch mündet. In diesem Folgegespräch können dann weitere Leistungen akquiriert werden. Das gleiche gilt für die Feststellung von Höherstufungsbedarfen. Diese bieten ebenfalls eine Chance auf Mehrerlöspotenzial, wenn der Kunde tatsächlich in einen höheren Pflegegrad kommt.

▪▪ Fortlaufender Ist-Stand hinsichtlich der Umsetzung der MDK-Prüfkriterien

Im Normalfall beinhalten die Checklisten zur Dokumentationsvisite mindestens die MDK-Prüfkriterien zur Pflegedokumentation. Somit wird bei jeder Patienteninaugenscheinnahme und jeder Dokumentationsvisite immer eine Mini-Prüfungssimulation durchgeführt. Es wird nämlich anhand der MDK-Kriterien abgeglichen, ob sich der Ist-Zustand des Kunden auch 1:1 in der Pflegeprozessdokumentation widerspiegelt. Ist die Kennzahl fortlaufend bei „0 Fehlern", kann der Pflegedienst sicher sein, dass er in der echten MDK-Prüfung keine Probleme bekommen dürfte. Voraussetzung hierfür ist natürlich, dass intern auch so geprüft wird, wie es der MDK macht, und es keine Gefälligkeitsgutachten gibt, um den Frieden im Team zu erhalten.

▪▪ Beurteilungsgrundlage, ob pflegefachliche Schulungen wirksam sind

Pflegefachliche Schulungen stehen in der Regel immer wieder auf dem prospektiven Fortbildungsplan für jedes Jahr. Hiermit sind neben den üblichen Auffrischungen zu den nationalen Expertenstandards auch weitere Themen der Grund- und Behandlungspflege gemeint. Darüber hinaus gibt es in der Regel auch wiederkehrende Schulungen zu Demenz, psychiatrischen Erkrankungen und zur Kommunikation. Bei der Mitarbeiterbegleitung sieht die Pflegedienstleitung bzw. die prüfende Leistungskraft genau, ob der jeweilige Mitarbeiter sach- und fachgerecht arbeitet und situationsgerecht angemessen mit dem Kunden und seinen Angehörigen kommuniziert. Ist die Kennzahl bei der Mitarbeiterbegleitung fortlaufend „0 Fehler", ist davon auszugehen, dass die internen Schulungen effektiv sind und den Mitarbeiter auch bis in seine praktische Arbeit erreichen.

▪▪ Beurteilungsgrundlage, ob Schulungen und Anleitungen zum dokumentierten Pflegeprozess wirksam sind

Die Schulungen zu pflegefachlichen Themen sind Stunden, die bereits in der Berechnung von Mitarbeiterproduktivstunden eingegangen sind. Ebenso wird ein Anteil Schulungsstunden für den dokumentierten Pflegeprozess in diese Rechnung einbezogen. In ▶ Abschn. 4.1.4 ist die Berechnung der Mitarbeiterproduktivstunden dargestellt worden; dort ist ein Anteil für geplante Fortbildungen einkalkuliert. In der Praxis zeigt sich aber immer wieder, dass aufgrund von MDK-Prüfungsergebnissen, neu hinzugekommenen Mitarbeitern und/oder Änderungen bei pflegefachlichen Standards zusätzliche Stunden für Anleitung und Schulung der Pflegedokumentation aufgewendet werden müssen. Diese Zeit fehlt dann zur Versorgung der Kunden und somit fehlt auch Umsatz.

Deshalb ist es Ziel einer jeden Pflegedienstleitung, dass die geplanten Stunden zur Anleitung und Schulung der Pflegedokumentation die prospektive Planung hierfür nicht überschreiten. Die Kennzahl „0 Fehler" in der Dokumentationsvisite und der Mitarbeiterbegleitung zeigen den Schulungserfolg der geplanten Schulungsstunden.

▪▪ Beurteilungsgrundlage, ob Unterweisungen zur Hygiene, zum Infektionsschutz und zur Arbeitssicherheit erfolgreich sind

Hier gilt bei der Mitarbeitervisite die Kennzahl „0 Fehler" als Ziel. Denn alle drei Bereiche sind zu bedeutsam, als dass hier Fehler passieren dürfen. Bei der Missachtung hygienischer Vorschriften und Verstößen gegen das Infektionsschutzgesetz können im schlimmsten Falle zivilrechtliche Regressansprüche an den Pflegedienst gestellt werden. Die Einhaltung von Arbeitssicherheitsvorschriften zur Verhütung von Arbeitsunfällen und chronischen Erkrankungen der Mitarbeiter muss ohnehin im Interesse des Arbeitgebers liegen. Und das nicht nur vor dem Hintergrund des Pflegepersonalmangels!

Gut ausgewertete Visiten mit entsprechenden Kennzahlen liefern einem Pflegedienst also sofort Hinweise auf die Wirksamkeit seines QM-Systems und auf wirtschaftliche Potenziale.

■ **Bewertung der Kennzahlen**

Die Anzahl der Pflegevisiten (Kundeninaugenscheinnahme, Mitarbeitervisite und Dokumentationsanalyse) sollte pro Kunde 1- bis 2-mal im Jahr stattfinden. Damit sind zunächst die Kunden gemeint, die einen Pflegevertrag über § 36 SGB XI-Leistungen abgeschlossen haben. Mit dieser Taktung ist sichergestellt, dass jeder Kunde mindestens einmal richtig besucht wird. Zudem hat man die Möglichkeit, jeden Mitarbeiter ein paar Mal im Jahr vor Ort bei der Versorgung zu beobachten. Ein Unterschreiten der Pflegevisiten von einem Besuch pro Jahr und Kunde ist als kritisch zu betrachten. Denn so fehlt die Kontrolle vor Ort und es können Qualitätsrisiken entstehen, Blindleistungen weiter betrieben werden oder sogar anwachsen und es gehen mögliche Höherstufungspotenziale verloren – und damit auch weitere Umsatzpotenziale.

Wichtig ist auch die Bewertung der Anzahl festgestellter Dokumentationsmängel. Je mehr Mängel pro Pflegedokumentation entdeckt werden, desto höher ist auch das Risiko, bei MDK-Prüfungen schlecht abzuschneiden und sich kostspielige Maßnahmen zu Qualitätsverbesserungen durch die Landesverbände der Pflegekassen einzuhandeln. Das Ziel bei der Dokumentationsanalyse muss also immer „0 Fehler" lauten. Denn Fehler in den Pflegedokumentationen haben immer verschiedene Tragweiten: Ein nicht beschriebenes Risiko wiegt zum Beispiel wesentlich schwerer, als wenn im Pflegebericht mal ein akutes Ereignis nicht zu Ende dokumentiert wurde. Letzteres darf natürlich auch nicht passieren, ist in der Folge zunächst aber nicht so schlimm wie das fehlende Risiko. Das heißt, wenn die Kennzahl zum Beispiel „2 Fehler pro Pflegedokumentation" anzeigt, kann das viel schlimmere Folgen haben, als wenn die Kennzahl „7 Fehler pro Pflegedokumentation" ausweist. Zum besseren Verständnis zeigt ❏ Tab. 4.14 den Zusammenhang auf. Als Beispielpflegedienst ist ein Dienst mit 80 Kunden mit § 36 SGB XI-Leistungen angenommen.

Dieses Beispiel zeigt, dass nicht immer die Anzahl der Fehler pro Pflegedokumentation entscheidend ist. Vielmehr ist die Qualität der Fehler entscheidend. Um sich eine mühselige Definition zu ersparen, welche Dokumentationsfehler

❏ **Tab. 4.14** Tragweiten von Fehlern in der Pflegedokumentation (beispielhafte Konsequenzen)

Anzahl Fehler in der Pflegedokumentation	Konkrete Fehler	Finanzielle Konsequenz
2 Fehler	– Dekubitusrisiko nicht beschrieben – Ernährungsrisiko nicht beschrieben	240 Produktivstunden müssen zusätzlich für Schulungen, Anleitungen, Korrekturen und Kontrollen aufgewendet werden. Bei einem Umsatz pro Stunde einer Fachkraft von 55 € entsteht ein Umsatzverlust von 13.200 €. Alternativ müssen die 240 Stunden über Überstunden und/oder Zeitarbeit abgedeckt werden.
7 Fehler	– Bericht nicht immer nach „Vorfall-Handlung-Ergebnis" geführt (3×) – 12:00-Eintrag auf Einfuhrprotokoll einmalig vergessen (1×) – 18:00-Eintrag auf Lagerungsprotokoll einmalig vergessen (1×) – Lücken auf dem Stammblatt (2×)	Führt bei einer MDK-Prüfung nicht zwingend zu Maßnahmen. Anleitungs- und Schulungsaufwand ist hier gering, da im Grunde der dokumentierte Pflegeprozess beherrscht wird.

welche Folgen haben, sollte die Zielkennzahl deshalb immer „0 Fehler" sein.

Das Gleiche gilt für die bei den Mitarbeitervisiten festgestellten Mängel. Hier gibt es leichte Fehler, aber auch schwerwiegende Fehler wie „Händedesinfektion versäumt", „unsachgemäßer Transfer" oder „Vergessen einer vereinbarten Leistung". Wie schon bei der Pflegedokumentation gilt auch hier, dass nur die Zielkennzahl „0 Fehler" sinnvoll ist. Schließlich gibt das Ergebnis der Mitarbeitervisiten unter anderem einen Rückschluss auf den Erfolg/Misserfolg der Schulungen, Unterweisungen und Anleitungen.

4.4.2 Quote der abgestellten Mängel

> **Definition**
>
> Diese Kennzahl gibt an, in welchem Verhältnis festgestellte Mängel aus Pflegevisiten auch zur Zufriedenheit abgearbeitet wurden.

Die Durchführung von Pflegevisiten und die quantitative Benennung von Mängeln geben zwar schon einen guten Fingerzeig darauf, ob Kontrollen überhaupt regelhaft und in ausreichender Menge durchgeführt werden. Dennoch nützen alle Kontrollen und Mängelfeststellungen nichts, wenn die Mängel nicht nachverfolgt werden. Deshalb muss auch die Quote der abgearbeiteten Mängel erhoben werden.

- **Berechnung der Kennzahl**

Die Kennzahl ergibt einen Prozentwert. Es wird eine Periode festgelegt, zum Beispiel ein Monat. Jetzt werden alle Mängel, die während einer Pflegevisite im Monat aufgetreten sind, in das Verhältnis zu den abgearbeiteten Mängeln gesetzt. Wenn im Monat März 10 Pflegevisiten durchgeführt wurden, dabei 40 Mängel aufgetreten sind und davon 32 Mängel abgestellt werden konnten, ist die Rechnung wie folgt: (32 abgestellte Mängel × 100) / 40 festgestellte Mängel =

80%. Es wurden also von allen festgestellten Mängeln 80% abgearbeitet.

Diese Rechnung lässt sich noch auf „festgestellte Dokumentationsmängel" und „festgestellte Mängel bei der Mitarbeitervisite" differenzieren. Dies ist aber eher für größere Pflegedienste empfehlenswert, die mehrere Versorgungsgebiete mit einzelnen Teamleitungen besetzt haben. Bei kleineren Pflegediensten ist diese Differenzierung verzichtbar, da die Pflegedienstleitung bei der geringen Mitarbeiteranzahl ihre Übersicht im Kopf hat, wer welche Defizite in der Begleitung aufweist und wo genau die Schwächen in der Pflegedokumentation liegen.

- **Nutzen der Kennzahl**

Die Kennzahl gibt eine Auskunft darüber, wie effektiv das System der Maßnahmennachverfolgung ist, wenn Mängel in den Pflegevisiten aufgetaucht sind. Ob das System effektiv ist, liegt an zwei Faktoren:

1. Es werden quantitativ die Ergebnisse aller Pflegevisiten auf Wiedervorlage gelegt oder aber es werden einige Ergebnisprotokolle nicht weiter verfolgt und die Ergebnisse der Visite verlaufen im Sande – weil die Nachkontrolle der Leitungskräfte fehlt.
2. Die betreffenden Mitarbeiter bekommen die Werkzeuge und Ressourcen an die Hand, um die festgestellten Mängel abzuarbeiten.

Hier gibt es also tatsächlich Hinweise auf die Strukturqualität – nämlich, ob Leitungskräfte sich ihre Arbeit so organisieren können, dass Mängel immer nachverfolgt werden und ob Schulungen so gut aufgebaut sind, dass jeder Mitarbeiter die Inhalte versteht und umsetzen kann.

- **Bewertung der Kennzahl**

Die Zielkennzahl sollte bei der Abarbeitung der Mängel bei 100% stehen. Für Leitungskräfte muss die Arbeit rund um die Pflegevisiten und deren Nacharbeit die höchste Priorität haben. Denn die verantwortliche Pflegefachkraft und ihre Vertretung stehen dafür gerade, dass es keine Qualitätsmängel, gefährdende

Bedingungen oder gar Pflegeschäden bei den Kunden gibt. Denn schon eine Abweichung kann fatale Folgen haben, wie das nachstehende Beispiel zeigt:

Beispiel   Der Pflegedienstleiter Jochen Abel vom Pflegedienst an der Castroper Straße ist zufrieden. Im ersten Quartal 2018 lag bei 20 Pflegevisiten und 25 Mängeln die Quote der abgearbeiteten Mängel bei 96%. Ein Mangel wird also entweder nicht nachverfolgt oder abgearbeitet. Jochen Abel ist entspannt und denkt „der eine Mangel wird nicht so schlimm sein". Dann kommt die Nachricht, dass ein Kunde mit einer massiven Dehydration ohnmächtig geworden ist und in die Klinik eingewiesen wurde. Der Patient verstirbt im Krankenhaus und der Klinikdirektor erwägt eine Klage gegen den Pflegedienst. Was war passiert? In der Pflegevisite ist herausgekommen, dass der Kunde das Risiko einer Dehydration hat, aber keinerlei Angaben in der Pflegedokumentation zu finden sind. Dieser eine Mangel wurde nicht weiterverfolgt – mit möglicherweise weitreichenden Folgen.

Das Beispiel zeigt, dass also jeder festgestellte Mangel ernstgenommen werden muss. Eine Kennzahl jenseits der 90% mag zwar gut aussehen, hilft aber nicht immer weiter. Denn Mängel in der Versorgung und der Pflegedokumentation haben unterschiedliche Tragweiten und damit auch unterschiedliche Konsequenzen. Die Kennzahl „Quote der abgestellten Mängel" sollte daher immer bei 100% liegen.

4.4.3 MDK-Ergebnisse – Maßnahmen für Qualitätsverbesserungen

> **Definition**
>
> Diese Kennzahl gibt an, wie viele Maßnahmen zur Qualitätsverbesserung durch die Pflegekassen auferlegt werden.

Die MDK-Note allein hilft so gut wie nichts, um eine Aussage über die Qualität in einem Pflegedienst zu treffen. Der Grund ist einfach: Nur etwa 20% der MDK-Prüffragen sind für die Note relevant. Im Umkehrschluss könnten also 80% der Fragen mit „nicht erfüllt" bewertet werden, was in der Schule eine glatte 6 wäre. Nicht so beim MDK – dort gibt es immer noch eine Chance auf eine 1, wenn sämtliche Transparenzfragen mit „erfüllt" bewertet würden.

Wesentlich aussagekräftiger hingegen ist die Anzahl der von den Pflegekassen auf Grundlage der Prüfung ausgesprochenen Maßnahmen zur Qualitätsverbesserung. Diese haben rechtlich bindenden Charakter, weil jeder festgestellte Mangel gleichzeitig einen Verstoß gegen den Vertrag zwischen dem Pflegedienst und den Kostenträgern bedeutet.

- **Berechnung der Kennzahl**

Die Berechnungsgrundlage ist der Maßnahmenbescheid der Pflegekassen von der letzten MDK-Prüfung. Hier muss nur die Anzahl der Maßnahmen gezählt werden und in das Kennzahlensystem übernommen werden.

- **Nutzen der Kennzahl**

Die Kennzahl zeigt immer in einer absoluten Zahl an, wie viele Mängel bei der MDK-Prüfung aufgelaufen sind und was konkret dem Pflegedienst als Maßnahmen zur Qualitätsverbesserung auferlegt wurde.

- **Bewertung der Kennzahl**

Die Bewertung dieser Kennzahl ist ähnlich einfach wie die Bewertung der Kennzahlen zur Pflegevisite: je weniger Maßnahmen durch die Pflegekassen, desto besser. Denn jede Maßnahme stellt einen Vertragsverstoß seitens des Pflegedienstes dar. Die Kennzahl ist nur dann als gut zu bewerten, wenn die Anzahl der Maßnahmen null ist. Damit arbeitet der Pflegedienst aus Sicht der Pflegekassen vertragskonform.

4.4.4 Konformität der Abrechnungsprüfung

> **Definition**
>
> Diese Kennzahl gibt an, wie viele Unregelmäßigkeiten bei der Abrechnungsprüfung durch den MDK festgestellt wurden. Abweichend kann die Kennzahl auch wie folgt definiert werden: Die Kennzahl gibt an, wie viele Unregelmäßigkeiten bei den intern simulierten Abrechnungsprüfungen aufgefallen sind.

In der Regel kommt der MDK einmal im Jahr zur Qualitätsprüfung und führt seit Oktober 2016 auch eine Abrechnungsprüfung durch. Die Fragen zur Abrechnungsprüfung sowie die Ausfüllanleitung dazu finden sich in Kapitel 14 der aktuellen MDK-Anleitung zur Prüfung der Qualität (QPR 2017). Insofern kann die Kennzahl auf dreierlei Ebenen erhoben werden:

1. Darstellung der Anzahl der durch den MDK festgestellten Unregelmäßigkeiten
2. Darstellung der Anzahl der durch interne Simulationen von Abrechnungsprüfungen festgestellten Mängel
3. Darstellung der vom MDK und durch eigene Simulationen festgestellten Mängel

Es ist hier zu empfehlen, besser eine selbst generierte Kennzahl zu verwenden, also die festgestellten Mängel in eigenen Abrechnungsprüfungs-Simulationen. Das hat folgenden Grund: Sollten in der MDK-Prüfung Verstöße festgestellt werden, die möglicherweise Vertragsstrafen oder sogar strafrechtliche Ermittlungen zur Folge haben können, ist es in Widerspruchsverfahren immer hilfreich, wenn ein Pflegedienst belastbar nachweisen kann, dass er die Gesetzeskonformität der Abrechnung selber fortlaufend prüft. Hierzu ein Beispiel:

Beispiel Beim Pflegedienst am Millerntor werden in der Abrechnungsprüfung der acht aus der Stichprobe gezogenen Kunden Unregelmäßigkeiten festgestellt. Konkret wurden bei fünf von acht Kunden keine aktuellen Kostenvoranschläge vorgelegt. Bei allen fünf Kunden wird mehr geleistet und abgerechnet, als es die vorliegenden Kostenvoranschläge hergeben. Die PDL Juliane Teichmann macht gegenüber den Prüfern deutlich, dass es sich um Flüchtigkeitsfehler handelt. Die Hauptprüferin Gabriele Strunk-Schronzenmeyer aber wertet die Unregelmäßigkeiten als Systematik. Vier Wochen später kommt von den Landesverbänden der Pflegekassen Post. Aufgrund der Unregelmäßigkeiten soll eine Vertragsstrafe in Höhe von 10.000 € verhängt werden, zudem werden die „Stellen zur Bekämpfung von Fehlverhalten im Gesundheitswesen" nach §§ 197a SGB V, 47a SGB XI informiert. Im dann folgenden – anwaltlich begleiteten – Widerspruchsverfahren legt Juliane Teichmann die Ergebnisse der Abrechnungs-Prüfungssimulationen aus den letzten 12 Monaten vor. Damit belegt sie, dass intern keine systematischen Unregelmäßigkeiten aufgetreten sind. Der Vorwurf des Abrechnungsbetruges gegen den Pflegedienst am Millerntor wird fallengelassen, es gibt weder eine Vertragsstrafe noch ein weiterführendes Strafverfahren.

Mit der Erhebung dieser Kennzahl kann den Vertragspartnern glaubwürdig dargelegt werden, dass die Leitung des Pflegedienstes immer die vertragskonforme Abrechnung überprüft und bei Abweichungen gegensteuert.

▪ Berechnung der Kennzahl

Die Berechnung der Kennzahl ist ähnlich einfach wie die Kennzahl zu den von den Pflegekassen auferlegten Maßnahmen zur Qualitätsverbesserung. Es reicht, die Anzahl der in der Abrechnungsprüfung festgestellten Unregelmäßigkeiten zu definieren.

Das Gleiche gilt, wenn sich der Pflegedienst dazu entschließt, die durch eigene Prüfungssimulationen entdeckten Unregelmäßigkeiten zu zählen und als Kennzahl darzustellen.

Die Kennzahl wird als absolute Zahl dargestellt und bezieht sich auf eine vordefinierte Periode.

Beispiel Der Pflegedienst am Millerntor hat die Kennzahl „festgestellte Abweichungen in simulierten Abrechnungsprüfungen" erhoben. Der

Erhebungszeitraum ist vom 1. Januar 2018 bis zum 30. Juni 2018. In dieser Zeit wurden 6 Unregelmäßigkeiten festgestellt.

■ **Nutzen der Kennzahl**

Anhand der Kennzahl sieht der Pflegedienst sofort, ob die Abrechnung vertragskonform abläuft oder nicht. Sollte die Kennzahl Unregelmäßigkeiten abbilden, weiß der Pflegedienst sofort, dass er handeln muss, bevor der MDK die Unregelmäßigkeiten entdeckt und Konsequenten wie im obigen Beispiel drohen.

■ **Bewertung der Kennzahl**

Je weniger Unregelmäßigkeiten durch den MDK und durch eigene Prüfungssimulationen entdeckt werden, desto besser. Deshalb ist die Zielkennzahl hier „0 Unregelmäßigkeiten". Denn wie schon im Zusammenhang mit der Pflegevisite erläutert, kann auch in der Abrechnungsprüfung eine Abweichung schon umfangreiche Konsequenzen nach sich ziehen.

4.5   Kennzahlen zu Lernen und Entwicklung

Zu einem Kennzahlensystem, welches die Steuerung des Pflegedienstes optimieren soll, gehören zwingend Informationen darüber, wie bildungs- und entwicklungsfähig ein Pflegedienst ist. Dieser Abschnitt zeigt, wie diese Bereitschaft und die Innovationskraft in Kennzahlen klar und objektiv dargestellt werden kann.

Lernen und Entwicklung bedeutet immer Innovation. Wer als Pflegedienst bereit ist, zu lernen und sich weiterzuentwickeln, hat schon die Unternehmenskultur in sich, offen für Innovationen zu sein. Gerade in unserer Branche, die ständigen Änderungen unterworfen ist, ist diese Fähigkeit überlebenswichtig. Wer nicht offen für Innovation ist, wird als Pflegedienst früher oder später scheitern. Ein warnendes Beispiel dafür ist dieses:

Beispiel   Der Pflegedienst Schnitter hat ca. 90 Kunden und ist strategisch günstig am Rande der Fußgängerzone gelegen. Der Inhaber Eddy Schnitter hält deshalb eine eigene Internetseite für überflüssig. Auch die Umsetzung neuer pflegefachlicher Erkenntnisse hält er nicht für wichtig. Die Weiterentwicklung hin zu einem pflegefachlichen Schwerpunkt findet Schnitter verzichtbar und viel zu teuer. Denn die Kunden werden ja ohnehin immer mehr und werden immer einen Pflegedienst brauchen. Wettbewerber in der gleichen Stadt bauen derweil Demenz-WGs, Tagespflegen und spezielle Versorgungsformen mit gesondertem Versorgungsvertrag auf. In den nächsten zwei Jahren sinkt die Kundenzahl vom Pflegedienst Schnitter stetig und liegt Ende 2019 bei nur noch ca. 65 Kunden, Tendenz weiter fallend.

Wenn in einem Kennzahlensystem die Perspektive „Lernen und Entwicklung" einbezogen wird, sollten sich diese Kennzahlen nicht nur auf die pflegerisch-medizinischen und rechtlichen Entwicklungen beschränken. Vielmehr muss ein Pflegedienst so viel Innovationskraft haben, dass auch spezielle ambulante Versorgungsformen sowie teilstationäre Angebote angestrebt werden. Insofern gehören Kennzahlen zu „Lernen und Entwicklung" in jedes Kennzahlensystem eines innovativen Pflegedienstes.

Fehlendes Wissen führt irgendwann immer zu Fehlern, Versäumnissen und dem Ende des Pflegedienstes. Denn nur wer sich stetig weiterentwickelt, kann mit seinem Pflegedienst auch in der Zukunft am Markt bestehen.

Zum Bereich „Lernen und Entwicklung" gehören aber auch Kennzahlen zur Mitarbeiterzufriedenheit. Nur Mitarbeiter, die sich an ihrem Arbeitsplatz wohlfühlen und die das Gefühl haben, eine gute Leistung zu erbringen, werden dem Pflegedienst dauerhaften wirtschaftlichen Erfolg bescheren.

Die folgenden Kennzahlen passen gut in den Bereich „Lernen und Entwicklung".

4.5.1 Erfolg von Fort- und Weiterbildung

> **Definition**
>
> Diese Kennzahl gibt an, wie erfolgreich die internen und externen Fortbildungen waren, die der Pflegedienst in einer Periode durchgeführt hat.

Fortbildungen sind nur erfolgreich, wenn sie nachweislich die Mitarbeiter besser machen und das neu gewonnene Wissen bei den Kunden ankommt. Um den Transfererfolg von Fortbildungen genau zu messen, haben sich schriftliche Lernzielkontrollen bewährt. Diese Lernzielkontrollen können direkt oder aber einige Tage nach Absolvierung der Fortbildung durchgeführt werden. Wichtig ist hier, dass sich auf ein einheitliches Vorgehen geeinigt wird; ansonsten wird das Ergebnis verfälscht. Denn Lernzielkontrollen unmittelbar nach Fortbildungen fallen immer besser aus als eine Woche später. Die Arbeit mit Lernzielkontrollen ist zwar umstritten; „wir haben Fachkräftemangel, das kann man nicht machen" oder „wir sind nicht in der Schule" sind die häufigsten Einwände. Diese Argumentation greift aber genauso kurz wie der Verzicht von Investitionen in proaktive Maßnahmen wie genügend Personal, anständige Bezahlung und/oder Fort- und Weiterbildung der Mitarbeiter („zu teuer, hat gerade keinen Nutzen"). In beiden Fällen werden Werte aufgegeben: bei den abgesagten Großveranstaltungen unsere gesellschaftlichen Werte, im Pflegedienst die monetären Werte. Denn wer Geld für Fortbildungen investiert, hat ein Recht darauf, deren Wirksamkeit zu überprüfen. Mit „Geld" sind hier neben den reinen Fortbildungskosten auch die versteckten Kosten der dafür investierten Produktivstunden gemeint.

■ Berechnung der Kennzahl

Der Erfolg von Fortbildungen lässt sich zunächst gut über eine Verhältniszahl messen – hier über den Erfüllungsgrad bei den Lernzielkontrollen. Es empfiehlt sich ebenfalls eine Darstellung in

Prozent. Der Vollständigkeit halber ist hierzu auch eine Übersetzung in Schulnoten aufgeführt – für diejenigen, die einen Fortbildungserfolg in Schulnoten abbilden möchten.

- 100–91% = Einserbereich
- 90–81% = Zweierbereich
- 80–71% = Dreierbereich
- 70–50% = Viererbereich
- unter 50% = Fünferbereich
- unter 30% = Sechserbereich

Es wird dann eine Periode definiert (zum Beispiel drei Monate), in der alle Ergebnisse der Lernzielkontrollen zusammengefasst werden. Hierzu ein Beispiel:

Beispiel Im Zeitraum von 1. Januar bis zum 31. März 2018 sind bei fünf Fortbildungen insgesamt 40 Teilnehmer gewesen. Bei den Lernzielkontrollen konnten jeweils 20 Punkte erreicht werden. Die Addition aller 40 Lernzielkontrollen ergab, dass von 800 möglichen Punkten 640 Punkte erreicht wurden. Dies entspricht einem Erfüllungsgrad von (640 erreichten Punkten × 100) / 800 maximal erreichbare Punkte = 80%. In Schulnoten übersetzt eine gute Drei.

■ Nutzen der Kennzahl

Die Kennzahl – egal, ob in Prozent oder in Schulnoten – zeigt auf, ob die Inhalte der Fortbildungen auch bei den Mitarbeitern angekommen sind. Wenn die individuell festgelegte Zielkennzahl erreicht wurde, ist die Didaktik und Lernform offensichtlich geeignet, Inhalte an die Mitarbeiter zu vermitteln. Darüber hinaus zeigt eine Kennzahl im Zielbereich oder sogar darüber hinaus, dass die Mitarbeiter den Fortbildungen aufmerksam folgen.

Die Kennzahl hat zudem einen unmittelbaren Zusammenhang zu der Kennzahl „Durchgeführte Pflegevisiten und festgestellte Mängel", wie in ▶ Abschn. 4.4.1 beschrieben. Je weniger Mängel in den Pflegevisiten auftauchen, desto besser greifen auch die Fortbildungen. Die Mitarbeiter sind dann also in der Lage, die Fortbildungsinhalte überwiegend in die praktische Arbeit zu übertragen. In der Praxis gelingt dieser Transfer selten zur Zufriedenheit der

Pflegedienstleitung. Insofern ist es wichtig, diesen Zusammenhang „Fortbildung" – „Inhalte verstehen" – „Inhalte in die Praxis dauerhaft umsetzen" messbar und sichtbar zu machen.

■ Bewertung der Kennzahl

Spätestens dann, wenn der Wert unter 70% fällt, sollten die internen und externen Fortbildungen unter die Lupe genommen werden. Ein unmittelbarer Transferverlust (Lernzielkontrolle unmittelbar nach der Fortbildung) ist nicht akzeptabel. Denn in den meisten Fällen handelt es sich um Auffrischungsfortbildungen zu bekannten pflegefachlichen Themen. Sollten völlig neue Inhalte vermittelt werden, muss von den Teilnehmern volle Aufmerksamkeit vorausgesetzt werden, ansonsten haben diese ihren Beruf verfehlt.

Neben der Aufmerksamkeit der Teilnehmer kann aber auch eine schlechte Didaktik und Methodik die Ursache für Misserfolge beim Wissenstransfer sein. Dieses Phänomen ist bei internen und externen Fortbildungen sofort zu überprüfen. Wie? Sie sollten hierauf kurz eingehen. Bewertungen in Form „Feedback interner Fortbildungen durch die PDL" z. B. sind kritisch zu sehen.

Ebenso ist die Länge der Fortbildungseinheiten zu untersuchen, wenn die Zielkennzahl nicht erreicht wird. Die Aufmerksamkeitsspanne lässt erfahrungsgemäß nach 60 bis 75 Minuten nach. Das hat zwei Ursachen: Zum einen sind es Pflegekräfte nicht gewohnt, längere Zeit stillzusitzen, zum anderen gibt es unter Pflegekräften viele Raucher. Wer selber starker Raucher ist, weiß, dass nach 60 Minuten das Verlangen nach Nikotin um Einlass bittet. Und das hat einen schnellen Abfall der Konzentration zur Folge, weil der Suchtdruck zu hoch ist. Das mögen politisch korrekte Raucherinquisitoren nicht mögen – ist aber die Praxis. Ob man will oder nicht – für erfolgreiche Fortbildungen ist auch hierauf Rücksicht zu nehmen. Denn Ziel von Fortbildungen ist es immer, seine Teilnehmer auch zu erreichen.

Ein Transfererfolg von mindestens 70% muss aber erreicht werden. Bei 70% ist davon auszugehen, dass die Teilnehmer die wesentlichen Inhalte verstanden haben und auch in der Lage sind, diese umzusetzen.

4.5.2 Anzahl umgesetzter pflegerischer Neuerungen

> **Definition**
>
> Diese Kennzahl gibt an, ob und wie viele pflegerische und sonstige Neuerungen in dem Pflegedienst umgesetzt wurden.

Laut den Versorgungsverträgen müssen die Kunden nach den neuesten pflegerisch-medizinischen Erkenntnissen versorgt werden. Der Pflegedienst muss also immer wissen, welche Neuerungen es gibt und welche unbedingt umgesetzt werden müssen, um nach wie vor die Versorgungsverträge zu erfüllen. Hierzu zählen unter anderem auch die Neu- und Weiterentwicklung der nationalen Expertenstandards. Aber auch andere Entwicklungen in der Grund- und Behandlungspflege sowie in der Betreuung von demenzkranken Kunden oder sonstigen Menschen mit eingeschränkter Alltagskompetenz müssen Pflegedienste in die Versorgung einfließen lassen. Die Umsetzung ist auf zwei Ebenen messbar: Zum einen an der Anzahl der durchgeführten Qualitätszirkel und zum anderen an der Anzahl neu eingeführter bzw. überarbeiteter pflegerischer Standards und Verfahrensanweisungen.

■■ Berechnung der Kennzahl

In diesem Falle muss zunächst einmal definiert werden, was unter „pflegerischer Neuerung" verstanden wird. Dies gebietet die Sorgfalt bei der Arbeit mit Kennzahlen. Am einfachsten ist die Orientierung an den nationalen Expertenstandards: Hier werden bestehende Standards in der Regel alle fünf Jahre aufgefrischt. Diese Neuerungen müssen dann unmittelbar in den Pflegedienst übertragen werden, das heißt, die Pflegedienstleitung muss Sorge dafür tragen, dass diese Inhalte an die Mitarbeiter weitergegeben werden, damit diese die Inhalte dann in die pflegerische Praxis umsetzen. Das Gleiche gilt für neue nationale Expertenstandards.

Hier ist die Berechnung der Kennzahl einfach: Die Periode, die erhoben wird, beträgt ein Jahr (1. Januar bis 31. Dezember). Gibt es einen neuen Expertenstandard und einen überarbeiteten Expertenstandard, sind zwei Neuerungen umzusetzen. Entweder hat der Pflegedienst dann 100% (zwei Neuerungen), 50% (eine Neuerung) oder 0% (keine Neuerungen) nachweislich umgesetzt. Nachgewiesen wird die Umsetzung über entsprechende Schulungsprotokolle, aus denen Inhalt und Teilnehmer hervorgehen. Ob es sich hierbei um interne oder externe Maßnahmen handelt, ist nicht relevant.

Die Erhebung der Kennzahl kann erweitert werden. Denn auch im Rahmen der Behandlungspflege, der Grundpflege sowie der Hygiene kann es in einem Jahr neue Erkenntnisse geben, die umgesetzt werden müssen. Beispielhaft seien hier die RKI-Richtlinien genannt, die jeder Pflegedienst in der jeweils aktuellen Form nachweislich umsetzen muss.

Die Berechnung der Kennzahl funktioniert genauso wie bei den solitären Expertenstandards: Grundlage ist die Anzahl der definierten Neuerungen vom 1. Januar bis 31. Dezember, dazu werden die real im Pflegedienst umgesetzten Neuerungen ins Verhältnis gesetzt. Zum besseren Verständnis hier ein Beispiel:

Beispiel Ein Pflegedienst möchte die Kennzahl „Anzahl umgesetzter pflegerischer Neuerungen" für das Kalenderjahr 2018 darstellen. Die PDL definiert für 2018 die Neuerungen „neu erschienener Expertenstandard zur Förderung der Mobilität", „2. Aktualisierung des Expertenstandards zur Sturzprophylaxe", „Änderung der RKI-Richtlinie zur Händehygiene" und „neuartige Technik zur i.m.-Injektion". (Die Aspekte entspringen der Phantasie des Autors und dienen hier nur als Beispiel!) Somit sollen für 2018 vier pflegerische Neuerungen in den Pflegedienst eingeführt werden. Für alle vier Themen können umfangreiche Schulungsnachweise (Skripte mit komplettem Inhalt) und Handzeichenlisten mit allen Mitarbeitern vorgelegt werden. Somit wurden in 2018 vier von vier

Neuerungen umgesetzt – die Kennzahl beträgt also 100%.

Bevor die Kennzahl also berechnet werden kann, muss klar definiert werden, was der einzelne Pflegedienst als „pflegerische Neuerung" für die Erhebungsperiode bezeichnet. An dieser Stelle ist der Inhaber/Geschäftsführer gefragt: Er muss ebenso über die aktuellen Neuerungen informiert sein, die für seinen Pflegedienst relevant sind. Denn er als Inhaber/Geschäftsführer trägt haftungsrechtlich die Verantwortung dafür, dass die verkauften Dienstleistungen sach- und fachgerecht erbracht werden. Hierzu muss er zwingend seine Pflegedienstleitung kontrollieren. Dazu gehört eben auch, diese objektiv daran zu messen, welche erforderlichen Neuerungen denn tatsächlich mit welchem Erfolg eingeführt wurden.

- **Nutzen der Kennzahl**

Der Nutzen der Kennzahl liegt auf der Hand. Sie sagt ganz klar aus, wie innovativ der Pflegedienst ist und wie gründlich die Leitungskräfte die Branche hinsichtlich wichtiger Neuerungen beobachten. Indirekt sagt die Kennzahl auch etwas über die Qualität der Pflegedienstleitung aus.

- **Bewertung der Kennzahl**

Die Kennzahl sollte immer bei 100% liegen. Denn ein Pflegedienst ist Kraft seiner Versorgungsverträge schon verpflichtet, nach dem neuesten Stand medizinisch-pflegerischer Erkenntnisse zu arbeiten. Darüber hinaus ergibt sich aus dem individuellen Leitbild eines Pflegedienstes auch eine informelle Verpflichtung den Kunden gegenüber. Denn in den allermeisten Leitbildern finden sich Begriffe wie „neueste Erkenntnisse" und „Kundenzufriedenheit" – mitunter auch Begriffe wie „der ständigen Verbesserung verpflichtet". Nimmt ein Pflegedienst also seine Verträge und sein eigenes Leitbild ernst, muss die Kennzahl bei 100% liegen.

Darüber hinaus gibt die Kennzahl interessante Rückschlüsse auf die Qualität der PDL, wie das nachstehende Beispiel zeigt:

Beispiel Ein Pflegedienst hat eine neue PDL eingestellt. Diese arbeitet seit 14 Monaten mehr oder weniger unauffällig. Die Umsätze sind stabil, auch die Personalplanung verläuft in ruhigen Gewässern. Bei einer MDK-Qualitätsprüfung offenbart sich jedoch, dass für die Branche elementare Neuerungen in Pflege und Hygiene nicht umgesetzt wurden. Auf Nachfrage des Geschäftsführers gibt sich die PDL ahnungslos. Es kommt schnell ans Licht, dass die PDL weder auf Treffen des Trägerverbandes geht, noch Fachliteratur und -informationen liest.

Die Kennzahl sagt also nicht nur etwas über die Innovationskraft des Pflegedienstes aus, sondern auch über die Fähigkeit, wichtige Neuerungen überhaupt zu erkennen und didaktisch effektiv aufzuarbeiten.

4.5.3 Mitarbeiterzufriedenheit

> **Definition**
>
> Diese Kennzahl gibt an, wie zufrieden die Mitarbeiter im Pflegedienst sind.

Ohne zufriedene Mitarbeiter kann kein Pflegedienst erfolgreich arbeiten. Mitarbeiter, die unzufrieden sind, erledigen ihre Arbeit nicht ordentlich, kommunizieren nicht mehr mit Kollegen und Vorgesetzten, fallen häufig durch Erkrankungen aus und entwickeln Vermeidungsstrategien, um erforderliche Tätigkeiten über die direkte Pflege hinaus, wie zum Beispiel das lückenlose Führen der Pflegedokumentation und der Leistungsnachweise, nicht oder nur am Rande durchführen zu müssen. Zudem werden die Dienstfahrzeuge achtlos behandelt. Ein unzufriedener Mitarbeiter kostet also auf Dauer richtig viel Geld. Ein Beispiel macht das deutlich:

Beispiel Die Pflegefachkraft Claudia Vollmann arbeitet beim Pflegedienst Schnitter. Sie muss ständig einspringen, muss die Pflegedokumentationen im Griff haben und oft sehr schwierige Kunden versorgen. Lob und Anerkennung bekommt sie nicht. Sie meldet sich daher immer öfter krank, nimmt mit dem Dienstwagen jeden Bordstein mit, raucht heimlich im

Auto und vergisst, Verordnungen unterschreiben zu lassen, die munter durch das Auto flattern. Durch die Krankmeldungen fehlt Frau Vollmann immer öfter – bei Lohnkosten von 3.300 € inkl. AG-Anteil und 700 € weiterer Kosten (Auto, Telefon, Umlage Overhead-Kosten) bringt sie nur noch etwa 3.000 € Umsatz im Monat. Durch die zerstörte Vorderachse und den Rauchgeruch im Auto entstehen weitere Kosten: Reparaturkosten für die Vorderachse sowie Strafzahlungen bei der Leasingrückgabe.

Die Mitarbeiterzufriedenheit gehört deshalb in jedes Kennzahlensystem. Ohne zufriedene Mitarbeiter keine ausreichenden Umsätze, um insgesamt Gewinn zu machen. Die Mitarbeiterzufriedenheit sollte deshalb auch mit einem Instrument erhoben werden, welches wirklich die bohrenden Fragen und Themen der Mitarbeiter abbildet, und nicht nur oberflächliche Fragen wie „gibt es genug Kaffee in der Pflegestation" behandeln.

■ **Berechnung der Kennzahl**

Bevor an dieser Stelle die Berechnung der Kennzahl erläutert wird, muss die Grundlage für die Bildung der Kennzahl besprochen werden. Denn bei der Erhebung der Mitarbeiterzufriedenheit ist das Instrument zur Erhebung das A und O. Warum das so ist, macht dieses Beispiel deutlich:

Beispiel Ein Pflegedienst möchte die Zufriedenheit seiner Mitarbeiter befragen. Die Leitungskräfte gehen bei der Gestaltung des Fragebogens davon aus, was ihnen wichtig wäre. So kreisen die Fragen vor allem darum, ob die Fahrzeuge in Ordnung sind, die technische Ausstattung o.k. ist, das Büro gemütlich ist und es genug Getränke und Snacks gibt. Die Ergebnisse liegen bei rund 90% Mitarbeiterzufriedenheit, die Fluktuation aber bei 40% im Jahr.

Deshalb muss der Fragebogen zur Erhebung der Mitarbeiterzufriedenheit auch genau den Nerv der Mitarbeiterbedürfnisse treffen. Dem Mitarbeiter ist es in der Regel herzlich egal, ob er ein Auto der Marke A oder B fährt oder ob genügend Wasserkisten im Büro stehen. Vielmehr hat der Mitarbeiter vier wichtige Themen:

a. Gibt es Dienstplanverlässlichkeit?
b. Ist die Bezahlung in Ordnung?
c. Wird meine Leistung auch emotional anerkannt?
d. Habe ich realistische Entwicklungsmöglichkeiten?

Auf diese Punkte muss ein guter Fragebogen mindestens abzielen.

Damit mathematisch eine sinnvolle Kennzahl ermittelt werden kann, muss für jeden Fragebogen eine Höchstpunktzahl festgelegt werden (▶ Abschn. 4.5.1 zu den Lernzielkontrollen). An dieser Stelle sei das Beispiel der 20 Punkte als Höchstpunktzahl wiederholt. Angenommen, 20 Mitarbeiter füllen den Bogen aus, gibt es eine Maximalpunktzahl von 400 Punkten. Kommen in der Addition aller ausgefüllter Bögen der 20 Mitarbeiter 380 Punkte zusammen, liegt die Mitarbeiterzufriedenheit bei $(380 \times 100) / 400 = 95\%$.

▪ Nutzen der Kennzahl

Wenn Mitarbeiterzufriedenheit wie oben beschrieben wirklich ehrlich erhoben wird, hat diese Kennzahl einen unschätzbaren Nutzen. Denn sehr zufriedene Mitarbeiter, die sich wirklich wohl an ihrem Arbeitsplatz fühlen und somit auch loyal zur Führungsebene stehen, sorgen für diese Effekte:
- Optimierung von Umsatz und Gewinn
- Vollumfängliche Unterstützung bei Prüfungen und Begehungen von MDK, Zoll usw.
- Aufmerksamkeit hinsichtlich sich ändernder Versorgungsbedarfe
- Aufmerksamkeit hinsichtlich Höherstufungsbedarf der Kunden
- Enge Kommunikation mit Kollegen und Vorgesetzten
- Tadellose Vertretung des Pflegedienstes nach außen
- Einspringen in der Not ohne langes Betteln der PDL
- Sorgsamer Umgang mit Betriebsmitteln (Autos!)
- Motivierte Mitarbeit bei der Weiterentwicklung des Pflegedienstes

Diese kleine Aufzählung zeigt, wie sehr die Mitarbeiterzufriedenheit im Zusammenhang zu allen anderen Kennzahlen steht. Die Mitarbeiter sind das allergrößte Kapital des Pflegedienstes, denn diese bringen die Umsätze. Der Satz „die Mitarbeiter sind das größte Kapital" darf daher keine Worthülse sein, sondern muss authentisch von der Führung gelebt werden. Damit ist nicht gemeint, jedem Wunsch nachzugeben oder dutzende individuelle Sondervereinbarungen zu treffen, sondern es ist gemeint, respektvoll, verlässlich und wertschätzend mit seinem Personal umzugehen.

▪ Bewertung der Kennzahl

Je höher die Prozentzahl der Mitarbeiterzufriedenheit, desto besser. Ein Pflegedienst kann nicht erwarten, dass die Quote bei 100% liegt. Denn irgendetwas ist immer, was dem einzelnen Mitarbeiter nicht so gut gefällt. Das ist in einer lernenden Organisation aber immer als Ansporn zur weiteren Verbesserung zu verstehen. Dennoch sollte das Ziel sein, dass die Mitarbeiterzufriedenheit bei mindestens 90% liegt. Wenn der Fragebogen nämlich so gestaltet ist wie bei den Erläuterungen zur „Berechnung der Kennzahl" beschrieben, gibt das Ergebnis ein sehr deutliches Bild über die tatsächliche Mitarbeiterzufriedenheit.

4.5.4 Krankheitsquote

> **Definition**
>
> Diese Kennzahl gibt an, wie hoch der prozentuale Anteil der Krankheitstage an den Gesamtarbeitstagen der Mitarbeiter ist.

Die Kennzahl „Krankheitsquote" gehört in den Kennzahlenbereich „Lernen und Entwicklung". Denn diese Kennzahl hat einen unmittelbaren Zusammenhang zu „Fortbildungserfolgen" und „Mitarbeitermotivation".

Mitarbeiter, die gewissenhaft Fortbildungsinhalte zur Arbeitssicherheit (u. a. Heben und Tragen, sachgemäßer Umgang mit

Gefahrstoffen, Fahrsicherheit) umsetzen, fallen weniger aufgrund von Arbeitsunfällen und schleichendem Verschleiß des Bewegungsapparates aus. Das gleiche gilt für Supervisionen, Einzel- und Teamcoachings. Diese haben zum Ziel, dass Mitarbeiter mit psychisch belastenden Situationen besser umgehen können. Das sind zum einen Konflikte und belastende Situationen mit Kunden und Angehörigen sowie im Team und mit Vorgesetzen.

Hinsichtlich der Mitarbeitermotivation gibt es auch einen unmittelbaren Zusammenhang zu der Kennzahl der Krankheitsquote. Wenn die Mitarbeiter gerne am Arbeitsplatz sind und in ihrer Tätigkeit Erfüllung, Anerkennung und Bestätigung erfahren, fallen diese auch weniger aus. Denn diese psychologische Komponente ist ein ganz wesentlicher Baustein zur Erhaltung und Förderung der Mitarbeitergesundheit. In diesem Zusammenhang muss auch ein anderes Phänomen angesprochen werden: Nicht wenige Mitarbeiter in der Altenpflege leben in finanziell prekären Situationen, in kritischen familiären Situationen und/oder sind selber oder im nächsten Umfeld von einer Suchtmittelproblematik betroffen. Alle diese Faktoren machen Menschen krank. Wer sich dann wenigstens am Arbeitsplatz wohlfühlt, hat das Gefühl, einmal eine Atempause von Druck und Konflikten zu haben, weil es an einem guten Arbeitsplatz Anerkennung und freundliche Ansprache gibt.

■ **Berechnung der Kennzahl**

Die Berechnung der Kennzahl ist wie folgt: Es werden alle Arbeitstage des Teams zusammengerechnet und mit den Kranktagen ins Verhältnis gesetzt. Wichtig ist, dass die Periode, in der die Gesamtarbeitstage und die Krankheitstage erhoben werden, gleich ist. Hierzu eine Beispielrechnung:

Beispiel Vom 1. Januar bis 31. März 2018 steht die Belegschaft eines Pflegedienstes insgesamt 700 Arbeitstage zur Verfügung. Im gleichen Zeitraum fallen 35 Kranktage an. Es wird wie folgt gerechnet: (35 Kranktage × 100) / 700 verfügbare Arbeitstage = 5% Krankheitsquote.

■ **Nutzen der Kennzahl**

Die Kennzahl gibt Rückschlüsse auf die Mitarbeiterzufriedenheit und auf die Wirksamkeit präventiver Maßnahmen im Pflegedienst. Aber die Kennzahl hat noch einen rein betriebswirtschaftlichen Nutzen, denn die Krankheitsquote wird benötigt, um die Nettoarbeitszeit der Mitarbeiter zu berechnen (▶ Abschn. 4.1.4). Je geringer die Krankheitsquote ist, desto höher ist die dem Pflegedienst zur Verfügung stehende Nettoarbeitszeit. Das Beispiel in ◘ Tab. 4.15 zeigt einen entsprechenden Vergleich auf. Es wird ein Pflegedienst verglichen, der einmal eine Krankheitsquote von 5 und einmal von 10% hat – in der Periode 1. Januar bis 31. März 2018.

Bei einer Krankheitsquote von 5 Prozent ist bei einem Mitarbeiter die absolute Zahl der Produktivstunden (die Zeit, in der Umsatz auf Tour gemacht wird) um acht Stunden höher als bei einer Krankheitsquote von 10%. Bei 10 Vollzeitstellen macht das bereits 80 Produktivstunden im Monat und somit 240 Produktivstunden im Quartal aus. Angenommen, es werden pro Produktivstunden im Schnitt 55,00 € erwirtschaftet, besteht ein Unterschied von 13.200 € beim Erlöspotenzial. Die Krankheitsquote sagt also auch immer etwas darüber aus, wie hoch die Personalkapazität zum Erwirtschaften von Umsätzen auf Tour ist. Die Kennzahl hat also sowohl einen „weichen" als auch einen handfesten BWL-Nutzen.

■ **Bewertung der Kennzahl**

Je niedriger die Krankheitsquote in einem Unternehmen ist, desto besser. Denn so steigt – wie eben beschrieben – der Anteil produktiver Stunden, um mehr Umsatzerlöse zu generieren. Laut dem wissenschaftlichen Institut der AOK (WIdO) fallen allein in der stationären Altenpflege 6,3% der Mitarbeiter aus, während der Krankenstand aller Branchen im Bundesschnitt bei nur 4,8% liegt (www.aok-gesundheitspartner. de/rh/vigo_pflege/gesund_und_aktiv/bgf/krankenstand/index.html).

Laut der Untersuchung fallen Altenpfleger zu 24% mit Muskel- und Skeletterkrankungen

◘ Tab. 4.15 Vergleich der zur Verfügung stehenden Nettoarbeitszeit bei unterschiedlichen Krankheitsquoten

Gegenstand	5% Krankheitsquote	10% Krankheitsquote
Bruttoarbeitszeit der Pflegekräfte (monatlich laut Arbeitsverträgen)	510 Std.	510 Std.
Minus Urlaub (anteilig für drei Monate – zugrunde gelegt 30 Tage Urlaub bei 5,5-Tage-Woche mit 38,5 Wochenarbeitsstunden)	52,5 Std.	52,5 Std.
Minus Krankheit (zugrunde gelegt 3,45 bzw. 6,9 kalkulierter Krankheitstage / 3 Monate)	24,15 Std.	48,3 Std.
Minus Fortbildungen (zugrunde gelegt 1 Fortbildungstag / 3 Monate)	7 Std.	7 Std.
Minus Dokumentationszeit (zugrunde gelegt 10 Kunden in der Bezugspflege, pro Kunde 1,5 Std. × 3 Monate)	45 Std.	45 Std.
Minus Rüstzeit und Teambesprechungen (zugrunde gelegt ca. 10 Minuten Rüstzeit pro Tour + 4 Std. Dienstbesprechung × 3 Monate)	24 Std.	24 Std.
Summe	152,65 Std.	176,8 Std.
Mitarbeiterproduktivstunden in 3 Monaten	**357,35 Std.**	**333,2 Std.**
Heruntergebrochen auf 1 Monat	**119,12 Std.**	**111,07 Std.**
In Prozent	**70,1%**	**65,3%**

und zu 15% mit psychischen Erkrankungen aus. Dies belegt die Tatsache, dass die Krankheitsquote auch eine Aussage über den Erfolg der Präventivmaßnahmen des Arbeitsgebers zum physischen und psychischen Wohlbefinden seiner Mitarbeiter trifft. Eine Krankheitsquote von 5% – die also ungefähr dem Schnitt aller Branchen entspricht – sollte als Zielkennzahl definiert werden.

Die Kennzahl lässt sich übrigens auch in der Tiefe untersuchen: Denn krank ist nicht gleich krank. So sind Langzeitausfälle in der Altenpflege leider keine Seltenheit. Unter Langzeitausfällen sind krankheitsbedingte Abwesenheiten von über vier Wochen gemeint. Gerade kleine Pflegedienste bekommen erhebliche Probleme auf dem Dienstplan, wenn nur zwei Mitarbeiter langzeitkrank ausfallen. Pflegedienste, die in ihrer Krankenstatistik sehr viele Fälle von langzeiterkrankten Mitarbeitern haben, sollten sich dringend um eine Ursachenforschung bemühen, um diesen Zustand künftig zu verbessern.

4.5.5　Kompetenzentwicklung im Team

> **Definition**
>
> Diese Kennzahl gibt an, wie sich das formale Qualifikationsniveau in dem Pflegedienst entwickelt.

Das formale Qualifikationsniveau ergibt sich aus der Anzahl von PDL-Scheinen, Fachkraft-Examen und Fachweiterbildungen wie Wundexperten, Geronto-Fachkräften, Palliativfachkräften usw. In einigen Bundesländern können auch noch die sogenannten „Einjährigen Examinierten" (staatlich anerkannte Kranken- und Altenpflegehelfer) sowie „sonstig geeignete Kräfte" (Nordrhein-Westfalen) hinzugerechnet werden, weil diese auch einfache Behandlungspflegemaßnahmen erbringen dürfen – und somit das formale Qualifikationsniveau des Pflegedienstes erhöhen.

■ **Berechnung der Kennzahl**

Die Berechnung der Kennzahl kann als absolute Zahl und als Verhältniszahl wiedergegeben werden. Hinsichtlich der Qualifikationen

- zum Hochschulabschluss,
- zur Pflegedienstleitung,
- zum Qualitätsbeauftragten,
- zur geronto-psychiatrischen Fachkraft,
- zur Fachkraft für Anästhesie und Intensivmedizin,
- zur Palliativfachkraft,
- zum Wundexperte und
- zur therapeutischen Ausbildung

reicht eine Darstellung als absolute Zahl. Die Darstellung der Stellendeputate mit Fachkraftexamen zu den gesamten Stellendeputaten wird besser als Prozentzahl wiedergegeben – in Form der bekannten Kennzahl „Fachkraftquote". Hierzu ein Rechenbeispiel:

Beispiel Ein Pflegedienst hat 12,0 Stellen, davon sind 9,0 Stellen nach Landesrecht anerkannte Pflegefachkräfte. Die Quote berechnet sich so: (9,0 Fachkräfte × 100) / 12,0 Gesamtstellen = 75% Fachkraftquote.

■ **Nutzen der Kennzahl**

Diese Kennzahl hat für einen ambulanten Pflegedienst zweierlei Nutzen. Zum einen kann der Pflegedienst verfolgen, inwieweit eine Qualifizierungsoffensive des bestehenden Personals gelingt und ob besser qualifiziertes Personal eher gewonnen als verloren wird. Zum anderen ist die Arbeit mit dieser Kennzahl auch Risikomanagement. Denn besonders kleine Pflegedienste haben zwei Ausfallrisiken:

1. Die PDL kündigt/scheidet gesundheitsbedingt aus – und es gibt keinen weiteren PDL-Schein im Pflegedienst. Dies gefährdet massiv den Versorgungsvertrag mit den Kassen.
2. Eine Fachkraft geht und der Pflegedienst kann die von den Vertragspartnern geforderte Anzahl von Pflegefachkräften nicht mehr vorhalten.

Für Pflegedienste mit einem gesonderten Versorgungsvertrag besteht ein weiteres Risiko, wie das nachstehende Beispiel zeigt:

Beispiel Ein Pflegedienst hat einen Extra-Versorgungsvertrag über psychiatrische ambulante häusliche Krankenpflege. Voraussetzung ist, dass vier Fachkräfte mit einer anerkannten geronto-psychiatrischen Fachweiterbildung inklusive drei Jahren Berufserfahrung in Vollzeit in diesem Spektrum beim Pflegedienst beschäftigt sind. Plötzlich kündigt eine der vier Fachkräfte – Ersatz kann nicht akquiriert werden.

In so einem Falle gerät der gesamte Extra-Versorgungsvertrag in Gefahr. Kann nicht schnell nachbesetzt werden, drohen der Entzug des Vertrages und damit wirtschaftliche Einbußen sowie eine massive Rufschädigung.

Insofern sollte man immer die personelle Mindestausstattung im Auge haben.

■ **Bewertung der Kennzahl**

Hier obliegt es jedem Pflegedienst selber, welche Ziel-Kennzahlen er für richtig hält. Dennoch soll an dieser Stelle eine möglichst allgemeingültige Einschätzung getroffen werden. Zielkennzahlen zur „Kompetenzentwicklung im Team" können diese sein:

■ ■ **Fachkraftquote mindestens 75%**

Begründung: Je höher die Anzahl der Fachkräfte, desto einfacher die Besetzung der Touren. Der für die Einsatzplanung Verantwortliche (in der Regel die Pflegedienstleitung) muss nicht kompliziert Patienten hin und her schieben, damit die SGB V-Leistungserbringung vertragskonform ist. Fachkräfte sind zwar teurer, dafür aber steigt die Chance auf eine wirtschaftliche Tourenplanung. Hierzu ein Beispiel:

Beispiel   Der Pflegedienst Schnitter und der Pflegedienst am Millerntor haben in der gleichen Region jeweils 100 Kunden mit gleichem Leistungsmix aus SGB V und SGB XI. Der Pflegedienst Schnitter hat 10 Vollzeitstellen und 4 Fachkräfte, der Pflegedienst am Millerntor ebenfalls 10 Vollzeitstellen, davon aber 7,5 Stellen mit Pflegefachkräften besetzt. Beide Pflegedienste machen im Monat 100.000 € Umsatz und haben jeweils 5 Früh- und 2 Spätdiensttouren. Der Pflegedienst Schnitter hat 60.000 € fixe (ohne Zeitzuschläge, Prämien, ausbezahlte Überstunden und Zeitarbeit) Personalkosten, der Pflegedienst am Millerntor 75.000 € fixe Personalkosten. An sonstigen Kosten kommen bei beiden Pflegediensten 12.000 € zusammen. Der Pflegedienst am Millerntor hat so einen stabilen Gewinn vor Zinsen, Abschreibungen und Steuern von 13.000 €

Der Pflegedienst Schnitter hat immer wieder Probleme, seine SGB V-Kunden vertragskonform zu versorgen, weil 40 von 100 Kunden Leistungen haben, die nur durch Pflegefachkräfte erbracht werden dürfen. Somit müssen immer wieder Touren umgestellt werden. Dadurch verlängern sich Anfahrten um ein Vielfaches und Fachkräfte müssen immer wieder Überstunden machen, wodurch die Fachkrafttouren regelmäßig mit Verlust gefahren werden. Pro Monat entstehen 9.000 € Verlust auf diesen Touren. Zudem kosten die permanenten Überstunden pro Monat sowie die dadurch bedingten Ausfallzeiten wegen Krankheit (Überlastung) 10.000 €. Somit hat der Pflegedienst Schnitter am Monatsende immer ein schlechteres Ergebnis. Zu den zunächst günstigen 60.000 € fixen Personalkosten kommen noch 12.000 € zusätzliche Kosten hinzu – sowie die angesprochenen 9.000 € Verlust aus den Fachkrafttouren und den 10.000 € Kosten für Überstunden und Zeitarbeit.

So entstehen 91.000 € Kosten bei 100.000 € Umsatz – und somit nur ein Gewinn von 9.000 € vor Zinsen, Abschreibungen und Steuern.

Durch die Beschäftigung von ausreichend Fachkräften hat der Pflegedienst am Millerntor dennoch einen Mehrgewinn von 4.000 € im Monat und somit hochgerechnet 48.000 € im Jahr.

▪▪ Mindestens zwei PDL-Scheine im Pflegedienst

Eine nach den jeweiligen Versorgungsverträgen anerkannte Pflegedienstleitung ist die Grundvoraussetzung, um als zugelassener Pflegedienst zu arbeiten. Deshalb muss immer neben der PDL eine zweite Person eine Anerkennung als PDL haben. Das schließt das Ausfallrisiko der „ersten" PDL aus. Fällt dann ein PDL-Schein weg, muss sofort nachqualifiziert oder von außen akquiriert werden.

▪▪ 20% der Pflegefachkräfte haben eine Fachweiterbildung

Zu den anerkannten Fachweiterbildungen zählen zum Beispiel „Qualitätsbeauftragte", „Anästhesie- und Intensivfachkräfte", „Geronto-psychiatrische Fachkräfte", „Praxisanleiter", „Palliativ-Care-Fachkräfte", „Pflegeberater für § 45 SGB XI" und „Wundexperten". Je mehr solches Personal im Pflegedienst arbeitet, desto besser. Denn jede Fachweiterbildung erhöht die Kompetenz des Teams.

Ein Wort noch zu den Praxisanleitern: Wenn ein Pflegedienst ausbildet, muss er einen Praxisanleiter mit entsprechend anerkannter Weiterbildung vorhalten. Hier gilt somit das Gleiche wie für die PDL-Scheine: In so einem Falle sollten zwei Praxisanleiter vorgehalten werden.

Wenn ein Pflegedienst generell danach strebt, das Personal kontinuierlich weiterzuqualifizieren, kann auch eine globale Kennzahl genutzt werden: „Anstieg der Gesamtqualifikation im Team in %". Und Qualifizierungen gehören zur Mitarbeiterzufriedenheit.

4.5.6 Anzahl der Mitarbeiter-Vorschläge

> **Definition**
>
> Diese Kennzahl gibt an, wie aktiv die Mitarbeiter an der Gestaltung und Weiterentwicklung des Pflegedienstes mitarbeiten bzw. wie hoch die Motivation zu Beteiligung und Mitbestimmung ist.

■ **Berechnung der Kennzahl**

Die Kennzahl ist eine absolute Zahl. Gezählt werden tatsächlich die unterbreiteten Vorschläge der Mitarbeiter in einer Periode. Zur Berechnung müssen zwei Dinge definiert werden:

1. Die Länge der Periode. Es ist festzulegen, ob ein Monat, ein Quartal oder ein ganzes Jahr als Bemessungsgrundlage gilt.
2. Die Entscheidung, wann ein Mitarbeitervorschlag wirklich als solcher gelten kann.

Der erste Punkt ist schnell abgehandelt. Um eine gewisse Aktualität bei der Kennzahl zu haben, sollte die Periode der Erhebung zwischen drei und sechs Monaten liegen. Differenzierter ist der zweite Punkt zu betrachten: Denn nicht jeder Vorschlag der Mitarbeiter ist wirklich sinnvoll bzw. realisierbar. Zur besseren Nachvollziehbarkeit eine kleine Auswahl an unrealistischen Mitarbeitervorschlägen:

- Alle Fachkräfte bekommen 3.000 € Gehalt.
- Für jede gute Pflegeplanung gibt es zwei Überstunden gutgeschrieben.
- Nur noch zwei Leute schreiben Pflegeplanung und sitzen dann im Büro.
- Es wird nur noch jedes dritte Wochenende Dienst gemacht.

Bei allem Respekt für die Mitarbeiter – aber diese Vorschläge sind unrealistisch und nicht einfach umsetzbar (gibt es aber alles). Diese Liste lässt sich sicherlich beliebig fortführen. Als realistische Mitarbeitervorschläge sollten daher nur Vorschläge anerkannt werden,

- die sich im Rahmen des Arbeitszeitsystems des Pflegedienstes bewegen,
- die konform zu den Stellenbeschreibungen aller Funktionen sind,
- die sich im realistischen Rahmen der wirtschaftlichen Ressourcen des Pflegedienstes bewegen,
- die sich im gesetzlichen und vertraglich vorgegebenen Rahmen des Pflegedienstes bewegen.

Mit Hilfe dieser Aufzählung lässt sich dann wirklich festlegen, welche Vorschläge ernst zu nehmen sind und welche nicht.

Zur Berechnung der Kennzahl gilt also die Anzahl realistischer Vorschläge in einer vordefinierten Periode.

Beispiel   Es gehen vom 1. Januar bis zum 30. Juni sechs Mitarbeitervorschläge ein, die sinnvoll für die Weiterentwicklung des Pflegedienstes sein können.

■ **Nutzen der Kennzahl**

Für ein Unternehmen ist es immer wichtig zu sehen, ob die Mitarbeiter sich Gedanken über die Weiterentwicklung ihres Unternehmens machen oder nicht. An dieser Stelle gibt es einen unmittelbaren Zusammenhang zur Kennzahl der Mitarbeiterzufriedenheit. Je höher die Mitarbeiterzufriedenheit ist, desto höher dürfte auch die Bereitschaft sein, sich mit Vorschlägen zur Weiterentwicklung einzubringen. Mehr noch, je höher die Mitarbeiterzufriedenheit, desto höher der Mut der Mitarbeiter, aktiv das Geschehen mitzugestalten.

■ **Bewertung der Kennzahl**

Je höher die Anzahl der sinnvollen Vorschläge zur Weiterentwicklung des Pflegedienstes, desto besser. Das zeigt, dass sich die Mitarbeiter wirklich Gedanken darüber machen, wie sie ihren Arbeitsplatz noch besser gestalten können und was sie zur Weiterentwicklung des Pflegedienstes beitragen können. Zudem sagt die Anzahl der brauchbaren Mitarbeitervorschläge noch etwas aus: Die Mitarbeiterschaft hat den Mut, sich gegenüber den Vorgesetzten zu positionieren und in den Austausch zu gehen. Und genau diese Konstellation ist der Boden für eine fruchtbare Zusammenarbeit und die kontinuierliche Weiterentwicklung eines Unternehmens!

4.5.7 Bildungsrendite

Definition

Unter Bildungsrendite (Henze u. Kammel 1993) versteht man den prozentualen Zugewinn an Arbeitseinkommen, den eine Person durch zusätzliche Bildungsmaßnahmen erreicht. Aus gesamtgesellschaftlicher Sicht ist die Bildungsrendite der Zuwachs an gesamtwirtschaftlicher Wertschöpfung, die durch zusätzliche Bildungsinvestitionen hervorgerufen wird (de.wikipedia.org/wiki/Bildungsrendite).

Berechnung der Kennzahl

Bei der Kennzahl handelt es sich um eine Verhältniskennzahl; die Zahl wird in% ausgedrückt. Zur Berechnung werden die Bildungskosten benötigt. Hierzu zählen nicht nur die reinen Kurs- oder Dozentengebühren, sondern auch weitere Kosten. Diese sind:

- Fahrtkosten
- Spesen
- Freistellung von der Arbeit

Vor allem die Freistellung von der Arbeit ist kostenseitig nicht zu unterschätzen. Denn um eine Fachkraft zu ersetzen, muss gleichwertiges Personal eingesetzt werden, um die offenen Touren abzudecken. Bei einer Freistellung von 5 Tagen zu je 6 Stunden können bei einem Stundenlohn inklusive Arbeitgeberanteil von 20,00 € insgesamt 600,00 € zusammenkommen.

Zudem muss der Nutzen der Bildungsaktivität in Euro beziffert werden. Bei der Weiterentwicklung von Personal zu Spezialisten im Bereich der Wundversorgung, der geronto-psychiatrischen Versorgung oder auch der Pflegeprozessdokumentation lässt sich der monetäre Nutzen gut in Form von zusätzlichen Erlösen durch Versorgungen in den genannten Spezialgebieten darstellen. Im Bereich der Pflegeprozessdokumentation zeigt sich der Nutzen vor allem bei der erfolgreichen Durchsetzung von Höherstufungsanträgen.

Hinsichtlich des Nutzens muss unbedingt ein Ziel pro Weiterbildungsmaßnahme festgelegt werden. Die ◘ Tab. 4.16 zeigt Beispiele auf, wie das in der Praxis aussehen kann.

Nur mit einem definierten Ziel lässt sich die Bildungsrendite seriös berechnen.

Die Kennzahl wird folgendermaßen berechnet:

(Nutzen der Bildungsinvestition in € – Kosten der Investition in €) x 100)) / Kosten der Investition in €

◘ **Tab. 4.16** Ziel pro Weiterbildungsmaßnahme

Maßnahme	Definiertes Ziel
Weiterbildung einer Pflegefachkraft zum Wundexperten	Ausbau der Aufträge zur Wundversorgung von 200 Einsätzen im Monat auf 400 Einsätze mit einem Zusatzgewinn von 250 € im Monat bzw. 3.000 € im Kalenderjahr
Weiterbildung von vier Pflegefachkräften zu geronto-psychiatrischen Fachkräften	Aufbau eines Zweiges zur geronto-psychiatrischen Hauskrankenpflege in drei Jahren. Erwarteter Gewinn pro Jahr 25.000 €.
Weiterbildung einer Pflegefachkraft zur Pflegeprozess-Expertin	Erhöhung des Jahresgewinnes um 3.000 € durch 100%igen Erfolg der gestellten Höherstufungsanträge
Weiterbildung einer Pflegehilfskraft zur Erbringung abrechnungsfähiger einfacher Behandlungspflegemaßnahmen (SGB V)	Erhöhung des Monatsumsatzes dieser Kraft von 4.300 € auf 5.000 € durch die Erweiterung des abrechnungsfähigen Leistungsspektrums.

Beispielrechnung: (3.000 € – 2.000 €) × 100) / 2.000 € = 50%

Beispiel Der Pflegedienst am Millerntor schickt die Pflegefachkraft Nicole P. auf einen 5-Tages-Intensivworkshop zum dokumentierten Pflegeprozess. Der Kurs kostet inkl. Fahrtkosten, Spesen und Freistellung 2.000 €. Nach dem Kurs ist die Mitarbeiterin in diesem Bereich erkennbar verbessert. In nur einem Jahr holt sie 15 Höherstufungsanträge dank der guten Dokumentation auf ihrer Stammtour. So werden im Folgejahr 30.000 € mehr erlöst – vor Steuern bleibt ein Mehrgewinn von 3.000 € hängen. Die Bildungsrendite für die Investition in Nicole P. beträgt so satte 50%.

■ **Nutzen der Kennzahl**

Wie oben schon erwähnt, will ein Pflegedienstinhaber jeden investierten Euro mit einer Rendite oder zumindest mit einem anderen messbaren Nutzen versilbert haben. Mit Hilfe der Kennzahl „Bildungsrendite" erkennen die Führungskräfte im Pflegedienst, ob sich die Investition in Bildungsmaßnahmen und in einzelne Mitarbeiter wirklich lohnt. Die reine Betrachtung der Fortbildungskosten im Zusammenhang zum Jahresumsatz, zu den Jahreskosten und/oder pro Mitarbeiter greift zu kurz. Denn zwei vergleichbare Pflegedienste A und B hinsichtlich Größe, Struktur und Region können 10.000 € bzw. 30.000 € pro Jahr in Weiterbildung investieren. Möglicherweise aber sind die 10.000 € des Pflegedienstes A besser investiert, während die 30.000 € des Pflegedienstes B wirkungslos verpuffen. Entscheidend ist vielmehr die Effektivität des Kapitaleinsatzes. Diese kann belastbar über die Kennzahl „Bildungsrendite" ermittelt werden.

■ **Bewertung der Kennzahl**

Damit die Bildungsrendite positiv ist, muss die Kennzahl größer 0% sein. Schon eine Bildungsrendite von 0,01% führt mehr Geld in den Pflegedienst zurück, als investiert wurde. Unabhängig individuell festgelegter Ziele zur Bildungsrendite ist diese Rendite von 0,01% bereits als Erfolg zu werten.

Ansonsten obliegt es jedem Pflegedienst selber, wie hoch seine Bildungsrendite liegen soll. Die Kennzahl kann insgesamt und pro Maßnahme festgelegt werden. Letzteres ist aber nur großen Pflegediensten oder Pflegedienstketten zu empfehlen, die über ausreichende Kapazitäten für ein umfassendes Controlling verfügen.

Einschränkend sei angemerkt, dass keine unrealistischen Bildungsrenditen im hohen zweistelligen oder gar dreistelligen Prozentbereich angesetzt werden sollten. Als Richtgröße kann die Bildungsrendite (Summe aller Bildungskosten, nicht Einzelmaßnahmen) in etwa bei der Gesamtrendite in % des Pflegedienstes angesiedelt werden. Erwirtschaftet der Pflegedienst stabile Jahresrenditen zwischen acht und zwölf Prozent, kann auch das Ziel der jährlichen Bildungsrendite in diesem Bereich angesiedelt werden.

Literatur

Henze J, Kammel A (1993) Personalcontrolling, Haupt-Verlag, S. 88

Landesverband freie ambulante Krankenpflege NRW e.V. (2017) Am Puls, Das LfK-Mitgliedermagazin, Heft 2/2017, S. 7

MDS, GKV-Spitzenverband (2017) Richtlinien des GKV-Spitzenverbandes über die Prüfung der in Pflegeeinrichtungen erbrachten Leistungen und deren Qualität nach § 114 SGB XI (Qualitätsprüfungs-Richtlinien–QPR) vom 27. September 2017, Teil 1–Ambulante Pflege, Anlage 2: Prüfanleitung zum Erhebungsbogen zur Prüfung der Qualität nach den §§ 114 ff. SGB XI in der ambulanten Pflege

Zusammenhänge und Wechselwirkungen in der Unternehmenssteuerung

5.1   Zusammenhänge der Kennzahlenbereiche – 94

5.2   Zusammenhänge einzelner Kennzahlen – 97

Literatur – 103

© Springer-Verlag GmbH Deutschland, ein Teil von Springer Nature 2018
B. Schlürmann, *Controlling für ambulante Pflegedienste*,
https://doi.org/10.1007/978-3-662-56176-8_5

Wenn sich die Führung eines Pflegedienstes nur auf einen Kennzahlenbereich konzentriert, ist auch die gesamte Unternehmensphilosophie eindimensional. In solchen Fällen ist es oft die Konzentration auf die Kennzahl der Rendite oder, noch schlimmer, auf die kurzfristige Erhöhung der Liquidität. Renditestreben zeigt zumindest noch einen Funken von langfristigem Denken – die ausschließliche Konzentration auf die kurzfristige Liquidität hingegen zeugt aber entweder von einer völligen Blauäugigkeit oder akuter finanzieller Not.

Beide Herangehensweisen führen auf Dauer in die Insolvenz. Wer sich nur auf kurzfristigen finanziellen Erfolg konzentriert, wird zum Beispiel folgende Maßnahmen ergreifen:

- Einsatz- und Fahrtzeiten auf ein kaum noch zu bewältigendes Maß kürzen.
- Bei Minusstunden sofort Stellendeputate versuchen zu kürzen.
- Dokumentationszeiten kürzen.
- Den Fortbildungsetat auf Null reduzieren.
- Neukunden beim Erstgespräch Leistungen aufdrängen.
- Unregelmäßigkeiten bei der Abrechnung der Leistungen in Kauf nehmen.

An dieser Stelle sei der Satz eines Unternehmensberaters aus der Branche zitiert: „Einsparungen sind der erste Schritt in die Insolvenz."

An der kurzen Auflistung sieht man schnell, welche anderen Kennzahlenbereiche von einer ausschließlichen Konzentration auf den BWL-Bereich betroffen sind: alle, und zwar in einem ausschließlich negativen Kontext. In den folgenden Abschnitten zeigen wir viele Beispiele von positiven und negativen Wechselwirkungen von Kennzahlen und Kennzahlenbereichen auf.

5.1 Zusammenhänge der Kennzahlenbereiche

Kennzahlensysteme sind wirkungslos, wenn die einzelnen Kennzahlen keinen oder nur wenig Bezug zueinander haben. Wenn Kennzahlensysteme für einen Pflegedienst geschaffen werden, muss also darauf geachtet werden, dass es nachvollziehbare Wechselwirkungen zwischen allen

Kennzahlen gibt. In diesem Abschnitt behandeln wir die Zusammenhänge der in ▶ Kap. 4 ausführlich behandelten Kennzahlenbereiche.

In ▶ Kap. 4 wurden die Kennzahlenbereiche

- BWL-Kennzahlen,
- Personalkennzahlen,
- Kundenkennzahlen,
- QM-Kennzahlen und
- Kennzahlen zu Lernen und Entwicklung

behandelt und in diesem Zuge verschiedenste Kennzahlen vorgestellt. Diese fünf Bereiche sind nicht zufällig gewählt. Vielmehr decken diese Bereiche das gesamte Geschehen in einem ambulanten Pflegedienst ab.

■ Zusammenhänge zwischen dem BWL-Bereich und den anderen Kennzahlenbereichen

Betriebswirtschaftliche Kennzahlen sind niemals isoliert von allen anderen Kennzahlenbereichen zu betrachten. Das folgende Negativbeispiel zeigt das:

Beispiel   Ein Pflegedienst der großen Kette Pecunia Care bekommt Besuch vom Regionalleiter. Dieser fordert vom Geschäftsführer des Pflegedienstes einen Anstieg der Rendite von bislang 12% auf 18%. Erreicht werden soll dieses Renditeziel in sechs Monaten. Unter größten Anstrengungen schafft der Geschäftsführer 18% nach sieben Monaten. Zeitgleich steigen die Überstunden, häufen sich Krankmeldungen und Kündigungen. Zudem steigt die Anzahl der Beschwerden und die MDK-Prüfung endet mit einem zehnseitigen Maßnahmenkatalog seitens der Landesverbände der Pflegekassen.

Die Konzentration auf die BWL-Kennzahl „Rendite" als einziger Erfolgsfaktor muss scheitern. Denn in dem obigen Beispiel wird der kurzfristige Erfolg langfristig teuer erkauft. Der fehlende Blick auf die Personalkennzahlen führt zu einer riesigen Überstundenblase, die dem Pflegedienst irgendwann teuer zu stehen kommt. Denn das unkontrollierte Anwachsen von Überstunden ist ein unkontrolliertes Wachstum des Darlehens der Mitarbeiter an den Arbeitgeber. So nebenbei verfälscht eine hohe Anzahl von Überstunden auch die

Kennzahl „Umsatz pro Vollzeitkraft" (mehr dazu in ▶ Abschn. 5.2). Hinzu kommen kostspielige Kündigungen und hohe Krankenstände, die außer mit Überstunden auch mit teurer Zeitarbeit kompensiert werden müssen.

Der solitäre Blick auf die Rendite verstellt auch den Blick auf Kundenkennzahlen. Beschwerden dürften sich häufen, die Kundenzufriedenheit sinken. Irgendwann spricht sich dies auch zu Lieferanten wie Kliniken und Ärzten herum. Achtet man nicht auf diese Kennzahlen, sind mittelfristig Einbrüche der Kundenzahlen zu erwarten – dies wäre zu vermeiden gewesen, wenn neben der Fokussierung auf BWL-Ergebnisse auch die Entwicklung der Kundenkennzahlen im Blick gewesen wäre.

In der (negativen) Praxis führt eine Konzentration auf betriebswirtschaftliche Erfolge immer auch zu massiven Qualitätseinbrüchen. Pflegekunden werden abgefertigt, unter Druck passieren Fehler und die Pflegeprozessdokumentationen werden vernachlässigt. Als häufigste Folge läuft die nächste MDK-Qualitätsprüfung so schlecht, dass es einen mehrseitigen Maßnahmenbescheid der Pflegekassen gibt. Diese auferlegten Maßnahmen sind rechtsverbindlich. Deren Umsetzung kosten nicht selten Summen im fünfstelligen Bereich.

Zu dem obigen Absatz passt auch der Stillstand im Bereich „Lernen und Entwicklung". Wenn pro Produktivstunde keine Umsatzsteigerung mehr generiert werden kann, wird spätestens zu diesem Zeitpunkt an Fort- und Weiterbildungsmaßnahmen gespart. Der Pflegedienst wird hinsichtlich Fachlichkeit und Innovationskraft mittel- bis langfristig von den Mitbewerbern abgehängt.

■ **Zusammenhänge zwischen Personalkennzahlen und den anderen Kennzahlenbereichen**

Ebenso wie die isolierte Betrachtung von BWL-Kennzahlen in der Führung eines ambulanten Pflegedienstes ist auch die isolierte Betrachtung von Personalkennzahlen eine für den Pflegedienst gefährliche Strategie. Gerade in unserer Zeit des sich immer weiter verschärfenden Pflegepersonalmangels ist der reine Blick auf das Personal verlockend – aber eben auch existenzgefährdend, wie das nachstehende Beispiel zeigt:

Beispiel Ein Pflegedienst will aus marktpolitischen Gründen seine Größe von etwa 140 Pflegekunden (ohne § 37.3-Beratungskunden) unbedingt halten. Jetzt haben zwei Pflegefachkräfte gekündigt, eine weitere denkt über eine Kündigung nach. Weit und breit gibt es in der Region kein Pflegepersonal mehr. Die Inhaber konzentrieren sich deshalb ausschließlich auf das Personalmanagement und scheuen keine Mühen, verbleibendes Personal zu halten und von irgendwoher neues Personal aufzutreiben.

Ein Vorgehen wie im Beispiel wird vor allem eines, nämlich teuer. Wenn aufgrund eines solchen Aktionismus grundlegende BWL-Kennzahlen außer Acht gelassen werden, droht eine massive wirtschaftliche Schieflage. Werden in der Not Grundgehälter erheblich angehoben, um Personal zu halten und neues Personal zu bekommen, steigen die Kosten pro Produktivstunde und senken somit den Gewinn. Notwendige Liquiditätsreserven können so nicht mehr aufgebaut werden. Hierzu eine Beispielrechnung:

Ein Pflegedienst erhöht für seine insgesamt hochgerechnet 18 Vollzeitkräfte das Grundgehalt um 250 € (Arbeitgeber-Brutto). So entstehen monatliche Mehrkosten von 4.500 €, im Jahr 54.000 €.

Hierbei erlegt sich der Pflegedienst eine langfristige Verpflichtung auf, die bei gleichen Erträgen auf das Betriebsergebnis drückt – und das nur aus einem kurzfristigen Impuls mit Fokus auf die Personalkennzahlen.

Hingegen gibt es bei der solitären Bemühung um bessere Personalkennzahlen einen ungewollten positiven Effekt auf die Kundenkennzahlen. Denn die Bemühungen um eine ausreichende Personalausstattung und um zufriedenes Personal kommen beim Pflegekunden mittelfristig immer gut an. Ausreichend Personal bedeutet für den Kunden wichtige Konstanz beim Personaleinsatz und in der Regel auch Verlässlichkeit bei den Anfahrtszeiten. Zudem ist zufriedenes Personal freundlich zu den Kunden und hat eine viel höhere intrinsische Motivation zur Beratung der Pflegekunden.

Auch zu den QM-Kennzahlen gibt es mindestens mittelbare Zusammenhänge. Diese sind positiv wie negativ. Wer sich ausschließlich auf seine Personalkennzahlen konzentriert, wird um eine Erhöhung der Mitarbeiterzufriedenheit kämpfen. Neben Geld und planbarer Freizeit sind für manche Mitarbeiter auch Perspektiven für deren berufliche Entwicklung wichtig. Die Investition in Fort- und Weiterbildung, um die Mitarbeiterzufriedenheit anzuheben, dürfte sich auch in der Prozess- und Ergebnisqualität sichtbar niederschlagen. Allerdings gibt es auch eine Schattenseite und diese ist in der Praxis nicht selten zu beobachten: In den meisten Pflegediensten wird die Arbeit an der Pflegeprozessdokumentation als lästiges Übel und häufig auch als überflüssig angesehen – vor allem das Erstellen seitenweiser Pflegepläne. Manche Führungskräfte schrauben dann die Qualitätsstandards für die Pflegeprozessdokumentationen herunter, „um das Fachpersonal nicht noch mit Pflegeplanung zu belasten". Die Quittung dafür gibt es dann in der nächsten MDK-Prüfung.

Der solitäre Blickwinkel auf den Personalbereich führt in der Regel zu höheren Fort- und Weiterbildungsaktivitäten. Dieser positive Effekt zeigt sich daran, dass das Team insgesamt schleichend fachlich und methodisch besser wird.

Speziell bei den Kennzahlen zum Personal kann eine Konzentration auf den Bereich ungewollt positive Effekte erzielen. Doch ist dennoch Vorsicht geboten: Diese Erfolge dürfen nicht mit der Inkaufnahme wirtschaftlicher Risiken erkauft werden. Denn jede Investition muss sich mindestens amortisieren. Nicht umsonst gibt es die Kennzahl der Bildungsrendite (▶ Abschn. 4.5)

■ Zusammenhänge zwischen Kundenkennzahlen und den anderen Kennzahlenbereichen

Die Konzentration auf Kundenkennzahlen kann zunächst unbemerkte positive Effekte auf die anderen Kennzahlenbereiche nach sich ziehen. So führen zufriedene Kunden und steigende Kundenzahlen zunächst zu mehr Umsatz. Negativ ist allerdings bei der Vernachlässigung des BWL-Controllings, dass die steigenden Umsätze aber den Gewinn drücken können – was nicht bemerkt wird, wenn die BWL-Kennzahlen zu Gunsten der Kundenkennzahlen vernachlässigt werden. Denn bei Kunden- und Umsatzzuwachs muss zwingend der Gewinn im Auge behalten und die Frage beantwortet werden, ob der Mehrumsatz mit einer Gewinnreduktion erkauft wird.

Ähnlich gefährlich ist die Strategie, sich nur auf Kundenkennzahlen zu konzentrieren, bei dem Zusammenhang zu den Personalkennzahlen. Denn die Kundenstruktur und die Personalstruktur müssen immer zueinander passen.

■ ■ Quantitative Zusammenhänge

Werden mehr Kunden aufgenommen, steigt die zu leistende Arbeitszeit. Dies muss mit entsprechend Personal abgedeckt werden, ansonsten entstehen Überstunden und überlastungsbedingte Krankheitstage.

■ ■ Qualitative Zusammenhänge

Die fachlichen Anforderungen der Pflegekunden, vor allem im Bereich der medizinischen Behandlungspflege sowie demenzieller/psychiatrischer Gemengelagen, muss durch entsprechend qualifiziertes Personal abgedeckt werden. Pflegedienste, die Fachkräfte auf Kante planen, weil es angeblich billiger ist, bekommen erhebliche Probleme bei der Leistungserbringung, wenn durch Kundenzuwächse das Leistungsspektrum der Behandlungspflege überproportional steigt.

Einen ähnlich negativen Effekt kann es hinsichtlich der QM-Kennzahlen geben. Ähnlich wie beim Personal wird versäumt, die qualitativen Anforderungen zu benennen und die geleistete Qualität zu messen. Das passiert insbesondere bei Kundenakquise-Offensiven.

Auch der Zusammenhang zwischen Kundenkennzahlen und Kennzahlen zu Lernen und Entwicklung liegt auf der Hand. Ähnlich wie bei den QM-Kennzahlen auch steigen bei Kundenzuwächsen meistens auch die fachlichen und methodischen Anforderungen an die Mitarbeiter. Denn je mehr Kunden ein Pflegedienst versorgt, desto umfangreicher wird automatisch auch das Leistungsspektrum, welches mit qualitativ guter Arbeit abgedeckt werden muss – um u. a. die Kunden auch zufrieden zu stellen.

■ **Zusammenhänge zwischen QM-Kennzahlen und den Kennzahlen zu Lernen und Entwicklung**

Zwischen diesen Bereichen gibt es in der QM-Philosophie sogar einen übergeordneten Zusammenhang. Denn Qualität kann nur in allen Bereichen weiterentwickelt werden, wenn der ambulante Pflegedienst als gesamte Organisation bereit ist, sich fortwährend weiterzuentwickeln und in allen Bereichen zum Lernen motiviert ist. Hierzu ein Beispiel:

Beispiel Die QM-Kennzahlen des Pflegedienstes am Millerntor weisen eine deutliche Qualitätsverbesserung in den Bereichen Pflegeprozessdokumentation und Umsetzung von Hygienerichtlinien bei den Pflegekunden aus. Im Kennzahlenbereich „Lernen und Entwicklung" zeigen sich deutliche Fortschritte bei den Kennzahlen zu „Erfolg durchgeführter Fortbildung" und „Kompetenzentwicklung".

Die Bemühungen des Pflegedienstes, jeden einzelnen Mitarbeiter besser zu machen, haben sich offensichtlich auf die Qualität der Pflegeprozessdokumentation und der praktischen Umsetzung von Inhalten der Hygieneschulungen niedergeschlagen.

■ **Fazit**

Ein Kennzahlensystem muss deshalb sehr gründlich ausbalanciert werden, damit es dem Pflegedienst einen größtmöglichen Nutzen beschert. Alle gewählten Kennzahlenbereiche sollten deshalb in Zusammenhang gebracht werden und auf ihre jeweiligen mittelbaren und unmittelbaren Wechselwirkungen überprüft werden.

5.2 Zusammenhänge einzelner Kennzahlen

In diesem Abschnitt werden die Zusammenhänge zwischen einzelnen Kennzahlen aus verschiedenen Bereichen beleuchtet. Dieser Abschnitt soll als Entscheidungshilfe dienen, welche Kennzahlen für jeden individuellen Pflegedienst passend sind und ein effektives Kennzahlensystem bilden können. Im Mittelpunkt dieses Abschnittes stehen verschiedene Beispiele zur Orientierung.

Ein effektives Kennzahlensystem können Sie sich wie ein Netz vorstellen, wo jeder Punkt miteinander verbunden ist. Kennzahlensysteme müssen zwingend so gestaltet sein, dass zwischen allen Kennzahlen ein Zusammenhang und eine Wechselwirkung bestehen. Dies ist in ❏ Abb. 5.1 visualisiert.

Die folgenden Beispiele zeigen, welchen Einfluss eine sich verändernde Kennzahl auf andere Kennzahlen haben kann.

■ **Beispiele zu Kennzahlen aus dem BWL-Bereich**

Gerade BWL-Kennzahlen haben einen großen Einfluss auf Kennzahlen anderer Bereiche. Unter anderem lässt sich dies bei der Betrachtung der

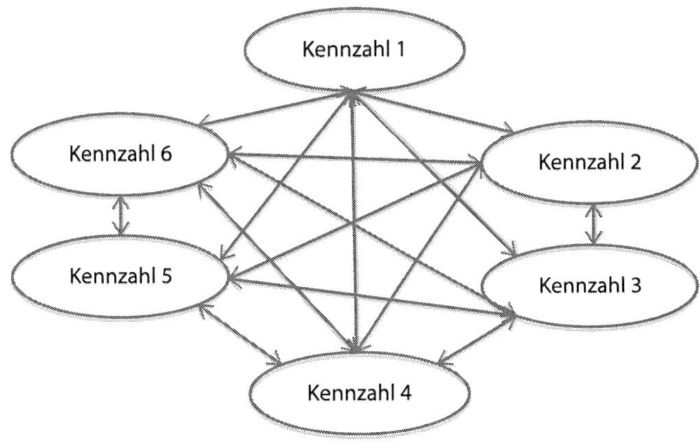

❏ **Abb. 5.1** Zusammenhänge und Wechselwirkungen zwischen Kennzahlen

Sachleistungsquote nachweisen. Hierzu ein Beispiel:

Beispiel   Der Pflegedienst am Millerntor hat im Schnitt eine Sachleistungsquote von 80%. Das heißt, dass im Schnitt bei jedem neuen Pflegekunden 80% des Sachleistungspotenzials nach § 36 SGB XI abgeschöpft wird. Dieser recht gute Wert hat einen Einfluss auf andere Kennzahlen.

- Der umfangreiche Leistungsabruf der Pflegekunden führt zu erhöhtem Personalbedarf → die Kennzahl „prospektiver Personalbedarf Soll/Ist" wird dadurch berührt. Je mehr Aufträge generiert werden, desto höher sind die aktuelle Personalunterdeckung und der daraus folgende Akquisedruck auf dem Personalmarkt.
- Der umfangreiche Leistungsabruf im Bereich des Leistungskomplexsystems führt zu höherem Dokumentationsaufwand → es müssen wesentlich mehr Pflegepläne geschrieben werden, was wiederum die Kennzahlen „Anzahl Pflegevisite", „Anzahl abgestellter Mängel nach Pflegevisite" und „Anzahl Maßnahmen nach MDK-Prüfung" beeinflusst.
- Ein erhöhter Dokumentationsaufwand im SGB XI-Bereich berührt auch die Thematik „dokumentierter Pflegeprozess" → die Kennzahl „Kompetenzentwicklung im Team" wird sich hinsichtlich der Fähigkeiten zur nachvollziehbaren Darstellung des dokumentierten Pflegeprozesses nach oben entwickeln.

In diesem Beispiel wird also sichtbar, dass die Höhe der Sachleistungsquote einen Einfluss auf die Kennzahlenbereiche „Personal", „Qualität" sowie „Lernen und Entwicklung" hat.

Ein weiteres Beispiel für den Einfluss einer Kennzahl auf andere Kennzahlen ist der Umsatz pro Vollzeitkraft. Warum das so ist, sieht man hier:

Beispiel   Im Pflegedienst an der Castroper Straße erwirtschaften die Pflegefachkräfte pro Vollzeitstelle durchschnittlich einen Umsatz von 6.000 € im Monat, die übrigen Pflegekräfte 5.000 € im Monat. Der Inhaber und sein Pflegedienstleiter

Jochen Abel diskutieren, wie der Umsatz pro Pflegekraft erhöht werden kann, ohne dass dies mittelfristig negative Folgen hat. Denn der Einfluss der Kennzahl „Umsatz pro Vollzeitkraft" auf andere Bereiche ist nicht zu unterschätzen:

- Die Erhöhung des Umsatzes pro Vollzeitkraft kann eine Erhöhung „auf Pump" sein → da sich der Umsatz pro Produktivstunde nicht erhöht, steigt die Kennzahl „Überstunden" an – weil die Pflegekräfte statt bislang 115 Produktivstunden nun 130 Produktivstunden in Form von Mehrarbeit erbringen.
- Die Erhöhung des Umsatzes pro Vollzeitkraft kann aber auch auf eine bessere Tourenplanung hindeuten → durch die Reduktion der meist unrentablen Fahrtzeiten werden in der gleichen Arbeitszeit mehr abrechnungsrelevante Leistungen erbracht; somit steigt der Erlös je Produktivstunde.
- Wenn der Umsatz pro Fachkraft steigt, kann das auf eine Reduktion der indirekten Pflegetätigkeiten wie der Führung der Pflegeprozessdokumentation hindeuten → die Kennzahl „Kompetenzentwicklung im Team" ist berührt, weil die Pflegefachkräfte mittlerweile so sicher in der Umsetzung der Dokumentation sind, dass diese Arbeit immer schneller bei gleicher Qualität abläuft und die verbleibende Arbeitszeit für produktive Arbeit auf Tour aufgewendet werden kann.

Dieses Beispiel zeigt, dass diese Kennzahl einen Einfluss auf vermeintlich „fremde" Kennzahlenbereiche hat. Ebenso weist die Kennzahl „Umsatz pro Vollzeitkraft" einen engen Zusammenhang zu allen anderen BWL-Kennzahlen auf, wie die Verbindung mit der Kennzahl „Erlös je Produktivstunde" zeigt.

■ Beispiele zu Kennzahlen aus dem Personalbereich

Ein geradezu klassisches Beispiel ist die Kennzahl der Überstunden aus dem Bereich „Personal". Der kontinuierliche Aufbau von Überstunden hat dramatische Folgen, wie der nachstehende Fall zeigt.

Beispiel　Im Pflegedienst Schnitter sind die Überstunden auf 1.000 angewachsen. Pro Vollzeitkraft sind so 100 Mehrarbeitsstunden aufgelaufen. Diese Überstundenblase hat Auswirkungen auf andere Kennzahlenbereiche:

- Jeder Mitarbeiter baut kontinuierlich Überstunden auf → der Umsatz pro Vollzeitkraft steigt – aber hier handelt es sich um einen verfälschten Wert! Denn der Anstieg der Kennzahl wird mit Mehrarbeit erkauft.
- Die Mitarbeiter geraten in ein Erschöpfungssyndrom → die Krankheitsquote steigt und die Mitarbeiterzufriedenheit sinkt
- Der Überstundenaufbau nimmt kein Ende → die quantitativ erforderliche Personalabdeckung rutscht immer mehr ins Minus.

Bei sich aufbauenden Überstundenblasen werden also mindestens die Kennzahlenbereiche „BWL", „Personal" und „Lernen und Entwicklung" beeinflusst.

Aber auch die Kennzahl „Fluktuation" liefert viele Zusammenhänge zu anderen Kennzahlen, wie das folgende Beispiel zeigt:

Beispiel　In einem Pflegedienst beträgt die Personalfluktuation 0%. Seit acht Jahren hat der Pflegedienst die gleiche Größe (zwischen 90 und 110 Kunden ohne § 37.3-Beratungskunden). Die insgesamt 19 Mitarbeiter (Voll- und Teilzeit) arbeiten seit etwa 10 Jahren im Pflegedienst. Folgende Bereiche sind von der Situation berührt:

- Es kommen keine neuen Innovationen in den Pflegedienst → die Kennzahl „Anzahl umgesetzter pflegerischer Neuerungen" steht stabil bei 0. Durch die über Jahre feste Belegschaft können keine neuen Impulse von außen in den Pflegedienst kommen.
- Durch die feste Belegschaft entsteht keine Innovationskraft, alle Führungs- und Pflegekräfte verbleiben in einer „Wohlfühloase" in liebgewonnenen Routinen → die Kennzahl „Kompetenzentwicklung im Team" bleibt bei 0%, die Fachkraftquote verharrt seit zehn Jahren bei 60%.
- Durch fehlende Innovationskraft aufgrund des festen Mitarbeiterstammes gibt es schleichende Qualitätseinbrüche →

Innovationen und Änderungen in der Pflege kommen nicht mehr im Team an, sodass die Kennzahl „Anzahl Maßnahmen nach MDK-Prüfung" langsam, aber stetig jedes Jahr ansteigt.

- Das feste Team hat völlig eingefahrene Arbeitsweisen → § 37.3-Besuche und Folgegespräche werden nicht genutzt, um mehr Leistungen zu verkaufen; dadurch stagniert die Kennzahl „Umsatz pro Kunde".

Die Kennzahl „Fluktuation" hat also einen Einfluss auf die Bereiche „BWL", „Personal" und „Qualitätsmanagement"

- **Beispiele zu Kennzahlen aus dem Kundenbereich**

Auch einzelne Veränderungen bei Kennzahlen aus dem Kundenbereich haben einen Einfluss auf Kennzahlen anderer Bereiche. Hierzu ein erstes Beispiel:

Beispiel　Im Pflegedienst an der Castroper Straße kommen die meisten Neukunden vom nahegelegenen St. Josef-Hospital. Insgesamt beträgt die Zuweiserquote der Klinik 85% aller Neukunden im Pflegedienst. Der Inhaber beschließt mit einer Akquiseoffensive, die Zuweiserstrukturen auf eine breitere Ebene zu stellen. Verstärkt sollen Rehabilitationskliniken und Fachärzte als Zuweiser gewonnen werden. Nach sechs Monaten hat sich eine Zuweiserstruktur etabliert, die aus 40% St. Josef-Hospital, 30% Fachärzte, 20% Reha-Kliniken und 10% sonstige Zuweiser besteht. Das hat folgende Wechselwirkungen auf andere Kennzahlen:

- Verschiedene Zuweiser sorgen dafür, dass das Spektrum der medizinischen und pflegerischen Herausforderungen bei den Kunden wächst → das Verhältnis Personalqualifikation zum Leistungsmix des Pflegedienstes wird sich also verändern.
- Durch die oben angesprochenen wachsenden fachlichen Anforderungen gibt es einen Einfluss auf die Mitarbeiterschaft → die Kompetenz im Team wird sich messbar weiterentwickeln.

In diesem Beispiel werden also Kennzahlen aus den Bereichen „Personal" sowie „Lernen und Entwicklung" beeinflusst. Durch die Verbreiterung der Zuweiserstruktur sorgt der Pflegedienst unbewusst dafür, dass sich auch die Kompetenz des Teams anpassen muss.

Den gleichen Effekt erzielt eine simple Kundenbefragung. Dabei kommt es nicht auf die Masse der Fragen an, sondern dass alle Kunden befragt werden und möglichst die richtigen Fragen gestellt werden. Hierzu bietet sich übrigens als Grundlage der Fragenkatalog aus der MDK-Anleitung zur Prüfung der Qualität (MDK-Prüfanleitung ambulant in der Fassung vom 27.09.2017) in Kapitel 18 ab Seite 85 an. An dieser Stelle ein Beispiel, welchen Einfluss die Kennzahl „Kundenzufriedenheit" haben kann.

Beispiel   Der Geschäftsführer des Pflegedienstes am Millerntor schlägt vor, mit Hilfe der MDK-Fragen zur Kundenzufriedenheit eine solche Erhebung bei allen Pflegekunden durchzuführen. Bei der Auswertung der überwiegend positiven Befragungsergebnisse werden folgende Wechselwirkungen festgestellt:

- Durch die Kundenbesuche wird das Beschwerdemanagement stimuliert → es laufen mehr Beschwerden ein.
- Veränderungen der Touren durch Kundenwünsche → Verhältnis Pflege-/Fahrtzeit ändert sich.
- Höherstufungsbedarfe werden deutlich → das Umsatzpotenzial pro Pflegekunde steigt.

In diesem Beispiel werden also Kennzahlen aus den Bereichen „BWL" und „Qualitätsmanagement" beeinflusst.

- ## Beispiele zu Kennzahlen aus dem Qualitätsmanagement

Auch die Beeinflussung einzelner Kennzahlen aus dem Qualitätsmanagement hat weitreichenden Einfluss auf andere Kennzahlen. Hierzu ein Beispiel, wenn sich die Kennzahl „Anzahl der Pflegevisiten" verändert:

Beispiel   Die Pflegedienstleitung Juliane Teichmann beschließt, die Taktung der Pflegevisiten

deutlich zu erhöhen. Statt zehn Pflegevisiten in drei Monaten führt sie jetzt 20 Visiten im Quartal durch. Durch die engmaschigere Kontrolle passiert Folgendes:

- Es wird mehr Leistungspotenzial entdeckt → der Umsatz pro Kunde steigt.
- Es wird mehr Zeitpotenzial in den Touren entdeckt → der Anteil der Pflegezeit an der Gesamttour steigt.
- Es wird mehr Fortbildungspotenzial entdeckt → die Anzahl der Fortbildungen und Praxisanleitungen steigt.
- Mängel in der Dokumentation werden abgearbeitet → als Folge sinkt nach der nächsten MDK-Prüfung die Zahl der Maßnahmen zur Qualitätsverbesserung.

Bei der Kennzahl aus dem letzten Punkt im Beispiel handelt es sich um eine Kennzahl, die ebenso aus dem QM-Bereich stammt. Selbstverständlich müssen in einem Kennzahlenbereich die gewählten Kennzahlen zusammenhängen und zusammenpassen.

Insgesamt zeigt dieses Beispiel, dass zwei weitere Kennzahlenbereiche von der Veränderung der Kennzahl „Anzahl der Pflegevisiten" betroffen sind – nämlich die Bereiche „BWL" und „Lernen und Entwicklung".

Ein weiteres Beispiel ist die Beeinflussung der Kennzahl „MDK-Ergebnisse – Maßnahmen zu Qualitätsverbesserungen", wie hier zu sehen ist.

Beispiel   Der Pflegedienst an der Castroper Straße hat in 2016 noch einen dicken Maßnahmenkatalog seitens der Landesverbände der Pflegekassen abarbeiten müssen. Mit Erfolg, denn mittlerweile sind Strukturen und Prozesse etabliert, welche dafür gesorgt haben, dass es nach den MDK-Qualitätsprüfungen in 2017 und 2018 keine Maßnahmen mehr gibt. Die nun erreichte Kennzahl „0 Maßnahmen nach MDK-Prüfung" hat unter anderem folgende Auswirkungen:

- Die Pflegeprozessdokumentationen sind exzellent geführt → jeder Höherstufungsantrag geht durch und somit steigt das Umsatzpotenzial.

- Die Mitarbeiter sind in Bezug auf den dokumentierten Pflegeprozess sehr kompetent → die Bearbeitung von Pflegedokumentationen geschieht in höherer Qualität, aber in kürzerer Zeit, was die Mitarbeiterproduktivstunden erhöht.
- Die Pflegekassen empfehlen den Pflegedienst an ihre Versicherten → die Kundenzahl steigt.

In diesem Beispiel werden also Kennzahlen mindestens aus den Bereichen „BWL" und „Kunden" beeinflusst.

- **Beispiele zu Kennzahlen aus dem Bereich Lernen und Entwicklung**

Auch die Beeinflussung von Kennzahlen im Bereich „Lernen und Entwicklung" hat zwangsläufig mittelbare und unmittelbare Auswirkungen auf Kennzahlen aus anderen Bereichen. Hierzu ein Beispiel, welches in der Praxis häufig anzutreffen ist.

Beispiel Im Pflegedienst Schnitter sind die Krankentage erheblich angestiegen. Seit vier Monaten liegt die Krankheitsquote stabil bei 13%, eine wesentliche Besserung ist nicht in Sicht. Diese sehr schlechte Kennzahl hat mindestens folgende Auswirkungen:
- Touren müssen behelfsmäßig im Notfallmodus umgestellt werden → der Anteil Pflegezeit an der Gesamtdauer der Tour sinkt.
- Pflegefachkräfte sind ausgefallen → die qualitative Personaldecke zur Erbringung der SGB V-Leistungen im Rahmen der Behandlungspflege ist nicht mehr vollumfänglich gewährleistet.
- Die Pflegeprozessdokumentationen können nicht mehr ordentlich geführt werden → nach der nächsten MDK-Prüfung ist mit einem umfangreichen Maßnahmenbescheid seitens der Pflegekassen zu rechnen.

Die Kennzahl „Krankheitsquote" beeinflusst also mindestens die Bereiche „BWL", „Personal"

und „Qualität". Hinzu dürfte noch der Bereich „Kunden" kommen, da durch Touren, die täglich im Notfallmodus umgebaut werden, viele Beschwerden hinsichtlich uneinheitlicher Anfahrtszeiten und ständig wechselnden Personals auflaufen dürften.

Ein positives Beispiel für vergleichbare Zusammenhänge liefert die Beeinflussung der Kennzahl „Bildungsrendite":

Beispiel Der Pflegedienst am Millerntor hat in 2017 zum ersten Mal die Kennzahl „Bildungsrendite" erhoben. Der Inhaber stellt fest, dass dank der investierten 20.000 € in Fort- und Weiterbildungsmaßnahmen 22.000 € mehr Gewinn erzielt werden konnten und somit die Bildungsrendite „+10%" beträgt. Dieses erfreuliche Ergebnis hat folgende Auswirkungen:
- Durch kluge und gezielte Investition in Bildung werden mehr Gewinne erzielt → der Pflegedienst wird wirtschaftlich noch leistungsfähiger.
- Durch gezielte Bildungsplanung steigt die Kompetenz im Team → der Pflegedienst liefert höhere Qualität.
- Durch individuelle Weiterbildungsmaßnahmen steigt die Kompetenz einzelner Mitarbeiter → diese zeigen sich zufriedener und haben eine gesteigerte Arbeitsmotivation.

Somit sind die Kennzahlenbereiche „BWL", „Personal", „Kunden" und „Qualität" vollumfänglich berührt.

- **Fazit**

An diesen Beispielen sieht man, dass alle Bereiche eines Pflegedienstes eng miteinander verzahnt sind. In ◼ Tab. 5.1 werden die Zusammenhänge zwischen Kennzahlen aufgezeigt.

Diese Übersicht lässt sich beliebig fortführen. Sie kann bei dem Aufbau eines Kennzahlensystems genutzt werden, um in Projektgruppen als Vorlage für die Auswahl der individuell benötigten und gewollten Kennzahlen eines neuen Kennzahlensystems im Pflegedienst zu dienen.

◘ Tab. 5.1 Modellhafte Darstellung miteinander zusammenhängender Kennzahlen

Kennzahl 1 (Kennzahlenbereich)	Kennzahl 2 (Kennzahlenbereich)	Zusammenhang
Erlös pro Produktivstunde (BWL)	Kundenzufriedenheit (Kunden)	Wenn der Erlös pro Produktivstunde grenzenlos nach oben verschoben wird, geschieht das irgendwann auf Kosten der Kundenzufriedenheit. Je enger die Einsätze geplant werden, desto mehr Fehler entstehen. Zudem spüren die Kunden, wie abgehetzt die Pflegekräfte sind.
Anzahl Mitarbeiterproduktivstunden (BWL)	Anzahl Maßnahmen aus MDK-Prüfung (Qualität)	Wenn die Produktivstunden der Pflegefachkräfte ca. 120 Stunden im Monat überschreiten, ist anzunehmen, dass es immer weniger Zeit für die Arbeit an den Pflegedokumentationen gibt – die Folge sind schlechte MDK-Prüfungen.
Kosten pro Produktivstunde (BWL)	Ausfallquote (Personal)	Je teurer die Pflegestunden werden, desto höher dürfte die Ausfallquote aufgrund von Krankheit sein. Denn wer häufig ausfällt, leistet weniger Produktivstunden.
Prospektiver Personalbedarf Soll/Ist (Personal)	Gewinn pro Tour (BWL)	Je mehr der prospektive Personalbedarf ins Minus geht, desto schwieriger wird es, die Touren zu besetzen und wirtschaftlich zu gestalten.
Ausfallquote (Personal)	Anzahl umgesetzter pflegerischer Neuerungen (Lernen und Entwicklung)	Die Ausfallquote setzt sich unter anderem aus Fortbildungsstunden zusammen. Je mehr in Fortbildung investiert wird, desto höher ist auch der Innovationsgrad im Pflegedienst.
Erfolg von Beratungsbesuchen (Kunden)	Erfolg von Fortbildungen (Lernen und Entwicklung)	Wenn der Erfolg bei Beratungsbesuchen ansteigt, haben offensichtlich gezielte Fortbildungsmaßnahmen für die durchführenden Pflegefachkräfte gegriffen.
Beschwerdekennzahlen (Kunden)	Mitarbeiterzufriedenheit (Lernen und Entwicklung)	Je weniger Beschwerden eingehen, desto besser arbeitet das Personal vor Ort. Denn nur zufriedene Mitarbeiter treten durchgängig höflich und kompetent beim Kunden auf.
Durchgeführte Pflegevisiten (Qualität)	Umsatz pro Kunde (BWL)	Durch kontinuierliche Pflegevisiten können Mehrerlöspotenziale aufgedeckt werden, die zu höheren Umsätzen führen können.

◘ Tab. 5.1 (Fortsetzung)

Kennzahl 1 (Kennzahlenbereich)	Kennzahl 2 (Kennzahlenbereich)	Zusammenhang
Konformität der Abrechnungsprüfung (Qualität)	Beschwerdekennzahlen (Kunden)	In der Praxis gibt es immer wieder Beschwerden zu der Abrechnung des Pflegedienstes. Ist die Abrechnung sauber und transparent, gibt es auch keine Beschwerden.
Erfolg von Fort- und Weiterbildung (Lernen und Entwicklung)	Anzahl Maßnahmen aus MDK-Prüfung (Qualität)	Je größer die Lernerfolge sind, desto schneller werden MDK-Prüfungen fehlerfrei absolviert.
Kompetenzentwicklung im Team (Lernen und Entwicklung)	Gewinn pro Tour (BWL)	Mit Spezialisten im Team lassen sich spezielle pflegerische Versorgungen schneller und besser durchführen, langfristig kann es zu höheren Vergütungen einzelner Leistungen führen.

Literatur

MDS, GKV-Spitzenverband (2017) Qualitätsprüfungs-Richtlinien, Transparenzvereinbarung, Teil 1: Ambulante Pflege, Anlage 2: Prüfanleitung zum Erhebungsbogen zur Prüfung der Qualität nach den §§ 114 ff. SGB XI in der ambulanten Pflege

Kennzahlen und ihre Bedeutung für Management-Informationssysteme

6.1   Management-Informationssysteme – 109

6.2   Kennzahlen für die verschiedenen
        Hierarchieebenen – 111
6.2.1   Pflegefachkräfte – 111
6.2.2   Teamleitungen – 111
6.2.3   Pflegedienstleitung – 113
6.2.4   Geschäftsführung/Gesellschafter – 113

© Springer-Verlag GmbH Deutschland, ein Teil von Springer Nature 2018
B. Schlürmann, *Controlling für ambulante Pflegedienste*,
https://doi.org/10.1007/978-3-662-56176-8_6

Ohne Informationen kann kein Unternehmen funktionieren. Informationen müssen also dorthin, wo sie hingehören – und das in einer verständlichen Form. Dafür eignen sich unter anderem Kennzahlen vortrefflich. Leider aber werden in der Praxis Informationen nur unzureichend weitergegeben. Das kann z. B. folgende Gründe haben:

1. Die Informationspolitik wird nicht so ernst genommen, es steckt aber kein böser Wille dahinter. Vielmehr stehen das Tagesgeschäft und das akute Problem immer im Mittelpunkt.
2. Führung will Wissen für sich behalten und streut schwammige Informationen, um durch unwissende Untergebene die eigene Machtposition zu erhalten und auszubauen.
3. Mitarbeiter oder Mitglieder unterer/ mittlerer Hierarchieebenen wollen durch das Einbauen von Schlagworten wie „Pflegeschäden", „Personalnot", „zuviel Arbeit" usw. Panik bei den Vorgesetzten schüren, um eigene Wünsche erfüllt zu bekommen, die nicht unbedingt im Interesse des Betriebes stehen.
4. Führung verfolgt kurzfristige Renditeziele und manipuliert durch das Erzeugen von Panik und unnötigen Nebenschauplätzen hektische Betriebsamkeit bei Pflegedienst- und Teamleitungen.

◘ Tab. 6.1 macht deutlich, wie sich das konkret in der Praxis zeigt und wie es besser geht.

Gute Pflegedienste mit einer sehr guten Leitungsebene leben eine effektive und offene Informationspolitik vor. Dieses Beispiel färbt in der Praxis auch auf die meisten Mitarbeiter ab. Oft heißt es in Pflegediensten, wenn man nach der Informationsstruktur und -kultur fragt: *„Für den Papierkram haben wir keine Zeit, Informationen werden mündlich weitergegeben, das reicht. Wir müssen uns um den Alltag kümmern."* Genau hier liegt der Fehler: Wenn die Informationsstruktur effektiv ist, passieren auch weniger Vorfälle in der Praxis, die ein schnelles Feuerlöschen erfordern – das zeigt auch ◘ Tab. 6.2.

◘ Tab. 6.1 Negativ- und Positivbeispiele für die Informationsweitergabe

Wie es oft läuft – aber nicht laufen sollte	Verständliche Information als Kennzahl
Beispiel 1: Pflegeschäden *Manipulatives Vorgehen* Pflegedienstleitung zum Geschäftsführer: „Wir haben ein paar Dekubitalulzera, da müssen wir aufpassen. Wir brauchen unbedingt umfangreiche Fortbildungen."	Insgesamt bestehen derzeit vier Dekubitalulzera bei den Kunden. Null Dekubitalulzera sind während der Versorgung durch den Pflegedienst entstanden. **Objektive Information:** Die Mitarbeiter führen offensichtlich eine effektive Dekubitusprophylaxe durch.
Beispiel 2: Kundenschwund *Panik verbreiten* Geschäftsführer zur Pflegedienstleitung: „Die Kundenzahlen sinken. Sie müssen sofort Akquise machen."	Im letzten Monat ist die Kundenzahl von 105 auf 101 Kunden gesunken. Der Gewinn ist aber gleich geblieben. **Objektive Information:** Durch Zu- und Abgänge im letzten Monat ist die Kundenzahl zwar gesunken, aber offensichtlich sind lukrative Kunden hinzugekommen und weniger lukrative Kunden abgewandert. Deshalb ist der Gewinn bei geringerer Kundenzahl immer noch gleich.
Beispiel 3: MDK-Prüfung *Macht ausüben* Pflegedienstleitung zur Teamleitung: „Der MDK hat viele Mängel bei drei Ihrer Kunden festgestellt."	Im Prüfbericht werden später nur zwei Maßnahmen zur Prozess- und Ergebnisqualität stehen, die sich auf die drei Kunden beziehen. Im Abschlussgespräch haben sich die MDK-Prüfer lediglich viel Zeit gelassen, umfangreich zu beraten. **Objektive Information:** Es wurden lediglich zwei Dokumentationsmängel festgestellt, die schnell behebbar sind. Von vielen Mängeln kann daher nicht die Rede sein.

◻ Tab. 6.2 Beispiel: Die Unterschiede proaktiver und reaktiver Führung in Bezug auf die Informationsstruktur

Proaktives Handeln dank effektiver Informationskultur	Reaktion auf akute Ereignisse
Die PDL teilt dem Geschäftsführer mit, dass es bei den beiden neuen Mitarbeitern schon drei Dekubitalulzera auf den Touren gibt. Der Geschäftsführer gibt ein Fortbildungsbudget frei, um die beiden neuen Mitarbeiter gezielt auf die Dekubitusprophylaxe zu schulen und den Erfolg zu verifizieren.	Bei der MDK-Prüfung stellen die Prüfer drei Dekubitalulzera bei den Kunden fest, die offensichtlich während der Versorgung des Pflegedienstes entstanden sind. Nachdem der umfangreiche Maßnahmenkatalog der Kassen eintrifft, werden panisch Schulungen für alle Mitarbeiter geplant, die (mit Ausfall auf den Touren) mehrere Tausend Euro kosten werden.
Die PDL teilt dem Inhaber mit, dass im letzten Monat drei Kunden mit einem Gesamtumsatz von 8.000 € bzw. 160 Produktivstunden im Pflegeheim aufgenommen wurden. Der Geschäftsführer empfiehlt der PDL, 100 Plusstunden bei den Mitarbeitern abzubauen und 60 Stunden für den Stau bei den Arbeiten zum dokumentierten Pflegeprozess zu nutzen.	Nach drei Monaten schaut der Inhaber mal wieder in die BWA. Er stellt fest, dass der Umsatz um 16.000 € gesunken ist. Er ordnet an, dass die PDL jetzt „ausschließlich Akquise" zu machen hat, „bis der Umsatz wieder stimmt". Die PDL nimmt den Inhaber beim Wort und vernachlässigt so Pflegevisiten, Einarbeitungen und Hygieneunterweisungen …
Die PDL erstellt im November 2018 einen Jahresdienstplan für 2019. Sie trägt dort alle Urlaube und Fortbildungen sowie Abstellungen für den Betriebsrat ein. Für das Karnevalswochenende und für die zweite Julihälfte sieht sie Engpässe. Sie holt sich vom Geschäftsführer die Freigabe, schon jetzt bei einer Zeitarbeitsfirma jeweils zwei Pflegefachkräfte für Karneval und die zweite Juli-Hälfte zu buchen.	Kurz vor Karneval 2019 fehlen zwei Drittel aller Mitarbeiter aufgrund von freien Tagen und plötzlichen Erkrankungen. Die PDL hat größte Mühe, über die Karnevalstage die Touren abzudecken. Anrufe bei Zeitarbeitsfirmen bleiben erfolglos, da deren Mitarbeiter schon seit Wochen ausgebucht sind. Auch freiberufliche Pflegekräfte sind nicht mehr zu bekommen.

Aus dieser Übersicht ist gut zu ersehen, wer sich als ein Merkmal seiner Unternehmenskultur den Satz „Wir handeln stets proaktiv" festgeschrieben hat – und wer einfach reaktiv führt. Denn es gibt gerade in der ambulanten Pflege immer wieder vorhersehbare Krisen. Dank einer offenen und verständlichen Informationspolitik zwischen allen Hierarchieebenen gelingt dieses proaktive Handeln. So entstehen keine Krisen und es müssen somit auch keine Ressourcen zur akuten Problemlösung bemüht werden.

In ◻ Tab. 6.1 und ◻ Tab. 6.2 sind vor allem die Ebene „Inhaber/Geschäftsführer", „Pflegedienstleitung" und „Teamleitung" betrachtet worden. Natürlich aber muss jede Ebene im Pflegedienst an dem internen Informationssystem teilhaben. In ◻ Abb. 6.1 ist die Informationspyramide einer Organisation dargestellt.

Je niedriger die Hierarchieebene, desto detaillierter muss eine Information den Mitarbeiter für seinen Arbeitsplatz erreichen. Je höher die Hierarchieebene, desto globaler muss die Information sein, damit der jeweilige Funktionsträger damit arbeiten kann. Das Beispiel in ◻ Tab. 6.3 nutzt das Thema „Dekubitusprophylaxe" zur Darstellung der Informationspyramide eines ambulanten Pflegedienstes mit drei lokalen Teams.

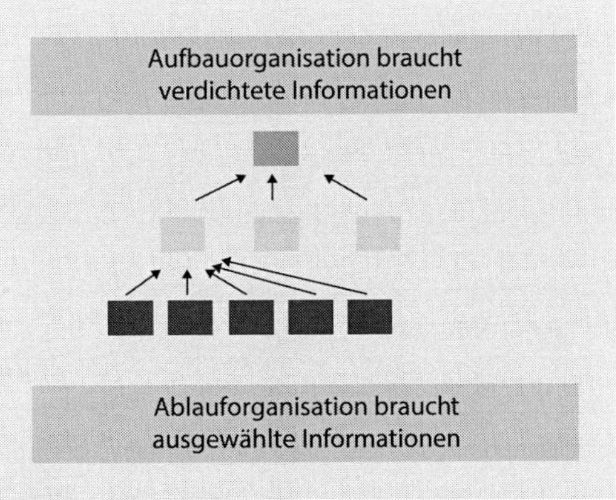

◻ Abb. 6.1 Informationspyramide einer Organisation

◨ Tab. 6.3 Beispiel: Informationspyramide eines ambulanten Pflegedienstes (Beispiel Dekubitusprophylaxe)

Hierarchieebene	Information	Kennzahl
Pflegehelfer	Pflegekunde Frau Werner ist dekubitusgefährdet. Sie muss bei jeden Einsatz beraten werden, gelegentlich im Rollstuhl ihre Position zu verändern.	Keine
Pflegefachkraft mit Stammtour	Zwei Kunden sind dekubitusgefährdet.	Zwei Kunden mit Dekubitusrisiko, null Kunden mit Dekubitalulzera
Teamleiter	Es gibt im Team Kunden mit einem Dekubitusrisiko, zudem Kunden mit Dekubitalulzera, die während der Versorgung durch den Pflegedienst entstanden sind.	Sechs Kunden mit Dekubitusrisiko, zwei Kunden mit Dekubitalulzera
Pflegedienstleitung	In allen Teams gibt es Kunden mit einem Dekubitusrisiko sowie Kunden mit Dekubitalulzera, die während der Versorgung des Pflegedienstes entstanden sind.	Vier Kunden mit im Pflegedienst entstandenen Dekubitalulzera
Geschäftsführer/Inhaber	Der Pflegedienst produziert Pflegeschäden.	4% der Kunden hat im Pflegedienst erworbene Pflegeschäden (Zielkennzahl 0%)

Aus der Pyramide ist ersichtlich, dass der Pflegehelfer eine klare Anweisung benötigt, was er bei seinem Einsatz zu tun hat, um dabei mitzuwirken, dass seine Pflegekundin keinen Dekubitus erleidet. An der Spitze der Pyramide hingegen benötigt der Geschäftsführer/Inhaber diese Detailinformation nicht. Er muss vielmehr wissen, dass zur Zeit Pflegeschäden entstehen, während die Kunden in der Versorgung seines Pflegedienstes sind. Hieraus entsteht für ihn Handlungsbedarf, um dafür zu sorgen, dass die Quote der im Pflegedienst erworbenen Pflegeschäden wieder auf 0% zurückgeht.

An ein Kennzahlensystem, welches als effektives Instrument zur Steuerung eines Pflegedienstes dienen soll, muss also auch die Anforderung gestellt sein, dass jede Information in verständlicher Form dorthin kommt, wo sie hingehört. Je besser das gelingt, desto besser klappt die Arbeit mit Kennzahlen, unter anderem deshalb, weil alle Hierarchieebenen fühlen, dass damit die Informationen für den eigenen Arbeitsbereich viel klarer sind und somit in der Kommunikation untereinander und zwischen unterschiedlichen Hierarchieebenen Klarheit herrscht, was zeitraubende Missverständnisse oder gar Konflikte ausschließt.

Um das Kennzahlensystem als Instrument einer transparenten und effektiven Informationspolitik zu nutzen, lohnt sich auch der Blick darauf, welchen Zeithorizont eine Information bzw. eine Kennzahl abdecken muss. ◨ Abb. 6.2 zeigt auf der y-Achse (senkrecht) den Weg vom operativen Handeln hin zur strategischen Führung und auf der x-Achse (waagerecht) den Zeithorizont von Minuten bis hin zu Jahren. Informationen, die ausschließlich der operativen – also der Arbeit beim Pflegekunden – Ebene dienen, haben eine Zeitspanne von Minuten. Informationen von strategischer Natur hingegen haben eine Zeitspanne von mehreren Monaten bis hin zu Jahren. ◨ Abb. 6.2 zeigt, dass, je höher die Hierarchieebene ist, desto mehr Weitblick eine Kennzahl dem Benutzer liefern muss.

Ein sehr gutes Beispiel ist an dieser Stelle die Frage, ob die einzelnen Pflegeeinsätze wirtschaftlich sind. Welche Kennzahl in welcher Ebene benötigt wird, zeigt ◨ Tab. 6.4.

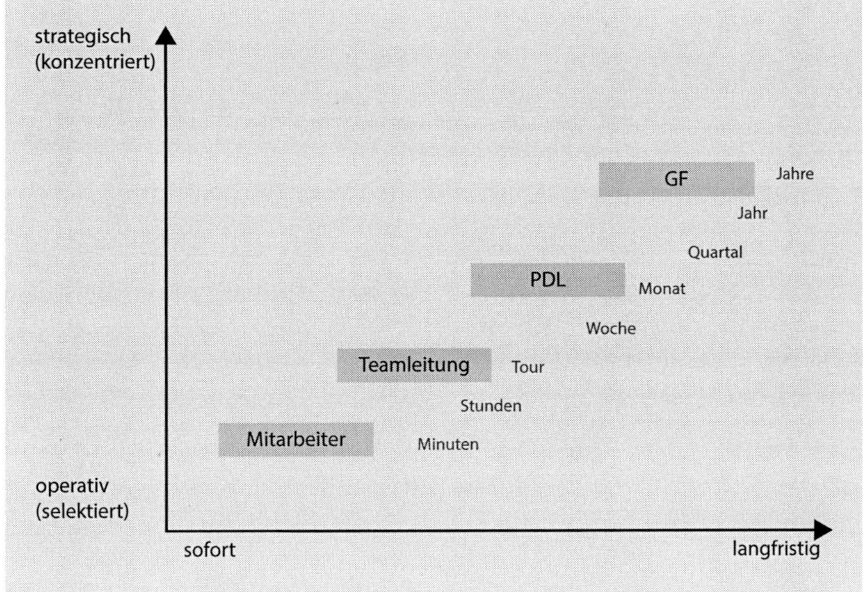

▣ Abb. 6.2 Abhängigkeit zwischen Hierarchieebenen und zeitlichen Dimensionen von Kennzahlen

▣ Tab. 6.4 Informationen über die Wirtschaftlichkeit von Einsätzen

Hierarchieebene	Kennzahl
Pflegefachkraft/Pflegehilfskraft	Vorgabe in Minuten pro Einsatz und Fahrtzeit auf dem jeweiligen Tourenplan
Teamleiter	Erlös pro Einsatz und Minute
Pflegedienstleitung	Gewinn/Verlust in € der einzelnen Touren
Geschäftsführung/Inhaber	Operativer Gewinn/Verlust

Die Mitarbeiter in der Pflege müssen einfach die vorgegebenen Zeiten einhalten. Die Teamleiter sind dafür verantwortlich, wirtschaftliche Einsätze zu planen. Die Pflegedienstleitungen wiederum müssen die Teamleiter so trainieren, dass deren Touren wirtschaftlich laufen. Der Geschäftsführer/Inhaber muss nur wissen, ob der Pflegedienst wirtschaftlich erfolgreich läuft oder nicht.

6.1 Management-Informationssysteme

Nachdem auf den ersten Seiten der Nutzen von Informationssystemen im Zusammenhang mit Kennzahlen dargestellt wurde, werden in diesem Abschnitt einzelne Management-Informationssysteme vorgestellt. Das soll dazu dienen, der Komplexität und Individualität in den verschiedenen Pflegediensten Rechnung zu tragen und ein eigenes effektives System aufzubauen oder das bestehende System zu optimieren.

Wie wichtig Management-Informationssysteme sind, die mit klaren Zahlen, Daten und Fakten an der richtigen Stelle zur richtigen Zeit vorhanden sind, soll das folgende Beispiel aufzeigen:

Beispiel Im Pflegedienst Schnitter stehen der Inhaber Eddy Schnitter und seine Pflegedienstleitung in einer Rauchpause vor dem Pflegedienst-Büro. Zwischen drei Anrufen in fünf

Minuten kann die PDL ihrem Chef mündlich mitteilen, dass zwei Pflegekunden mit jeweils fünf Einsätzen am Tag ins Pflegeheim kommen. Wenige Tage später kommt Schnitter aufgeregt in das Büro seiner PDL: Sein Steuerberater hat ihm gerade mitgeteilt, dass der Pflegedienst im Monat August 2018 einen Verlust von 2.000 € macht.

Die auf den vorherigen Seiten angesprochenen mündlich übergebenen Informationen führen zu solchen Situationen und Missverständnissen. Die Informationskultur muss also auch zwingend Bestandteil der Unternehmenskultur sein und von der höchsten Ebene des Pflegedienstes vorgelebt werden. Nur so gelingt auch die Beteiligung aller Mitarbeiter aller Hierarchieebenen des Pflegedienstes. Ein ambulanter Pflegedienst kann in vier Schritten ein effektives Management-Informationssystem aufbauen bzw. das bestehende System optimieren.

- **Schritt 1: Entscheiden, welche Informationen benötigt werden**

Besonders als Führungskraft in der Pflege muss man sich mit seiner Arbeit extern vor seinen Kunden und seinem Umfeld rechtfertigen. Zu den externen Kunden zählen auch die Vertragspartner – also die Kranken- und Pflegekassen sowie die örtlichen Sozialhilfeträger. Vor den Kassen muss jeder Pflegedienst mindestens einmal im Jahr beweisen, dass er die vertraglich vereinbarten Qualitätskriterien einhält und sich an die Spielregeln zur Abrechnung der Leistungen hält. Als verantwortungsbewusste Führungskraft muss zudem dafür Sorge getragen werden, dass der ambulante Dienst profitabel ist und gleichzeitig rechtssicher arbeitet, und das alles bei zufriedenen Mitarbeitern, Pflegekunden und Zulieferern. Der ambulante Pflegedienst benötigt also auf jeden Fall Informationen
- über die geleistete Pflegequalität,
- über die Umsatzpotenziale und deren Ausschöpfung,
- aus dem Personalwesen,
- über Kundenzufriedenheit,
- über Zulieferer.

- **Schritt 2: Wichtige Informationen müssen von unwichtigen Informationen getrennt werden**

Individuell wichtig sind nur die Informationen, die jeder an seinem Arbeitsplatz benötigt, um seine Aufgaben optimal zu erledigen. Wie schon in ▶ Kap. 2 beschrieben, ist eine der Anforderungen an Kennzahlen, dass sie dort zur Verfügung stehen, wo sie auch benötigt werden. Darüber hinaus ist eine Kennzahl nur nützlich, wenn sie dem Nutzer eine Information liefert, die dieser auch wirklich benötigt.

Beispiel Die Kennzahl „Erlös pro Minute" ist für die PDL entscheidend, um zu beurteilen, ob sie im Erst- bzw. Folgegespräch wirtschaftliche Einsätze geplant hat. Diese Kennzahl ist für die Pflegefachkraft hingegen völlig unwichtig, weil diese ihren Aufgabenbereich nicht berührt.

Hilfreich sind hier die Stellenbeschreibungen der einzelnen Hierarchieebenen und Funktionen. In beiden QM-Dokumenten sind die arbeitsplatzbezogenen Aufgaben beschrieben. Somit ist klar, wer was zu tun hat – und somit ist auch klar, wer welche Informationen benötigt, um seine Aufgaben optimal zu erledigen.

- **Schritt 3: Es wird entschieden, wer welche Informationen erhebt**

Auch hier helfen die jeweiligen Stellenbeschreibungen. Die Pflegefachkraft zum Beispiel hat die Kernaufgabe der Durchführung von Grund- und Behandlungspflege. Also erhebt diese auch die Daten aus der direkten Pflege – und nicht die Pflegedienstleitung. Das Gleiche gilt für „harte" BWL-Informationen wie Liquiditäts-, Rendite- und Kostenkennzahlen: Das ist Aufgabe der Geschäftsführung und nicht der PDL. Jede Ebene erhebt also die Informationen, die er zur Steuerung seines Bereiches benötigt.

- **Schritt 4: Es wird entschieden, wer welche Informationen benötigt**

Verschiedene Ebenen brauchen verschiedene Informationen. Für die Zuordnung beginnt man am besten bei den Pflegefachkräften. Denn dort wird das Geld erwirtschaftet und die Qualität geleistet, die die oberste Leitung mit den Kostenträgern vereinbart hat. ◘ Abb. 6.3 zeigt einen Pflegedienst (240 Kunden) mit fünf Hierarchieebenen.

Zur Erläuterung: Gerade bei sehr großen Pflegediensten oder gar Ketten gibt es Gesellschafter, die den Geschäftsführer bestellen. Deshalb ist die Ebene in ◘ Abb. 6.3 der Vollständigkeit halber unterteilt.

Die Pflege(fach-)kräfte müssen über detaillierte Informationen zum Zustand der Kunden verfügen.

Die Ebene des unteren Managements, also die Teamleitungen/Pflegedienstleitungen, benötigen schon verdichtete Informationen. So zum Beispiel über

- Anzahl der Pflegeschäden,
- Anzahl gefährdender Pflegesituationen,
- detaillierte Ergebnisse aus Pflegevisiten.

Die Ebene der Pflegedienstleitung muss schon eher für einen ambulanten Pflegedienst spezifische Kennzahlen erheben können, wie zum Beispiel:

- Sachleistungsquote (§ 36 SGB XI),
- Gewinn/Verlust je Tour,
- Umsatz pro Kunde.

Die obere Ebene muss hingegen sehr verdichtete betriebswirtschaftliche Informationen erheben können.

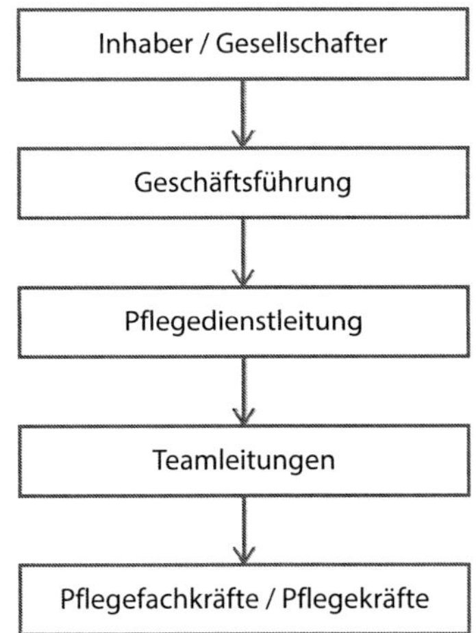

◘ **Abb. 6.3** Beispiel: Pflegedienst mit fünf Hierarchieebenen

Insgesamt muss die Organisation so gut sein, dass jeder weiß, wer welche Informationen benötigt und wie er sie erhebt. Die Steuerung über das Informationswesen hat natürlich immer die oberste operative Leitung.

6.2 Kennzahlen für die verschiedenen Hierarchieebenen

Um die in ▶ Abschn. 6.1 beschriebenen Zusammenhänge noch klarer auf die Praxis ambulanter Pflegedienste zuzuschneiden, sind in diesem Abschnitt exemplarische Kennzahlenübersichten für verschiedene Hierarchieebene aufgeführt und erläutert. Damit soll deutlich werden, wo welche Informationen in der Praxis benötigt werden.

6.2.1 Pflegefachkräfte

Beispielhafte Kennzahlen als Informationsquellen für den Erfolg/Misserfolg der jeweiligen Tätigkeiten für die verschiedenen Ebenen sind in ◘ Tab. 6.5 dargestellt.

Diese Daten sind für eine Pflegefachkraft relevant. Denn so weiß sie auf einen Blick, was auf ihrer Tour für spezielle Anforderungen bestehen. Diese Daten sind ebenfalls sehr nützlich, wenn die Tour temporär oder auch dauerhaft an einen anderen Mitarbeiter abgegeben wird. Dann weiß der übernehmende Mitarbeiter sofort, wie die fachliche Anforderung der Tour ist. Weiterführende Informationen benötigen die Pflege(fach-)kräfte nicht, um die in ihren Stellenbeschreibungen aufgeführten Kernaufgaben selbständig zu erfüllen.

6.2.2 Teamleitungen

Teamleitungen müssen natürlich in erster Linie auch die Pflegequalität ihres Teams im Blick haben. Aber da Teamleitungen nicht selten Bereiche von 50 bis 100 Pflegekunden führen, müssen diese auch schon einen Überblick über bereichsbezogene BWL- und

◘ Tab. 6.5 Beispiel: Tour 1, Bezugspflegekraft Monika Gerstner, Monat April 2018, Anzahl Kunden: 15

Gegenstand	Extern erworben	Im APD erworben/entwickelt
Dekubitus	2	0
Vollständige Immobilität	2	0
Mangelernährung	3	0
Chronische Wunden	1	0
Psychiatrische Auffälligkeiten	2	2
Demenz	0	0
Sturzgefahr	2	0
Sonstiges		
Anzahl Kunden, die einen höheren Pflegegrad beantragen könnten	1	

◘ Tab. 6.6 Beispiel: Bezirk Essen-Mitte, Teamleitung Hannah Gillmeister, Monat April 2018, Anzahl Kunden: 80

Gegenstand	Extern erworben	Im APD erworben
Pflegeschäden	2	0
Pflegerische Risiken	10	20
Sonstige pflegerische Phänomene (z. B. chronische Wunden, Demenzerkrankungen, psychiatrische Erkrankungen)	3	3
Sonstiges		
Anzahl Kunden, die einen höheren Pflegegrad beantragen könnten		6
Anzahl Pflegevisiten/Monat		6
Davon abgearbeitete Mängel		80%
Häufigste Mängel: – Risikoskalen fehlen/veraltet – Maßnahmen nicht handlungsleitend – Berichte ohne Aussagekraft – Auffälligkeiten bei Abrechnung		
Anzahl Überstunden gesamt		412
Krankheitsquote		10%
Umsatz/Kunde (Monat)		780 €
Ausschöpfung Sachleistungsquote		63%

Personalkennzahlen haben. Deshalb sollten Teamleitungen die in ◘ Tab. 6.6 beispielhaft enthaltenen Informationen zur Verfügung stehen.

Hier ist ersichtlich, dass sich die Kennzahlenübersicht schon wandelt. Der Fokus geht stärker in den Bereich des Pflege- und Personalmanagements. Es ist bei dieser Bereichsgröße auch unabdingbar, dass eine Teamleitung sich auch diese Informationen beschafft und damit arbeitet.

Vorausgesetzt ist natürlich, dass die Stellenbeschreibung „Teamleitung" auch die Aufgaben „Dienst- und Tourenplanung", „Erst- und Folgegespräche" sowie „Pflegevisiten" ausweist.

6.2.3 Pflegedienstleitung

Die Informationen, die eine Pflegedienstleitung wie im Beispiel in ◘ Tab. 6.7 benötigt, bezieht sich auch wieder auf einen großen Pflegedienst. Ansonsten kann für kleine und mittlere Pflegedienste auch die Informationslage der Teamleitungen wie in ◘ Tab. 6.6 herangezogen werden.

Die Pflegedienstleitung hat also nur noch mit reinen Management-Informationen zu tun und hat sich diese Informationen entsprechend zu holen. In ihrer Stellenbeschreibung dürften sich die Aufgaben „Steuerung des Personals", „Sicherung der Pflegequalität" und „wirtschaftliche Betriebsführung" wiederfinden.

6.2.4 Geschäftsführung/ Gesellschafter

Auf dieser Ebene werden nur noch wenige verdichtete Informationen erhoben. ◘ Tab. 6.8 ist entsprechend kurz gehalten – bildet aber alles ab, was an Informationen auf der Geschäftsführer-/ Gesellschafterebene benötigt wird.

Anhand dieser Abbildungen ist ersichtlich, wie sich der Informationsgehalt von der

◘ **Tab. 6.7** Beispiel: Pflegedienst gesamt, PDL Juliane Teichmann, Monat April 2018, Anzahl Kunden: 240

Gegenstand	Wert
Pflegeschäden im Pflegedienst entstanden	3
Maßnahmen der Landesverbände der Pflegekassen nach MDK-Prüfung	12
Davon *– Strukturqualität* *– Prozess- und Ergebnisqualität* *– Abrechnungsprüfung*	*2* *9* *1*
Sonstiges	
Kundenstatistik – Verhältnis Zu-/Abgänge pro Monat	+ 6
Umsatz/Kunde (Monat) gesamter Pflegedienst	750 €
Erfolgsquote Höherstufungsanträge in höhere Pflegegrade	6
Sachleistungsquote	61%
Erlös/Minute bei Erstgesprächen/Folgegesprächen	0,83 €
Ausfallquote Mitarbeiter	19%
Erfolg von Fortbildungen (Erfüllungsgrad Lernzielkontrollen)	77%
Kundenzufriedenheit	98%
Anzahl Zuweiser	17

□ Tab. 6.8 Beispiel: Unternehmen gesamt, geschäftsführende Gesellschafter Koch und Weisener, Monat April 2018, Anzahl Kunden: 240

Gegenstand	Wert
Rendite/Quartal	10%
Gewinn absolut/Quartal	54.000 €
Liquidität 1. Grades	160%
Anzahl Maßnahmen der Landesverbände der Pflegekassen nach letzter MDK-Prüfung	12
Fluktuation Führungskräfte (PDL, stv. PDL, Teamleitungen)	0%

Pflegefachkraft bis zu der obersten Leitung immer weiter verdichtet. Die Pflegefachkraft muss genau über den pflegerischen Zustand ihrer Kunden informiert sein. Die Teamleitung muss hingegen schon Bindeglied zwischen den Pflegefachkräften und der Pflegedienstleitung sein: Sie muss nämlich in ihrem Bereich schon das Leistungspotenzial der Kunden, deren Zufriedenheit sowie die Ergebnisse der Pflegevisiten erheben. Die Geschäftsführung bzw. die Gesellschafter brauchen dann nur noch die verdichtete Übersicht über die wirtschaftliche Entwicklung sowie über das Risikopotenzial, in Haftungsprozesse verstrickt zu werden.

Kennzahlencockpit: Welche Steuerung passt zu meinem Pflegedienst?

7.1 Kennzahlen für kleine Pflegedienste – 117
7.1.1 Herleitung – 118
7.1.2 Kennzahlencockpit für kleinere Pflegedienste – 122
7.1.3 Notwendige Maßnahmen – 128

7.2 Kennzahlen für mittlere Pflegedienste – 132
7.2.1 Herleitung – 133
7.2.2 Kennzahlencockpit für mittlere Pflegedienste – 139
7.2.3 Notwendige Maßnahmen – 141

7.3 Kennzahlen für große Pflegedienste – 147
7.3.1 Herleitung – 149
7.3.2 Kennzahlencockpit für große Pflegedienste – 152
7.3.3 Notwendige Maßnahmen – 156

7.4 Kennzahlen für Intensivpflegedienste – 164
7.4.1 Kennzahlencockpit eines ambulanten Intensivpflegedienstes – 168
7.4.2 Notwendige Maßnahmen – 169
7.4.3 Exkurs: Intensiv-WG – 171

7.5 Pflegedienste mit geronto-psychiatrischem Schwerpunkt – 172
7.5.1 Besonderheiten der ambulanten psychiatrischen Krankenpflege – 172

© Springer-Verlag GmbH Deutschland, ein Teil von Springer Nature 2018
B. Schlürmann, *Controlling für ambulante Pflegedienste*,
https://doi.org/10.1007/978-3-662-56176-8_7

7.5.2   Finanzierung der Versorgungsform „ambulante psychiatrische
         Krankenpflege" – 173
7.5.3   Kostenstruktur eines ambulanten psychiatrischen
         Pflegedienstes – 174
7.5.4   Kalkulation der notwendigen Auslastung – 175
7.5.5   Blickpunkt Personalanhaltszahlen – 175
7.5.6   Kennzahlencockpit für psychiatrische Pflegedienste – 176

Literatur – 178

Welches Kennzahlensystem als „Cockpit" für einen Pflegedienst geeignet ist, hängt von diesen Faktoren ab:

Größe   Ein kleiner Pflegedienst mit bis zu ca. 50–60 Pflegekunden benötigt kein aufwändiges Kennzahlensystem. Hier reichen oft acht bis zehn Kennzahlen, die einfach zu erheben sind und mit denen der Dienst ganz einfach gesteuert werden kann. Anders ist es in sehr großen Diensten mit 200 und mehr Kunden, wo es mehrere Führungsebenen gibt. Hier wird das Kennzahlensystem komplexer sein – aber dennoch für jede Ebene einfach und praktikabel zu gestalten (► Abschn. 7.3).

Struktur   In der Regel erbringen klassische Pflegediente zur Hälfte SGB V-Leistungen und zur Hälfte SGB XI-Leistungen. Je nach Bundesland und Vergütungssystem verschiebt sich diese Verteilung in die eine oder andere Richtung. Im Schnitt werden aber etwa 25% der Kunden solitär mit SGB XI-Leistungen, 25% solitär mit SGB V-Leistungen und 50% mit Kombinationsleistungen aus beiden Bereichen versorgt. Am Markt gibt es aber auch Pflegedienste, die nicht in dieses typische Raster passen. In ◘ Tab. 7.1 sind mögliche Konstellationen aufgeführt.

Diesen besonderen Strukturen muss natürlich auch ein Kennzahlen-System Rechnung tragen. Wie es gelingt, auch für solche Pflegedienste ein effektives Kennzahlencockpit aufzubauen, wird in ► Abschn. 7.4 vertieft behandelt.

7.1   Kennzahlen für kleine Pflegedienste

Kleine Pflegedienste brauchen einfache Strukturen. In diesem Abschnitt wird dargestellt, wie auch kleine Pflegedienste ohne erheblichen bürokratischen Aufwand mit einem Kennzahlensystem erfolgreich arbeiten können. Darüber hinaus werden Beispiele geliefert, welche Maßnahmen bei verfehlten Zielen ergriffen werden können.

Kleine Pflegedienste mit Kundenzahlen bis etwa 60 Kunden haben die Besonderheit, dass selbst die Pflegedienstleitung oder der Inhaber (zum Teil) noch selber Touren fahren müssen, weil sich sonst das Betreiben des Pflegedienstes nicht lohnen würde. Hierzu ein einfaches Rechenbeispiel:

Beispiel   Der Pflegedienst Schwarze Rose hat 60 Kunden. Der Umsatz pro Monat beträgt

◘ **Tab. 7.1** Mögliche Pflegedienststrukturen

Struktur des Pflegedienstes	Grund
75% solitäre Behandlungspflege	Das Vergütungssystem des Bundeslandes, wo der Pflegedienst ansässig ist, vergütet Behandlungspflege nach SGB V lukrativ. SGB XI hingegen wird unattraktiv vergütet.
100% solitäre Grundpflege	Der Pflegedienst hat keine SGB V-Zulassung, agiert aber in einem Bundesland, in dem die SGB XI-Leistungen attraktiv vergütet werden.
Schwerpunkt Intensivpflege in der WG	Der Pflegedienst betreibt als Betriebsschwerpunkt Wohngemeinschaften mit Pflegekunden, die einen intensivpflegerischen Bedarf aufweisen.
Schwerpunkt 1:1-Heimbeatmung	Der Pflegedienst betreibt seit vielen Jahren als Schwerpunkt die 1:1-Versorgung heimbeatmeter Pflegekunden und ist in diesem Feld sehr erfahren.
Geronto-psychiatrische Versorgung als Fachpflegedienst	Der Pflegedienst arbeitet bereits seit Jahren als Fachpflegedienst mit entsprechendem Vertrag und Vergütungsvereinbarung.

35.000 €, die Gesamtkosten 30.000 €. Inklusive dem Inhaber, der zugleich auch gemeldete Pflegedienstleitung ist, wird der Umsatz mit Hilfe von 6,9 Vollzeitkräften erwirtschaftet. Der Inhaber erledigt seine Verwaltungsaufgaben immer, nachdem er seine Tour gefahren ist. Würde der Inhaber nur im Büro bleiben, fielen seine knapp 5.100 € Umsatz/Monat weg (35.000/6,9 VK = 5.072,46 € Umsatz je VK und Monat). Der Umsatz läge so nur noch bei 29.927,54 € bei Kosten von 30.000 €. So entsteht ein leichter Verlust! Selbst dann, wenn der Ausfall des Inhabers durch eine weitere Pflegekraft kompensiert werden würde, steigen die Kosten auf 33.500 € (1,0 VK kosten im Beispiel hier 3.500 € inkl. AG-Anteil) bei einem Erlös von 35.000 €. So verbleibt zwar noch ein Gewinn von 1.500 €, dieser wird aber schnell aufgezehrt, wenn die Abrechnung nicht rund läuft und es zu Rückläufern und Stornos kommt.

Bei solchen Konstellationen muss ein Kennzahlensystem so effektiv sein, dass es dem jeweiligen Inhaber Zeit spart und gleichzeitig einen betriebswirtschaftlichen Mehrwert liefert. Denn gerade bei kleinen Pflegediensten können Mitarbeiterausfälle und das Wegbrechen lukrativer Hochumsatzkunden tiefgreifende wirtschaftliche Folgen haben.

7.1.1   Herleitung

Zur Herleitung, welches Kennzahlensystem für einen relativ kleinen Pflegedienst geeignet ist, muss geklärt werden, welche Zielsetzung der Pflegedienst verfolgt und welche Risiken drohen.

Die Zielsetzung kleinerer Pflegedienste, wie im Einstiegsbeispiel beschrieben, dürfte diese sein:

Wachstum   Kleine Pflegedienste werden Wachstum anstreben – unbesehen von der allgegenwärtigen Problematik, Pflegekräfte zu finden. Denn Pflegedienste in der Größe bis zu 60 Kunden mit klassischer Erlös- und Leistungsstruktur drohen im Wettbewerb unterzugehen. Sie sind schnell Beute für wesentlich größere Wettbewerber und sogar für Altenheimketten und andere Investoren, die beabsichtigen, Pflegedienstketten und/oder Franchisesysteme aufzubauen. Dieser Trend zeichnet sich bereits seit einigen Jahren in Deutschland ab und dürfte zunehmen. Je größer der Pflegedienst ist, desto besser können Angriffe von außen abgewehrt werden. Und sollte es doch zum Verkauf kommen, ist der Verkaufspreis eines Pflegedienstes höher, je größer er ist. Die Zielsetzungen werden also die Steigerung von Kundenzahlen, Leistungen, Umsatz und Gewinn sein.

Vertragssicherheit   Mit dem Wachstum des Pflegedienstes wird automatisch mehr Fachpersonal benötigt. In den einzelnen Bundesländern gibt es in den Verträgen zu §§ 132, 132a SGB V klare Regelungen, welches Personal quantitativ und qualitativ vorgehalten werden muss. Wenn zum Beispiel die Vertragspartner „drei Pflegefachkräfte in Vollzeit" verlangen, ist der Verlust einer Pflegefachkraft gleichbedeutend mit dem Unterlaufen der vertraglichen Grundlagen und führt nach einer Kulanzzeit seitens der Kassen unweigerlich zum Verlust des Vertrages, wenn diese Pflegefachkraft nicht nachbesetzt werden kann. Im Zusammenhang mit den Wachstumszielen wird also ein weiteres Ziel der Ausbau der qualitativen und quantitativen Personaldecke sein.

Wie die Erläuterungen der beiden Ziele zeigen, stehen beide miteinander in Verbindung. In diesem Zusammenhang lohnt es sich, genauer auf die Risiken zu schauen, denen kleine Pflegedienste ausgesetzt sind. ◘ Tab. 7.2 zeigt Risiken sowie ihre möglichen Folgen auf.

Die Auswirkungen der Risiken zeigen, dass es zwischen den einzelnen Risiken durchaus Überschneidungen gibt. Auf vier Punkte soll an dieser Stelle noch genauer eingegangen werden:

- **Verlust vieler Patienten**

Es ist schon sehr häufig vorgekommen, dass plötzlich ein bis zwei Pflegekräfte einen Pflegedienst verlassen und auf einen Schlag 20 Kunden mitnehmen. Für kleine Pflegedienste ist dies in höchstem Maße existenzbedrohend. Neben der Gefahr, den Vertrag nach §§ 132, 132a SGB V nicht mehr zu erfüllen, steigt auch das wirtschaftliche Risiko für den Pflegedienst immens an,

◨ Tab. 7.2 Risiken für kleine Pflegedienste und ihre Auswirkungen

Risiko	Auswirkungen
Angriff durch lokale Mitbewerber	Personal wird abgeworben. Ganze Touren gehen verloren.
Übernahmeangebote großer Ketten	Der gute Ruf des Pflegedienstes geht verloren. Die Identität des Pflegedienstes geht verloren. Die Betreiber verlieren ihr Lebenswerk. Durch Unkenntnis einer Verkaufspreisfindung wird der Dienst unter Wert abgegeben.
Verlust der Pflegedienstleitung	Die personellen Vorgaben des Vertrages gemäß §§ 132, 132a SGB V können nicht mehr erfüllt werden.
Verlust von Pflegefachkräften	Die personellen Vorgaben des Vertrages gemäß §§ 132, 132a SGB V können nicht mehr erfüllt werden. Verlust von Kunden, da diese mit den Pflegefachkräften zum anderen Pflegedienst „mitgehen".
Verlust von Hochumsatzkunden	Aus einem kleinen operativen Gewinn kann schnell ein vierstelliger Verlust pro Monat entstehen.
Hohe Anzahl abgesagter Einsätze	Der Ist-Umsatz einer Periode (z. B. Monat) unterschreitet den Plan-Umsatz so stark, dass aus einem geplanten Gewinn ein Verlust wird.
Mitarbeiterausfälle	Der ausgefallene Mitarbeiter muss durch teure Zeitarbeit ersetzt werden. Es müssen Überstunden aufgebaut werden – dies bedeutet ein zinsloses Darlehen der Mitarbeiter an den Pflegedienst, welches irgendwann fällig wird. Durch viele Überstunden in kurzer Zeit entstehen Verstöße gegen das Arbeitszeitgesetz. Durch viele Überstunden werden die verbleibenden Mitarbeiter überlastet und werden ebenfalls krank.

denn Krankmeldungen und Verluste von Hochumsatzkunden schlagen umso schlimmer durch, je kleiner ein Pflegedienst ist. Hierzu ein Beispiel:

Beispiel Der Pflegedienst Schwarze Rose hat zwei Pflegefachkräfte in Vollzeit verloren. Hinter dem Rücken des Inhabers haben die beiden Mitarbeiter 20 Kunden davon überzeugt, mit ihnen zum benachbarten Pflegedienst Schnitter zu wechseln. Es hält sich hartnäckig das Gerücht, dass beide Mitarbeiter pro Kunde 1.000 € Prämie in bar erhalten haben. Der Pflegedienst Schwarze Rose hat auf einen Schlag nur noch 40 Kunden und 24.800 € Umsatz (vorher 35.000 €). Die Kosten betragen noch 22.500 €. Der knappe Monatsgewinn von 2.300 € geht in dem Moment verloren, wo zwei Kunden mit jeweils 2.000 € Monatsumsatz ins Heim gehen und ein Vollzeitmitarbeiter lange ausfällt. Somit entstehen pro Tour, die durch den Ausfall besetzt werden muss, Kosten in Höhe von 250 €, um die Zeitarbeitsfirma zu bezahlen.

Die Folgen liegen auf der Hand: Wenn der Pflegedienst keine finanziellen Reserven mehr hat, kommt es binnen weniger Monate zur Insolvenz. Aber auch, wenn (private) finanzielle Reserven vorhanden sind, werden in solchen Szenarien schnell 20.000 € im Quartal „verbrannt".

■ **Verlust von Pflegefachkräften**

Neben der Gefährdung des SGB V-Vertrages drohen beim Verlust von Pflegefachkräften auch erhebliche finanzielle Einbußen. Das abgeänderte Beispiel von oben zeigt die Folgen auf:

Beispiel   Zwei Pflegefachkräfte vom Pflegedienst Schwarze Rose kündigen, weil ihnen ein Mitbewerber 300 € im Monat mehr bietet und Dienst nur jedes dritte Wochenende zusagt. Die beiden Pflegefachkräfte haben bislang einen Umsatz pro Monat von jeweils 5.500 € bei Vollkosten von 4.000 € eingefahren – insgesamt also ein Gewinn von 3.000 € pro Monat. Durch den plötzlichen Verlust der beiden Kräfte müssen in den ersten drei Monaten nach dem Ausscheiden Zeitarbeiter engagiert werden, da die beiden offenen Stellen erst nach 90 Tagen besetzt werden können. Damit die 11.000 € im Monat respektive 33.000 € Umsatz im Quartal weiterhin erzielt werden können, muss der Pflegedienst für zwei Pflegefachkräfte der Zeitarbeitsfirma „Cash-Care GmbH" pro Monat 15.000 € und somit für das Quartal 45.000 € aufwenden. Aus den oben genannten 3.000 € Gewinn im Monat (9.000 pro Quartal) sind nun 4.000 € Verlust pro Monat (12.000 € im Quartal) geworden.

Hier schlägt der Fachkräftemangel durch. Momentan dauert es sogar 167 Tage (www.altenheim.net/Infopool/Nachrichten/Freie-Stellen-in-der-Altenpflege-immer-laenger-unbesetzt), bis eine Fachkraftstelle neu besetzt werden kann. Insofern ist das obige Beispiel noch moderat formuliert. Unabhängig davon wird – wie schon im ersten Beispiel – ein kleiner Pflegedienst Mühe haben, einen fünfstelligen operativen Verlust auf Dauer aufzufangen.

- **Verlust von Hochumsatzkunden**

Je kleiner der Pflegedienst ist, desto dramatischer ist der Verlust von Kunden, die einen vierstelligen Umsatz einbringen. Denn die Nachbesetzung der verlorenen Kunden sind oft Neukunden, die einen wesentlich geringeren Umsatz einbringen. Das liegt daran, dass diese Neukunden oft am Anfang ihrer „ambulanten Pflegekarriere" stehen und der Hilfebedarf häufig noch nicht so hoch ist. Auch hierzu ein Beispiel:

Beispiel   Der Pflegedienst Schwarze Rose verliert im Februar 2018 gleich drei Kunden mit einem Gesamtumsatz von 6.000 €. Der Umsatz bricht hochgerechnet von 35.000 € auf 29.000 € ein. Die Kosten liegen nach wie vor bei 30.000

€. Drei Neukunden, die Anfang bis Mitte März 2018 akquiriert werden, bringen zunächst insgesamt nur 1.000 € ein. Der Pflegedienst erwirtschaftet so zunächst keinen Gewinn. Zudem sind immer noch Personalkapazitäten offen. Da alle Pflegedokumentationen den MDK-Anforderungen entsprechen und es nur wenige Überstunden zum Abbauen gibt, können die Mitarbeiter nicht entsprechend ihrer Stellendeputate beschäftigt werden. Da der Arbeitgeber in der Pflicht ist, Arbeit anzubieten, freuen sich die Pflegekräfte über die Freizeit.

An dieser Stelle sei allerdings erwähnt, dass der Verlust von Hochumsatzkunden auch eine Chance beinhaltet: Denn durch die frei gewordenen Personalkapazitäten können in der Folge diese Kapazitäten mit wirtschaftlicheren Einsätzen genutzt werden. Denn nicht immer sind die Hochumsatzkunden auch zugleich wirtschaftlich. In der Praxis gibt es durchaus Fälle wie in ◘ Tab. 7.3 dargestellt.

Angenommen, die frei gewordenen 55 Std. Personalkapazitäten werden also mit Einsätzen wie in der rechten Spalte der Übersicht gefüllt, entsteht ein hochgerechneter Monatsgewinn von 55 Std. × 6,52 € = 358,60 €. Das ist in jedem Falle sinnvoller, als pro Monat einen Verlust in Höhe von 305,25 € einzufahren. Insofern lohnt es sich immer, jeden Einsatz genau durchzurechnen, ob dieser Gewinn einbringt oder nicht. So kann man mitunter feststellen, dass Hochumsatzkunden nicht immer die Heilsbringer für den ambulanten Pflegedienst sind.

- **Mitarbeiterausfälle**

Mitarbeiterausfälle treffen kleine Pflegedienste immer härter als mittlere oder große Pflegedienste. Die Gründe dafür liegen auf der Hand: Zum einen hat ein kleiner Pflegedienst kaum personelle Ressourcen, um kurzfristig Ersatz aus den eigenen Reihen zu holen und zum anderen fällt es kleinen Pflegedienste aufgrund der wenigen Touren schwer, spontan Touren zusammenzulegen und aufzulösen. Das nachstehende Beispiel zeigt die Sachverhalte auf:

Beispiel   Der Pflegedienst Schwarze Rose hat morgens drei Touren (zwei Fachkrafttouren,

◨ Tab. 7.3 Vergleich „Hochumsatzkunde und Aufwand" zu „Neukunde mit wenig Umsatz und Aufwand"

Hochumsatzkunde und Aufwand	Neukunde mit wenig Umsatz und Aufwand
Ein Kunde bringt einen Erlös von 2.500 € inkl. Hausbesuchspauschalen pro Monat. Zustande kommt dieser Umsatz durch die vollumfängliche Ausschöpfung des Pflegegrades 4 (1.612 €), den Verbrauch der Entlastungsleistungen in Höhe von 125 € im Monat sowie der 2× täglichen Medikamentengabe.	Ein Neukunde wird 3× wöchentlich morgens mit körpernahen Pflegeleistungen versorgt. Der Erlös beträgt im Monat im Schnitt 325 € inklusive Hausbesuchspauschalen.
Um diese 2.500 € zu erwirtschaften, investiert der Pflegedienst im Monat 55 Stunden. Eine Arbeitsstunde (Vollkostensatz) kostet 50,00 €.	Um diese 325 € zu erwirtschaften, investiert der Pflegedienst im Monat 5,75 Stunden. Eine Arbeitsstunde (Vollkostensatz) kostet 50,00 €.
Der Einsatz bringt pro Arbeitsstunde 2.500 € / 55 Std. = 45,45 € Erlös. Bei Vollkosten von 50,00 € pro Arbeitsstunde entsteht pro Stunde also ein Verlust von 5,55 €.	Der Einsatz bringt pro Arbeitsstunde 325 € / 5,75 Std. = 56,52 €. Bei Vollkosten in Höhe von 50,00 € bleibt ein Gewinn von 6,52 € übrig.
Insgesamt bringt der Einsatz im Monat 55 Std. × 5,55 € = 305,25 € Verlust!	Insgesamt beträgt der Einsatz im Monat 5,75 Std. × 6,52 = 37,49 € Gewinn.

eine Helfertour) und abends zwei Spätdiensttouren (eine Fachkrafttour, eine Helfertour). Im Juli 2018 sind zwei Mitarbeiter (eine Fachkraft, eine Hilfskraft) im Urlaub. Da melden sich zwei weitere Mitarbeiter – jeweils Fachkräfte – für jeweils eine Woche krank. Statt zwei Köpfen fehlen plötzlich vier Köpfe. Um die Touren zu besetzen, sind aber fünf Köpfe nötig. Zudem werden drei Pflegefachkräfte benötigt, es sind aber nur noch zwei Fachkräfte verfügbar. Weder morgens noch abends kann eine Fachkrafttour aufgelöst werden. Es bestehen nur noch zwei Möglichkeiten: Entweder besetzen die beiden verbliebenen Fachkräfte die drei Fachkrafttouren und fahren somit Teildienste oder aber es muss sofort Zeitarbeit engagiert werden – mit den bekannten finanziellen Folgen.

Hinzu kommt die Überstundenproblematik: In Anlehnung an das obige Beispiel entstehen bei den verbliebenen Fachkräften Überstunden. Diese Überstunden sind, wie schon erwähnt, nichts anderes als ein Darlehen der Mitarbeiter an den Pflegedienst. Wenn auf den drei Touren für die gesamte Woche 140 Stunden benötigt werden, die vereinbarte wöchentliche Arbeitszeit mit den beiden verbliebenen Fachkräften aber nur 40 bzw. 30 Stunden beträgt, laufen 70 Überstunden auf. Bei Fachkraftkosten inkl. Arbeitgeber-Anteil in Höhe von 20,00 €

pro Stunde schuldet der Pflegedienst den beiden Mitarbeitern also 1.400 €.

Noch teurer wird es, wenn diese Mitarbeiter aufgrund der Überstunden auch noch ausfallen. Dann wird der Pflegedienst kaum noch um Zeitarbeit herumkommen. Wenn eine Fachkrafttour im Monat 5.500 € einbringt, die Zeitarbeitskraft aber 6.500 € im Monat kostet, entsteht ein Verlust von 1.000 € im Monat auf dieser Tour.

Zu guter Letzt muss der Pflegedienst auch auf das Arbeitszeitgesetz achten. Pflegeeinrichtungen müssen ihren Mitarbeitern Ruhezeiten von mindestens 10 Stunden zwischen den Diensten ermöglichen (Arbeitszeitgesetz). Darüber hinaus muss § 3 des Arbeitszeitgesetzes beachtet werden. Demnach darf die werktägliche Arbeitszeit der Arbeitnehmer acht Stunden nicht überschreiten. Sie kann auf bis zu zehn Stunden nur verlängert werden, wenn innerhalb von sechs Kalendermonaten oder innerhalb von 24 Wochen im Durchschnitt acht Stunden werktäglich nicht überschritten werden, wobei Werktage die Tage von Montag bis Samstag umfassen. Für Betriebe heißt das aber konkret, dass die Mehrarbeitsstunden in diesem definierten Zeitraum wieder ausgeglichen werden müssen.

Aus diesen Zusammenhängen von Zielen und Risiken ergibt sich für kleinere Pflegedienste also folgendes Kennzahlencockpit:

7.1.2 **Kennzahlencockpit für kleinere Pflegedienste**

Die nachstehenden Kennzahlen sollten in einem Kennzahlencockpit für kleinere Pflegedienste nicht fehlen. Die Kennzahlen sind benannt und mit einer Begründung versehen, warum diese Kennzahlen wichtig für die Steuerung kleinerer Pflegedienste sind.

- **Kundenanzahl**

Da kleinere Pflegedienste bestrebt sein sollten zu wachsen, ist der Blick auf die absolute Kundenzahl von Vorteil. Denn jeder neue Kunde bedeutet mehr Umsatzpotenzial und damit reales Wachstum für den Pflegedienst. Das folgende Beispiel verdeutlicht das:

Beispiel   Der Pflegedienst Schwarze Rose hat im Februar 2018 60 Kunden. Davon haben 40 Kunden einen Pflegegrad zwischen 2 und 5. Das Sachleistungspotenzial beträgt 40.000 € im Monat. Durch geschickte Werbung und gutes Marketing hat der Pflegedienst im November 2018 plötzlich 80 Kunden, davon 55 Kunden mit durchschnittlich 1.000 € monatlichem Sachleistungsanspruch. Das Umsatzpotenzial aus § 36 SGB XI ist also um 15.000 € monatlich gestiegen.

Der Blick auf die absolute Kundenzahl lohnt sich also allein schon aufgrund des zu erwartenden Mehrumsatzpotenzials für den Pflegedienst. Mehr Kunden und mehr Umsatz bedeuten auch mehr Marktanteile und somit mehr Marktmacht im nächsten lokalen/regionalen Umfeld.

- **Prospektiver Personalbedarf Soll/Ist**

Der prospektive Personalbedarf ist eine Kennzahl, die für jeden Pflegedienst jeder Größe von erheblicher Bedeutung ist. Wie in ▶ Kap. 4 beschrieben, weist diese Kennzahl den für den nächsten Monat prognostizierten benötigten Personalbedarf aus.

- **Krankheitsquote**

Die Krankheitsquote spielt für kleine Pflegedienste eine so große Rolle, weil schon Verschiebungen von z. B. 7 auf 12% dramatische Folgen haben können. Das liegt naturgemäß daran, dass in kleinen Pflegediensten auch die Personalquantitäten logischerweise klein sind. Welche Auswirkungen solche Sprünge um 5 und mehr Prozentpunkte bei der Krankheitsquote haben, zeigt das folgende Beispiel:

Beispiel   Im Februar 2018 hält der Pflegedienst Schwarze Rose 8 Vollzeitstellen vor, die sich auf 12 Köpfe aufteilen. Die acht Vollzeitstellen ergeben 1.360 Bruttoarbeitsstunden im Monat (8 × 170). Der Urlaubsanspruch beträgt 126 Stunden, die Abwesenheiten durch Fortbildungen betragen 28 Stunden, die Abwesenheiten durch Krankheit (Quote 7%) 95 Stunden (gerundet). Die verfügbare Netto-Arbeitszeit beträgt so 1.111 Stunden – pro Vollzeitkraft also 138,9 Stunden (gerundet). Abzüglich Dienstbesprechungen, Arbeiten an der Pflegedokumentation und sonstigen indirekten Pflegetätigkeiten und pflegefernen Tätigkeiten verbleiben pro Vollzeitstelle rechnerisch 110 Produktivstunden für das Fahren der Touren – insgesamt also 880 Stunden.

Der Pflegedienst Schwarze Rose benötigt tatsächlich 880 Nettoarbeitsstunden, um die Touren abzudecken. Die Kalkulation beruht auf 27 Tagen Urlaub bei einer 5,5-Tage-Woche, vier Fortbildungstagen im Monat sowie einer Krankheitsquote von 7%. Plötzlich aber fällt ein Mitarbeiter (0,75-Kraft) langfristig für 3 Monate aus. Somit müssen anteilig 82,5 Produktivstunden sowie 21 Stunden für die Arbeiten an der Pflegedokumentation kompensiert werden. Statt 880 Nettoarbeitsstunden stehen also nur noch 797,5 Nettoarbeitsstunden zur Verfügung.

Da aber neben den Touren auch die pflegefernen und indirekten Pflegearbeiten geleistet werden müssen, entstehen zwei Szenarien: Entweder fehlen die Stunden auf den Touren oder aber die notwendigen Arbeiten an den Pflegeprozessdokumentationen bleiben liegen. Im ersten Fall müssen Überstunden aufgebaut werden oder sogar Zeitarbeitskräfte finanziert werden – im zweiten Fall drohen erhebliche Mängel bei der nächsten MDK-Prüfung, ggf. Auffälligkeiten bei der Abrechnungsprüfung sowie erhöhte Haftungsrisiken aufgrund mangelhafter Dokumentation.

Wie man es dreht und wendet – schon wenn ein Mitarbeiter längerfristig ausfällt, kommt es zu erheblichen Beeinträchtigungen hinsichtlich einer wirtschaftlichen Betriebsführung. Deshalb müssen kleine Pflegedienste besondere Anstrengungen leisten, um Krankmeldungen zu verhindern, die aufgrund von Überlastung, Lustlosigkeit, Frustration und ähnlichen Ursachen entstehen. Denn kleine Pflegedienste brauchen bei der Krankheitsquote zwingend einen Puffer, um einen langfristigen Ausfall zu kompensieren.

- **Verhältnis Personalqualifikation zu Leistungsmix**

Kleine Pflegedienste haben aufgrund der überschaubaren Mitarbeiteranzahl immer ein hohes Ausfallrisiko. In manchen Pflegediensten ist es dramatisch, wenn eine Pflegefachkraft kündigt oder aus anderen Gründen den Pflegedienst verlässt. Je nach den Bedingungen im Vertrag nach §§ 132, 132a SGB V kann es passieren, dass einige Leistungen der Behandlungspflege nicht mehr abgerechnet werden können, weil schlichtweg das qualifizierte Personal fehlt. Das wiederum hat natürlich einen erheblichen wirtschaftlichen Schaden zur Folge.

Beispiel Der Pflegedienst Schnitter hat 50 Kunden und versorgt diese mit sechs Vollzeitkräften. Davon sind nur drei Vollzeitkräfte anerkannte Pflegefachkräfte, die übrigen Kräfte sind Pflegekräfte ohne jede Befugnis zur Erbringung von SGB V-Leistungen. Für 50% der vom Pflegedienst geplanten Leistungen sind Pflegefachkräfte erforderlich. Plötzlich scheidet eine Mitarbeiterin aufgrund von Schwangerschaft aus. Ein Teil der SGB V-Leistungen kann nun nicht mehr abrechnungsfähig erbracht werden.

Aus diesem Grund muss ein kleiner Pflegedienst immer im Blick haben, ob der Qualifikationsmix des Personals ausreicht, um alle mit den Kunden vereinbarten bzw. ärztlich verordneten Leistungen abrechnungsfähig und vertragskonform erbringen zu können. Zudem muss ein kleiner Pflegedienst immer darauf achten, dass das Ausfallrisiko einer Fachkraft abgemildert ist.

- **Anteil der Top-10-Umsatzkunden**

Für kleine Pflegedienste mit Monatsumsätzen um die 30.000 bis 40.000 € (Gewinn 3.000 bis 4.000 € pro Monat) ist der Verlust von zwei Hochumsatzkunden im Wert von z. B. 4.000 € im Monat dramatisch. Der Gewinn ist auf einen Schlag aufgezehrt. Dieses Risiko ist vermeidbar, wenn der Umsatzanteil der „Top-10-Kunden" am Gesamtumsatz so gering ist, dass ein Verlust eines oder zweier solcher Kunden verkraftbar ist. Der Pflegedienst muss daher darauf achten, dass vor allem den Kunden im Umsatzmittelfeld weitere Leistungen verkauft werden können. Der kleinere Pflegedienst muss deshalb diese Kennzahl immer im Blick haben und bei einem Anstieg auf über 20% unbedingt handeln.

- **Quote der Forderungsausfälle**

Ein großer Pflegedienst mit 200–300 Kunden mit einer stabilen Gewinnsituation kann in einem schlechten Monat einen Forderungsausfall in Höhe von 10% folgenlos überstehen. Anders sieht es in kleinen Pflegediensten aus: Bei einem geplanten Monatsumsatz von 40.000 € und einem Monatsgewinn von 4.000 € ist eine Quote der Forderungsausfälle von 10% schmerzhaft, da die fehlenden 4.000 € den Gewinn aufzehren. Die Quote der Forderungsausfälle muss also in kleinen Pflegediensten unbedingt erhoben und gesteuert werden.

- **Umsatz/Minute**

Je kleiner der Pflegedienst, desto schmerzhafter sind nicht wirtschaftliche Einsätze. Ein großer Pflegedienst kann 10 bis 20 unwirtschaftliche Einsätze locker durch die übrigen Einsätze kompensieren. Das hingegen kann sich ein kleiner Pflegedienst nicht leisten. Hier muss jeder Einsatz so kalkuliert werden, dass ein Gewinn dabei entsteht. Warum das so ist, zeigt das nachstehende Beispiel:

Beispiel Ein kleiner Pflegedienst mit 40 Kunden verliert fünf Kunden. Der Umsatz/Monat beträgt bei 35 Kunden noch 28.000 €, der Gewinn 1.000 €. Es werden nach und nach fünf neue Kunden aufgenommen. Der Umsatz steigt auf 32.000 €. Durch lange Fahrtzeiten, unnötige Zugeständnisse an die Kunden und deren Angehörige sowie entstehende Blindleistungen steigen die Kosten von 27.000 € auf 33.000 €. Nun wird also ein operatives Minus von 1.000 € im Monat erwirtschaftet.

Aus diesem Grund muss ein kleiner Pflegedienst bei jedem Erst- und Folgegespräch erheben, wie hoch der Umsatz je Minute bei diesem Einsatz sein wird. Denn schon wenige Einsätze, die nicht wirtschaftlich sind, können auf Dauer existenzgefährdend sein. Hierzu die nachfolgende Beispielrechnung, die den Zusammenhang erläutert.

Beispielrechnung Auswirkung „Umsatz/ Minute": Ein kleiner Pflegedienst benötigt einen Umsatz von 0,85 €/Minute bzw. 51,00 €/Stunde, um wirtschaftlich zu arbeiten. Auf diese Weise wird bei einem Monatsumsatz von 28.000 € ein Gewinn von 1.000 € erzielt. In den Monaten August und September 2018 werden fünf neue Kunden mit einem Umsatzvolumen von 4.000 € aufgenommen. Die Einsätze werden so vereinbart, dass nur ein Umsatz von 0,70 €/Minute bzw. von 42,00 €/Stunde erzielt wird. Pro Stunde fährt der Pflegedienst bei diesen neuen Einsätzen ein Minus von 9,00 € ein. Um die 4.000 € zu erzielen, müssen also knapp 89 Stunden gearbeitet werden. Bei 89 Stunden mit einem Minus von 9,00 € pro Stunde entsteht ein Minus von 801 €. Damit wird der Gewinn von 1.000 € fast vollständig aufgezehrt.

- **Umsatz je Vollzeitkraft**

Ein Mitarbeiter rechnet sich nur, wenn er mehr Umsatz einfährt, als er selber kostet. Mittlere und große Pflegedienste können es sich eher erlauben, zwei oder drei Mitarbeiter zu beschäftigen, die aus unterschiedlichen Gründen (häufiges Krankmelden, „Vergessen" von Einätzen, Patienten manipulieren wie z. B. *„das Waschen ist Ihnen doch heute zu anstrengend oder, Herr Meier?")* weniger Umsatz erwirtschaften, als sie kosten. Für kleine Pflegedienste hingegen kann das fatal sein, wie das folgende Beispiel zeigt:

Beispiel   Ein kleiner Pflegedienst mit 40 Kunden beschäftigt vier Vollzeitkräfte und drei Kräfte mit jeweils einer halben Stelle. Der Umsatz beträgt 30.250 €/Monat. Hochgerechnet werden so pro Vollzeitkraft 5.500 € Umsatz im Monat erwirtschaftet. Schleichend sinkt der Umsatz in den nächsten acht Monaten auf 27.500 € bei gleicher Kunden- und Auftragsmenge. Bei

genauerem Hinsehen stellt der Inhaber fest, dass der Umsatz pro Monat bei zwei Vollzeitkräften von vorher durchschnittlich 5.500 € auf jeweils 4.125 € abgesunken ist. Im Schnitt liegt der Umsatz pro Vollzeitkraft noch bei 5.000 €.

Vor allem das schleichende Absinken des Umsatzes ist gefährlich. Im obigen Beispiel beträgt der Umsatzrückgang pro Monat nur ca. 300 €. Dies fällt zunächst nicht auf. Doch nach einiger Zeit merkt ein kleiner Pflegedienst, dass das Guthaben auf dem Geschäftskonto sich langsam ins Minus bewegt. Dies führt zunächst zur Ratlosigkeit, vor allem, wenn die Kundenanzahl und die Auftragslage konstant sind. Aus diesem Grund sollte ein kleiner Pflegedienst nicht nur den Umsatzschnitt pro Vollzeitkraft erheben, sondern sogar den durchschnittlichen Umsatz pro Mitarbeiter (bei Teilzeitkräften auf eine Vollzeitkraft hochgerechnet).

- **Anzahl Mitarbeiterproduktivstunde pro Monat**

Die Mitarbeiterproduktivstunde ist eine der allerwichtigsten Kennzahlen. Aber besonders kleine Pflegedienste sollten diese Kennzahl ganz besonders im Auge behalten. Denn je geringer die Mitarbeiterproduktivstunden sind, desto geringer ist auch die Zeit, in der die Mitarbeiter Umsatz für den Pflegedienst generieren. Aber gerade für kleine Pflegedienste zählt jede Stunde, die die Mitarbeiter im Auto sitzen und nicht durch Krankheit und/oder pflegefremde Tätigkeiten verhindert sind. Welche Folgen es haben kann, wenn bei einem kleinen Pflegedienst die Mitarbeiterproduktivstunden absinken, zeigt die folgende Beispielrechnung.

Beispielrechnung zum Absinken von Mitarbeiterproduktivstunden: Ein kleiner Pflegedienst hat sechs Mitarbeiter in Vollzeit. Diese erbringen pro Kopf 110 Produktivstunden. In diesen insgesamt 110 x 6 = 660 Stunden werden 33.660 € erwirtschaftet (660 Std. x 51,00 €). Die Kalkulation beruht auf einer Krankheitsquote von 7%. Schleichend steigt die Krankheitsquote auf 10% und durch die vom Inhaber gewollte Einführung der „entbürokratisierten Pflegedokumentation" müssen pro Monat jetzt 50 Stunden allein für die Pflegedokumentation aufgewendet werden. Die Produktivstunden pro Mitarbeiter sinken so auf 95 Stunden – bei sechs VK auf 570 Stunden im Monat. Der Inhaber wundert sich, warum plötzlich viele Überstunden anfallen und an Wochenenden sogar Zeitarbeitskräfte eingesetzt werden müssen.

Das Absinken um 90 Produktivstunden bedeutet gleichzeitig einen Umsatzverlust von 4.590 €. Dieser Verlust muss nicht nur aufgefangen werden – die betreffenden Leistungen müssen auch erbracht werden, weil sonst ein Verstoß gegen den Versorgungsvertrag vorliegt! Die Beschäftigung von Mitarbeitern ist nur dann sinnvoll, wenn diese so viel Umsatz einbringen, dass dieser die Gesamtkosten des Pflegedienstes übersteigt. Der Abfall des Anteils von Mitarbeiterproduktivstunden bei einem Mitarbeiter ist für einen kleinen Pflegedienst also besonders schmerzhaft. Um vor allem schleichende Negativentwicklungen, wie in der Beispielrechnung beschrieben, schnell zu erkennen, müssen vor allem kleine Pflegedienste die Kennzahl der Mitarbeiterproduktivstunden immer im Auge haben.

■ **Kosten pro Produktivstunde**

Um überhaupt zu erkennen, ob ein vereinbarter Einsatz wirtschaftlich ist, muss der Pflegedienst seine Vollkosten pro Stunde je nach Qualifikation und, besser noch, je Mitarbeiter kennen. Erst dann kann bestimmt werden, welcher Minuten- bzw. Stundenerlös für einen wirtschaftlichen Einsatz kalkuliert werden kann.

■ **Sachleistungsquote (nur § 36 SGB XI)**

Vor allem für kleinere Pflegedienste ist es wichtig, möglichst alle Umsatzpotenziale der Pflegekunden auszuschöpfen. Die erste und auch wichtigste Quelle ist hier das Sachleistungspotenzial der Kunden aus den jeweiligen Pflegegraden. Deshalb sollte diese Kennzahl im Kennzahlencockpit nicht fehlen.

■ **Gewinn pro Tour**

Der Gewinn/Verlust pro Tour muss tagesaktuell erhoben werden. Gerade kleine Pflegedienste können es sich bei drei oder vier Touren insgesamt nicht erlauben, wenn auch nur eine dieser Touren defizitär ist. Deshalb muss diese Kennzahl vor allen von kleinen Pflegediensten im Blick behalten werden.

■ **Anzahl durchgeführter Pflegevisiten**

Die Durchführung von Pflegevisiten ist das zentrale Instrument zum Pflegecontrolling. In diesem Rahmen können die Kunden besucht und in Augenschein genommen, der Mitarbeiter bei seinen Verrichtungen und seinem Umgang mit dem Kunden sowie den Angehörigen beobachtet und die Pflegedokumentation hinsichtlich der MDK-Konformität und der Haftungssicherheit überprüft werden. Egal wie groß der Pflegedienst ist – diese Kennzahl gehört in jedes Kennzahlensystem.

■ **Quote der beseitigten Mängel aus Pflegevisiten**

Diese Kennzahl ist quasi der Bruder der obigen Kennzahl. Denn es hilft wenig, wenn ein Pflegedienst Pflegevisiten durchführt und Mängel feststellt. Erst wenn diese Mängel beseitigt sind, erzielen die Pflegevisiten ihren gewünschten Effekt – in erster Linie Qualitätsverbesserung und Haftungssicherheit.

Der jeweilige Pflegedienst muss natürlich für jede Kennzahl einen Zielwert vorgeben, damit die zu erhebenden Kennzahlen auch entsprechend beurteilt werden können. Erst dann können im nächsten Schritt individuelle Verbesserungsmaßnahmen eingeleitet werden, wenn einzelne Kennzahlen nicht den Zielwerten entsprechen. Ferner kann auch die Fortführung von Maßnahmen festgelegt werden, die bereits für die Zielerreichung sorgen – also bereits wirksam sind und das Betriebsergebnis sowie die Qualität nachhaltig verbessern.

Das Muster-Kennzahlencockpit für einen kleinen ambulanten Pflegedienst kann so wie in ◻ Tab. 7.4 dargestellt aussehen: Im Muster sind beispielhafte Zielwerte hinterlegt sowie eine Spalte mit optionalen Maßnahmen zur Zielerreichung. Letztere werden in der Folge noch genauer erläutert.

Dieses Kennzahlensystem sollte monatlich geführt und für die Leitungsebene als Grundalge für die Steuerung des Pflegedienstes genutzt werden. Dabei ist es unabdingbar, dass

☑ Tab. 7.4 Beispiel: Kennzahlencockpit für kleine Pflegedienste

Kennzahl	Zielwert	Maßnahmen zur Erreichung
Kundenanzahl absolut (ohne § 37.3-Kunden)	+ 10% im Quartal	Ausbau des Zuweisernetzwerkes Präsenz bei potenziellen Zuweisern zeigen
Prospektiver Personalbedarf Soll/Ist	+ 0,3 VK	Akquise von Aushilfen Akquise von Teilzeitkräften Erhöhung von Stundenkontinenten der Mitarbeiter
Krankheitsquote	7%	Mitarbeiterorientierte Tourenplanung Dienstplanverlässlichkeit Förderung des Teamzusammenhaltes Nachhaltige Arbeitsschutzmaßnahmen Maßnahmen der Psychohygiene
Verhältnis Personalqualifikation zu Leistungsmix	150% Abdeckung Behandlungs-pflege	Einstellung von Pflegefachkräften mit Priorität vornehmen Keine oder nur wenige Aufnahmen aufwändiger Einsätze wie z. B. Portversorgung oder Tracheostoma-Versorgung
Anteil Umsatz Top 10 in %	15%	Akquise von Leistungen im Kundenmittelfeld
Quote der Forderungsausfälle in %	3%	Saubere, vollständige Abrechnungsunterlagen bereithalten Sämtliche Unterlagen für Kostenklärungen bereithalten Handlungssicherheit im Verordnungswesen bei allen Leitungskräften schaffen
Umsatz/Vollzeitkraft (Monat)	5.500 €	Erstgespräche führen zu Einsätzen mit 0,90 € Erlös/min
Umsatz je Minute	0,90 €	Eine an der Wirtschaftlichkeit des Pflegedienstes orientierte Gesprächsführung in Erst- und Folgegesprächen
MA-Produktivstunden/PFK	110 Std./VK	Genauer Soll/Ist-Abgleich Abzug von nicht geleisteten Stunden (Ist) zu geplanten Stunden (Soll) Minutengenaue Fahrtzeiten planen Anpassung der fortlaufenden Tourenplanung durch Rückmeldung stv. PDL
MA-Produktivstunden/PH	120 Std./VK	s. o.
Kosten pro Produktivstunde	45,00 €	Optimierung der Mitarbeiterproduktivstunden
Sachleistungsquote SGB XI (nur § 36)	60%	Anleitung der Pflegekräfte zur Krankenbeobachtung analog NBI Verkaufstraining für die PDL Erst- und Folgegespräche erfolgreich gestalten
Gewinn pro Tour	10%	Optimierung der Fahrtzeiten Erhöhung des Umsatzes/Minute Passender Personaleinsatz (Qualifikation muss zu Einsätzen passen)

◘ Tab. 7.4 (Fortsetzung)

Kennzahl	Zielwert	Maßnahmen zur Erreichung
Anzahl durchgeführter Pflegevisiten	2 pro Jahr und Kunde	Pflegevisiten als festen Bestandteil der PDL-Arbeitszeit verankern durch feste Tage
Quote der beseitigten Mängel aus Pflegevisiten	100%	Reflexionsgespräche festlegen und im jeweiligen MA-Tourenplan hinterlegen Mängelbeseitigung tatsächlich durch Nachschauen/Nachvisitieren kontrollieren

die Kennzahlen bewertet werden. Die Führung muss jede einzelne Kennzahl nach diesen Kriterien bewerten:

- Das Ziel ist erreicht.
- Das Ziel ist knapp verfehlt.
- Das Ziel ist nicht erreicht.

Unterstützend kann auch mit einem Ampelsystem gearbeitet werden. „Grün" ist die Zielerreichung, „Gelb" ist das knappe Verpassen und „Rot" das deutliche Nicht-Erreichen des Ziels. Zum Ampelsystem gibt es auch in ▶ Kap. 8 noch weitere Ausführungen.

Beispiele für die Abgrenzung von „Grün", „Gelb" und „Rot" liefert ◘ Tab. 7.5 mit fiktiven erreichten Kennzahlen.

Wenn mit einem Ampelsystem gearbeitet wird, muss natürlich vorher definiert werden, wann die Ampel grün, gelb oder rot ist. In der obigen Übersicht ist nur der Zielwert definiert, wann die Ampel grün ist. Doch die Übersicht soll auch ein Gefühl dafür geben, wenn ein Zielwert völlig verfehlt wird oder wann ein Wert im „gelben Bereich" liegt. Die Farbe Gelb sollte immer dann als Beurteilung genutzt werden, wenn der Zielwert zwar nicht erreicht ist – aber der Ist-Wert nicht allzu weit entfernt ist. Hierzu Beispiele aus der obigen Übersicht:

- **Umsatz je Minute**

Der Umsatz je Minute unterschreitet den Zielwert um 0,07 €. Auf eine Stunde hochgerechnet

◘ Tab. 7.5 Beurteilung der Ist-Kennzahlen

Kennzahl	Zielwert	Erreichter Wert	Grün	Gelb	Rot
Kundenanzahl absolut (ohne § 37.3-Kunden)	+ 10% im Quartal	0%			X
Prospektiver Personalbedarf Soll/Ist	+ 0,3 VK	0			X
Krankheitsquote	7%	13%			X
Verhältnis Personalqualifikation zu Leistungsmix	150% Abdeckung Behandlungspflege	180%	X		
Anteil Umsatz Top 10 in %	15%	25%			X
Quote der Forderungsausfälle in %	3%	2%	X		
Umsatz/Vollzeitkraft (Monat)	5.500 €	5.400		X	
Umsatz je Minute	0,90 €	0,83 €		X	
MA-Produktivstunden/PFK	110 Std./VK	110 Std./VK	X		

☐ Tab. 7.5 (Fortsetzung)

Kennzahl	Zielwert	Erreichter Wert	Grün	Gelb	Rot
MA-Produktivstunden/PH	120 Std./VK	120 €	X		
Kosten pro Produktivstunde	45,00 €	49,00 €			X
Sachleistungsquote (nur § 36)	60%	62%	X		
Gewinn pro Tour	10%	9%		X	
Anzahl durchgeführter Pflegevisiten	2 pro Jahr und Kunde	1,7		X	
Quote der beseitigten Mängel aus Pflegevisiten	100%	60%			X

werden noch 49,80 € erlöst. Die Stundensatzkalkulation aber hat einen sehr hohen Anteil an administrativer Zeit (Besprechungen, Pflegedokumentation usw.) vorgegeben, so dass auch mit den erreichten 49,80 € Stundensatz noch keine Verluste erwirtschaftet werden. Allerdings benötigt der Pflegedienst auf Dauer einen Umsatz von 0,90 €/Minute bzw. 54,00 €/Stunde, um profitabel zu arbeiten. Die gelbe Ampel signalisiert hier also, dass die Kennzahl gerade noch in Ordnung ist, aber dringend Maßnahmen ergriffen werden müssen, um wieder in den grünen Bereich zu kommen.

■ **Gewinn pro Tour**

Der Zielwert wird um einen Prozentpunkt unterschritten. Dies ist noch kein Grund zu erhöhter Besorgnis, sollte aber genau untersucht werden, damit sich kein Trend verfestigt. Aus diesem Grund reicht die gelbe Ampel als Warnung. Denn wenn der Gewinn jeden Monat statt z. B. 10.000 € nur 9.000 € beträgt, fehlen nach einem Kalenderjahr 12.000 €.

■ **Anzahl durchgeführter Pflegevisiten**

Wie auf den nachfolgenden Seiten noch deutlich wird, hat der Prozess der Pflegevisiten nicht nur einen Einfluss auf die Qualitätsentwicklung des Pflegedienstes, sondern auch auf Umsatz und Gewinn. Deshalb sollte ein Pflegedienst bestrebt sein, auch hier seine Zielkennzahl zu erreichen. Werden wie im Beispiel eines Pflegedienstes mit 50 Kunden statt 100 Pflegevisiten im Jahr (zwei Visiten pro Kunde) nur 85 Visiten

im Jahr (1,7 Visiten pro Kunde) durchgeführt, ist das immer noch eine stattliche Anzahl, die eine gute Datenlage liefert und bei konsequenter Verfolgung der Mängelbeseitigung immer noch zufriedenstellende Effekte erzielen wird. Allerdings sind es auch 15 Visiten weniger als geplant. Damit verstreichen 15 Chancen auf die Optimierung von Qualität und Wirtschaftlichkeit. Das wiederum ist für Leitungen kleiner Pflegedienste auf Dauer nicht hinnehmbar. Deshalb sollte hier die Farbe Gelb ein Hinweis sein, die Ursachen für die fehlenden 15 Visiten zeitnah zu ergründen und diese abzustellen.

7.1.3 Notwendige Maßnahmen

Damit die benannten Kennzahlen auch den Zielwert erreichen, den der jeweilige Pflegedienst benötigt, müssen entsprechende Maßnahmen ergriffen werden. Zu den im Kennzahlencockpit genannten Zielkennzahlen sind in der Folge drei exemplarische Maßnahmen aufgeführt, die dazu dienen, die meisten Zielkennzahlen dauerhaft zu erreichen.

■ **Umsatz je Vollzeitkraft**

Hier gibt es eine Schnittstelle zur Kennzahl „Mitarbeiterproduktivstunde". Je höher die Anzahl der Mitarbeiterproduktivstunden am Anteil der Brutto-Arbeitszeit ist, desto höher wird auch der Umsatz pro Vollzeitkraft ausfallen. Ebenso berührt wird die Kennzahl „Krankheitsquote". Denn je weniger Krankheitstage entstehen, desto höher wird der Anteil der Mitarbeiterproduktivstunden und somit der Erlös pro Vollzeitkraft sein. Damit aber der Erlös pro Stunde schon wirtschaftlich ist, müssen vor allem Erst- und Folgegespräche so geführt werden, dass die Einsätze an sich schon wirtschaftlich durchgeführt werden können. Es kommt also darauf an, schon vor dem Erst- und Folgegespräch zu wissen, a) auf welcher Tour der Einsatz sinnvoll ist und b) was man dem Kunden verkaufen will und was nicht!

Darüber hinaus sollten Pflegevisiten konsequent genutzt werden, um Mehrerlöspotenziale in allen für den Pflegedienst relevanten Bereichen – in der Regel Behandlungspflege, körperbezogene Pflegemaßnahmen, Betreuung und Hauswirtschaft – aufzudecken und in Erlöse dergestalt zu verwandeln, dass der Umsatz je Stunde optimiert oder wenigstens konstant gehalten wird. Je mehr Produktivstunden dann gearbeitet werden, desto höher ist der Umsatz je Vollzeitkraft.

- **Gewinn pro Tour**

Um den Gewinn pro Tour zu optimieren bzw. Verluste zu minimieren oder in Gewinne zu verwandeln, sind im Kern drei Maßnahmen hilfreich:

- - **Optimierung der Fahrtzeiten**

In der Regel wird ausschließlich beim Kunden ein solcher Umsatz erzielt, um gewinnbringend zu arbeiten. Die Fahrtzeiten hingegen lassen sich in den seltensten Fällen durch die Hausbesuchspauschalen refinanzieren, da diese häufig sehr gering gehalten sind. Nur manchmal ist die Vergütung angemessen. ◻ Tab. 7.6 verdeutlicht dies an einem Beispiel von Pflegediensten in drei verschiedenen Bundesländern mit einem kalkulierten Erlös von je 0,85 €/Minute, um kostendeckend zu arbeiten.

Angenommen, ein Pflegedienst in Nordrhein-Westfalen hat eine durchschnittliche Fahrtzeit von acht Minuten von Kunde zu Kunde und benötigt 0,85 €/Minute Erlös, sind das in acht Minuten benötigte 6,40 €, es werden aber nur 1,70 € vergütet. Das heißt im Umkehrschluss, dass der Einsatz vor Ort so gut geplant sein muss, dass in der Summe aus Anfahrt und Versorgungszeit beim Pflegekunden insgesamt wieder mindestens 0,85 € pro Minute erlöst werden. Angenommen, der durchschnittliche SGB XI-Einsatz beim Kunden dauert 16 Minuten, müssen in diesen 16 Minuten 18,70 € erwirtschaftet werden, um bei der Gesamteinsatzdauer für den Pflegekunden von 24 Minuten auf die erforderlichen 20,40 € Umsatz zu kommen (20,40 €/24 Minuten = 0,85 € pro Minute).

Die Touren müssen in den Fällen, wo die Vergütung der Hausbesuchspauschalen recht gering ist, so gestaltet werden, dass der Fahrtzeitenanteil möglichst niedrig ist.

Anders sieht es in den Fällen wie in Hessen zwischen 20 und 6 Uhr aus. Dort sind Anfahrten um die 10 Minuten immer noch lukrativ – natürlich abhängig vom benötigten Erlös pro Minute.

Der Pflegedienst sollte also immer genau überlegen, welches jeweilige Verhältnis von Fahrt- und Versorgungszeit pro Kunde zu einem wirtschaftlichen Einsatz führt. Ausgangspunkt ist immer der Umsatz pro Minute, der für eine kostendeckende bzw. gewinnbringende Einsatzplanung in den einzelnen Touren notwendig ist.

- - **Erhöhung des Umsatzes je Minute**

Passend zu der ersten Maßnahme ist die Erhöhung des Umsatzes pro Einsatzminute notwendig, um den Gewinn pro Tour positiv zu beeinflussen. Neben der oben geschilderten Steuerung der Fahrt- und Versorgungszeiten kann der Umsatz pro Minute je nach Vergütungssystem

◻ **Tab. 7.6** Wirtschaftlichkeit von Fahrtzeiten

Vergütung	Benötigter Erlös pro Minute	Zeit, die sich im Auto lohnt
Hessen (zwischen 20 und 6 Uhr): 9,52 €	0,85 €	9,52/0,85 = 11,2 Minuten
NRW: ca. 1,70 € (nur SGB XI)	0,85 €	1,70/0,85 = 2 Minuten
Baden-Württemberg: 3,91 €	0,85 €	3,91/0,85 = 4,6 Minuten

mit einer geschickten Kombination aus Grund- und Behandlungspflege, durch das Eliminieren von Blindleistungen und den konstanten Einsatz von gleichem Personal auf jeweils festen Touren erreicht werden. ◘ Tab. 7.7 zeigt Begründungen auf.

■ ■ Passender Personaleinsatz

Mit passendem Personaleinsatz ist hier der Einsatz von Personal gemeint, welches auch zur Abgabe der Leistungen berechtigt ist. Im Bereich der medizinischen Behandlungspflege nach § 37.2 SGB V kommt es bei Personalengpässen oder bei ungenauer Auslegung der Verträge nach §§ 132, 132a SGB V zu der Situation, dass erbrachte Behandlungspflegeleistungen nicht abrechnungsfähig sind. Der Grund dafür ist die fehlende formale Qualifikation (Anerkennung durch die Kostenträger). Die materielle Qualifikation (Nachweis der Befähigung zur Erbringung einer Leistung) reicht daher nicht aus, um die Leistung abrechnungsfähig zu erbringen. Deshalb ist bei Personalengpässen immer darauf zu achten, dass bei den Behandlungspflegeeinsätzen nur entsprechend qualifiziertes Personal eingesetzt wird. Ferner sind die Verträge mit den Krankenkassen penibelst einzuhalten, wenn es um den korrekten Personaleinsatz geht.

■ ■ Kombinierte Einsätze aus Pflege und Hauswirtschaft bzw. Pflege und Betreuung beachten

In ▶ Abschn. 4.1 dieses Buches wurden die unterschiedlichen Vollkostensätze pro Stunde der einzelnen Qualifikationen vorgestellt. So liegt im Beispiel der Vollkostensatz einer Pflegefachkraft bei 49,00 € – der einer Hauswirtschafts-/Betreuungskraft bei 39,50 €. Das heißt, die Mitarbeiter müssen so eingesetzt werden, dass sich der jeweilige Einsatz auch rechnet. Fatal wird es dann, wenn eine Pflegefachkraft einen Pflegeeinsatz mit dem meistens deutlich geringer vergüteten Betreuungseinsatz verbindet. Zugrunde liegt der Überlegung wieder die Entwicklung des Umsatzes je Minute im Einsatz. Das nachstehende Beispiel aus Nordrhein-Westfalen zeigt diesen Zusammenhang auf. Zur Erklärung: In Nordrhein-Westfalen kann der Leistungskomplex 31 „Häusliche Betreuung" im Minutentakt abgerechnet werden. Zudem kann bei der Erbringung des LK 31 auch eine erhöhte Hausbesuchspauschale (Leistungskomplex 15a) in Ansatz gebracht werden.

◘ **Tab. 7.7** Begründung für Maßnahmen zur Erhöhung des Umsatzes pro Minute

Maßnahme	Begründung
Geschickte Kombination aus Grund- und Behandlungspflege	Wenn z. B. für 20 Minuten Grundpflege beim Kunden 16,00 € erlöst werden, kann eine Medikamentengabe, die mit z. B. 6,00 € vergütet wird, den Einsatz lukrativer gestalten, da kaum mehr Einsatzzeit benötigt wird. Statt in 20 Minuten 16,00 € bzw. 0,80 € pro Minute werden nun in 22 Minuten 22 € erlöst – also 1,00 € pro Minute in diesem Einsatz.
Eliminieren von Blindleistungen	Blindleistungen sind Leistungen, die heimlich oder auch unbewusst von Mitarbeitern für Kunden erbracht werden, aber nicht vergütet werden. Diese Blindleistungen verlängern den Einsatz vor Ort bei gleichbleibender Vergütung. Wenn Blindleistungen nicht mehr erbracht werden oder alternativ in vergütungsfähige Leistungen umgewandelt werden, steigt auch der Umsatz pro Minute in dem jeweiligen Einsatz.
Konstanter Personaleinsatz auf festen Touren	Wenn Kundengruppen von konstanten Personalgruppen versorgt werden, sind Abläufe eingespielt und die Verrichtungen laufen routiniert ab. Ist jedoch ein häufiger Personalwechsel bei den Kunden, benötigen beide Seiten zunächst Zeit, um sich aneinander zu gewöhnen – die Versorgung vor Ort dauert also immer länger als beim Einsatz von festem Stammpersonal.

Der LK 31 sollte keinesfalls in 15-Minuten-Sequenzen erbracht werden – und das in Verbindung mit Pflege-Leistungskomplexen. Bei der individuellen Einsatzberechnung aber muss darauf geachtet werden, wie sich der Umsatz pro Minute darstellt, wenn LK 31 mit 15a mit dabei ist. Hierzu ein Beispiel:

Beispiel Ein Pflegedienst schickt eine Pflegefachkraft zu folgendem Einsatz: Erbringung des LK 19 (Große Grundpflege) + LK 15 (einfache Hausbesuchspauschale) in 27 Minuten (inkl. Fahrtzeit): 19,75 + 1,63 = 21,38 € pro Einsatz. Dies ergibt einen Stundensatz von hochgerechnet 47,51 €.

Jetzt wird dazu der LK 31·genau 15·Minuten lang erbracht. Folgende Situation entsteht:

- LK 19 + LK 31 + LK 15a in 42 Minuten (inkl. Fahrtzeit): 19,75 € (LK 19) + 6,86 (LK 31 für 15 Minuten) + 4,25 € (erhöhte Hausbesuchspauschale) = 30,86 € pro Einsatz. Diese Konstellation aber ergibt nur noch einen Stundensatz von hochgerechnet (30,86 €/42 Minuten) × 60 Minuten = 44,06 €.

Obwohl der Einsatz länger dauert, wird er unwirtschaftlicher als ohne den LK 31. Der Grund liegt auf der Hand: Hochgerechnet sind die Stundenerlöse in der Pflege immer deutlich höher als in der Betreuung und der Hauswirtschaft. Deshalb ruiniert eine zugebuchte Betreuungs- oder Hauswirtschaftsleistung immer einen reinen Pflegeeinsatz.

Die Kombination der Erbringung von Pflegeleistungen und Betreuungs-/Hauswirtschaftsleitungen lohnt sich nur bei entsprechend günstigen Betreuungs- und Hauswirtschaftskräften. Hier bekommt man die Touren dann eher lukrativ. Eine Pflegefachkraft oder gut bezahlte Arzthelferin/Krankenpflegehelferin sollte niemals einen Einsatz haben, in dem Pflege und Betreuung/Hauswirtschaft zusammen geplant ist.

■ Quote der beseitigten Mängel aus Pflegevisiten

Diese Kennzahl wird dann im Sinne der Leitungskräfte erfüllt, wenn die aufgedeckten Mängel nicht nur benannt werden, sondern auch deren Beseitigung kontrolliert wird. Dies geht nur mit einem systematischen und konsequenten Vorgehen. Die häufigsten Mängel werden in der Regel in den Dokumentationsmappen festgestellt. Deshalb beziehen sich die folgenden Maßnahmen auch genau darauf.

■ ■ Systematisches Vorgehen zur Mängelbeseitigung

Jede Pflegevisite muss ein Mängelprotokoll beinhalten. Auf diesem Mängelprotokoll werden die Mängel genau benannt, die Verbesserungsmaßnahmen festgehalten, der Verantwortliche zur Beseitigung sowie die Frist zur Beseitigung eingetragen. Das Mängelprotokoll wird mit dem für die Mängelbeseitigung verantwortlichen Mitarbeiter besprochen und am Ende von der visitierenden Leitungskraft und dem Mitarbeiter unterschrieben. In dem Protokoll wird auch festgeschrieben, welche Ressourcen der Mitarbeiter erhält (z. B. Dokumentationsstunden auf den Tourenplan, genau definierte Praxisanleitung).

An dem Tag, an dem die gesetzte Frist abläuft, wird das Reflexionsgespräch zwischen der Leitungskraft und dem Mitarbeiter angesetzt. Das Gespräch erscheint im Tourenplan des Mitarbeiters. Gemeinsam werden die beseitigten Mängel auf dem Mängelprotokoll abgehakt und mit Handzeichen bestätigt.

Sind noch Mängel offen, wird eine Nachfrist gesetzt. Wenn diese abläuft, wird wieder ein gleich laufendes Reflexionsgespräch angesetzt und auf dem Tourenplan des Mitarbeiters vermerkt. Sind immer noch Mängel offen, sind arbeitsrechtliche Konsequenzen der nächste Schritt.

■ ■ Konsequentes Vorgehen zur Mängelbeseitigung

Die Strukturen, die für ein systematisches Vorgehen festgelegt wurden, müssen seitens der Leitungskräfte auch konsequent eingehalten werden. Jeder mögliche Ausredekorridor des Mitarbeiters muss zugestellt werden. Wie das im Sinne eines konsequenten Vorgehens gelingt, zeigt ❏ Tab. 7.8 anhand ein paar klassischer Beispiele aus der Praxis.

Mit Hilfe dieser Maßnahmen kann jeder Ausredekorridor zugestellt werden. Natürlich werden es einzelne Mitarbeiter darauf

□ Tab. 7.8 Beispiele, Ausreden wirksam zu kontern

Ausrede des Mitarbeiters	Maßnahmen, um den Ausredekorridor zuzustellen
„Ich hatte keine Zeit."	Im Visitenprotokoll feste Zeiten definieren, in denen die Mängel bearbeitet werden können. In den Tourenplänen diese Zeitkorridore einbauen. Konsequenter und lückenloser Soll-Ist-Abgleich der Tourenpläne.
„Ich habe schon lange keine Pflegeplanung mehr geschrieben."	Im Visitenprotokoll Anleitungszeiten definieren. In den Tourenplänen des Anleiters und des Mitarbeiters diese Anleitungszeit festschreiben. Konsequenter und lückenloser Soll/Ist-Abgleich der Tourenpläne.
„Ich komme mit dem EDV-System nicht klar."	Einzelschulung im Visitenprotokoll festschreiben und möglichst binnen der nächsten 2 Wochen ermöglichen. Termin in Dienst- und Tourenplan des Mitarbeiters festlegen. Weiter wie bei den Ausreden „ich hatte keine Zeit" und „ich habe schon lange keine Pflegeplanungen mehr geschrieben".
„Ich musste an den Tagen X und Y früher gehen."	Änderungen im Tourenplan werden nur von der Pflegedienstleitung genehmigt.
„Ich musste ja am Tag Z statt Frühdienst den Spätdienst fahren, weil Kollege A ausgefallen ist."	Der Mitarbeiter, der Fristen abzuarbeiten hat, behält seine geplanten Dienste. Sollte dies nicht möglich sein, wird die Abarbeitung der Mängel an einem anderen Tag im Tourenplan festgelegt.

ankommen lassen und die Machtprobe mit den Leitungskräften suchen. Hier muss aber konsequent gehandelt werden, in der Regel verstehen es auch diese Mitarbeiter nach ein bis zwei Versuchen, dass es den Leitungskräften sehr ernst mit der Mängelbeseitigung ist.

Gerade die Vollständigkeit der Pflegedokumentationen ist für kleine ambulante Pflegedienste oft überlebensnotwendig. Neben den Haftungsrisiken im Ernstfall sowie dem Risiko einer MDK-Prüfung, die viele Maßnahmen zur Qualitätsverbesserung nach sich zieht, besteht auch ein erhebliches wirtschaftliches Risiko. So sind bei Einstufungsbegutachtungen die Erfolgschancen wesentlich geringer, wenn der aktuelle Pflegezustand nicht erkennbar ist. Das wiederum raubt dem Pflegedienst die Möglichkeiten, seine Umsatzpotenziale zu optimieren. Hinsichtlich der Abrechnung führen lückenhafte und falsche geführte Leistungsnachweise zu Umsatzverlusten. Zudem geraten Genehmigungen von SGB V-Verordnungen zur Medikamentengabe und zur Wundversorgung in Gefahr, nicht genehmigt zu werden, weil die erforderliche Dokumentation fehlt oder nicht aussagekräftig ist. Die Quote der Mängelbeseitigung hat also einen Einfluss auf Umsatz, Gewinn und nachgewiesene Qualität des Pflegedienstes.

Diese drei exemplarischen Maßnahmenkomplexe zu „Optimierung der Fahrtzeit", „Gewinn pro Tour" und „Quote der beseitigten Mängel aus Pflegevisiten" helfen dem kleineren ambulanten Dienst grundsätzlich, die meisten seiner Ziel-Kennzahlen dauerhaft und nachhaltig zu erreichen. Die hier beschriebenen Maßnahmen sind natürlich nicht vollständig – schließlich ist jeder Pflegedienst individuell und kann zu den oben beschriebenen Maßnahmen hinaus eigene innovative Lösungen finden.

7.2 Kennzahlen für mittlere Pflegedienste

Mittlere Pflegedienste benötigen umfangreichere Kennzahlen-Systeme, die dennoch einfach zu handhaben sind. In diesem Abschnitt wird ein Beispiel vorgestellt, welches für Pflegedienste der Größe von etwa 70 bis 150 Pflegekunden nutzbar sein kann. Darüber hinaus werden auch hier Beispiele geliefert, welche Maßnahmen bei verfehlten Zielen ergriffen werden können.

Kleine Pflegedienste mit Kundenzahlen bis etwa 60 Kunden haben die Besonderheit, dass selbst die Pflegedienstleitung oder der Inhaber (zum Teil) noch selber Touren fahren müssen, weil sich sonst das Betreiben des Pflegedienstes nicht lohnen würde.

Mittelgroße Pflegedienste stehen in der Regel derzeit sicher in ihrem lokalen Markt. Es gibt ein bis zwei Kräfte, die nicht mehr in der direkten Pflege mitarbeiten und sich somit um die Organisation des Pflegedienstes kümmern können. Zudem können Verluste von Pflegekräften eher verkraftet werden als bei kleinen Pflegediensten. Gleiches gilt für den Verlust von Hochumsatzkunden.

Auch hierzu ein Praxisbeispiel:

Beispiel Der Pflegedienst an der Castroper Straße hat 120 Kunden. Der Umsatz pro Monat beträgt 90.000 €, die Gesamtkosten 81.000 €. Der mögliche Verlust von zwei Hochumsatzkunden in Höhe von 4.000 bis 5.000 € Umsatz im Monat kann daher kompensiert werden, ohne dass der Pflegedienst in die Verlustzone rutscht.

Der Dienst wird von zwei Pflegedienstleitungen geführt – die eine sehr kompetent und erfahren, die zweite noch jung und auf ihrer ersten Leitungsstelle. Der Inhaber agiert im Hintergrund und kümmert sich um die kaufmännischen Belange.

Aufgrund des Fachkräftemangels hat der Pflegedienst nur drei Pflegefachkräfte in Vollzeit und weitere zwei Pflegefachkräfte mit 0,75- bzw. 0,5-Stellen. Pflegehilfskräfte – auch mit der Berechtigung zur Erbringung einfacher SGB V-Leistungen der Behandlungspflege – sind genügend vorhanden.

Einer der Hauptlieferanten ist eine benachbarte Klinik. Diese leitet vor allem komplexe Wundversorgungen und Port-Versorgungen über. Im Raum steht auch die Anfrage, ob der Pflegedienst Bauchfelldialysen in der Häuslichkeit von Patienten übernehmen kann.

Die Konkurrenzsituation vor Ort beschränkt sich auf das Abwerben von Pflegefachkräften sowie das Wettrennen um neue Pflegefachkräfte. Alle Pflegedienste vor Ort haben kein Problem, neue Kunden zu akquirieren.

Bei dieser Situation wird deutlich, dass es vor allem auf das Halten von Fachpersonal und deren fachliche Weiterentwicklung ankommt. Ein Kennzahlensystem sollte dieser Tatsache Rechnung tragen – ohne natürlich die klassischen Kennzahlen wie

- Umsatz je Vollzeitkraft,
- Umsatz/Minute bzw. Umsatz/Stunde,
- Kosten/Stunde entsprechend Qualifikation,
- Mitarbeiterproduktivstunden,
- Anzahl Pflegevisiten,
- Quote beseitigter Mängel aus Pflegevisiten

zu vernachlässigen.

7.2.1 Herleitung

Zur Herleitung, welches Kennzahlensystem für einen mittleren Pflegedienst geeignet ist, muss auch hier geklärt werden, welche Zielsetzung der Pflegedienst verfolgt und welche Risiken für einen Pflegedienst mittlerer Größe drohen. Diese unterscheiden sich nämlich zum Teil erheblich von den Risiken kleiner Pflegedienste.

Die Zielsetzung mittlerer Pflegedienste, wie im Praxisbeispiel beschrieben, dürften diese sein:

■ Erhalt der derzeitigen Größe
Eine Größe im hohen zweistelligen oder niedrigen dreistelligen Kundenbereich (ohne § 37.3-Kunden) bietet im nächsten Umkreis gegenüber den Mitbewerbern eine stabile Situation. Die Marktmacht ist ausreichend, um bei guter Leitung des Dienstes auskömmliche Renditen zu erzielen und Grundlagen für moderates Wachstum zu schaffen. Diese Marktmacht soll erhalten bleiben. Kommt es zu dauerhaften Verlusten von Pflegekräften, die nicht mehr vollumfänglich aufgefangen werden können, drohen Schrumpfungsprozesse. Dies bleibt den Wettbewerbern nicht verborgen und macht anfällig für verdeckte Abwerbeversuche von Kunden und vor allem Mitarbeitern. Gerade die leistungsstarken Mitarbeiter zieht es eher zu größeren Diensten, weil die Aufstiegschancen dort oft besser sind. Schrumpft der Dienst, verringert sich auch die individuelle

Karriereperspektive für die starken und ehrgeizigen Mitarbeiter. Eine der Hauptziele wird es also sein, die derzeitige Größe mindestens zu erhalten.

■ Erhalt der fähigen Leitungskräfte

Noch schlimmer als der Fachkräftemangel in der Altenpflege ist der Mangel an fähigen Pflegedienstleitungen. Aufgrund der gestiegenen Anforderungen an eine Pflegedienstleitung (betriebswirtschaftliche Kompetenz, juristische Kompetenz, Methodenkompetenz in der Mitarbeiterführung, soziale und emotionale Kompetenz, Krisenfestigkeit und hoher Pflegefachlichkeit) ist es für einen Pflegedienst fast unmöglich, eine fähige Pflegedienstleitung zu ersetzen. Insofern muss ein mittelgroßer Pflegedienst, wo ein Inhaber in der Regel eine Pflegedienstleitung beschäftigt, immer darauf achten, dass er a) entweder seine Pflegedienstleitung hält oder b) immer einen „Plan B" in der Tasche hat, um einen möglichen Ausfall der Pflegedienstleitung sofort zu kompensieren.

Um den vertraglichen Anforderungen der Kostenträger nachzukommen, sollte es für mittelgroße Pflegedienste Pflicht sein, mindestens zwei Mitarbeiter mit einer für die Kostenträger gültigen PDL-Qualifikation sozialversicherungspflichtig zu beschäftigen.

■ Ausbau des Qualifikationsmix

Je größer der Pflegedienst ist, desto mehr erweitert sich in der Regel das Spektrum an grund- und behandlungspflegerischen Anforderungen. Das heißt vor allem für die medizinische Behandlungspflege, dass der Pflegedienst Mitarbeiter benötigt, die unter anderem sicher in der Verrichtung bei Katheterisierung, Portversorgung, Drainagen, Wundversorgung und i.m.-Injektionen sind. Um diese Erfordernisse und entsprechende Anfragen von Zulieferern zu bedienen, muss das Ziel immer sein, den Qualifikationsmix und die Fachkompetenz im Pflegedienst zu erhöhen.

Darüber hinaus sind mittlere Pflegedienste anderen Risiken als kleine Pflegedienste ausgesetzt. ◻ Tab. 7.9 zeigt die jeweiligen Risiken auf und skizziert die möglichen Folgen.

◻ **Tab. 7.9** Risiken für mittlere Pflegedienste und die Auswirkungen

Risiko	Auswirkungen
Übernahmeangebote großer Ketten (wie bei kleinen Pflegediensten)	Der gute Ruf des Pflegedienstes geht verloren. Die Identität des Pflegedienstes geht verloren. Die Betreiber verlieren ihr Lebenswerk. Durch Unkenntnis einer Verkaufspreisfindung wird der Dienst unter Wert abgegeben.
Verlust fähiger Leitungskräfte	Eine kompetente Pflegedienstleitung ist kaum zu ersetzen, mangels Angebot auf dem Markt. Es drohen Qualitätsverluste. Es drohen wirtschaftliche Einbußen.
Verlust von leistungsstarken Pflegefachkräften	Es gibt einen erheblichen Einbruch bei der Prozess- und Ergebnisqualität. Bei ohnehin geringer Fachkraftabdeckung besteht die Gefahr von Personalengpässen bei der Abdeckung von SGB V-Leistungen.
Keine Fachkompetenz über die klassische Grund- und Behandlungspflege hinaus	Je mehr Kunden versorgt werden, desto mehr entstehen auch höhere Anforderungen an die Fach- und Methodenkompetenz der Mitarbeiterschaft. Interessante Versorgungsanfragen müssen abgelehnt werden, wenn die jeweilige Fachkompetenz hierfür fehlt → Lieferanten gehen verloren.
Entstehen unwirtschaftlicher Touren	Durch die größere Anzahl der Touren als in kleinen Pflegedienten verliert die Pflegedienstleitung ungewollt den Überblick. Die hohe Nachfrage nach Hauswirtschaft und Betreuung ist im Sinne von Erhalt der bisherigen Größe bzw. moderatem Wachstum verlockend – aber für den Pflegedienst völlig unwirtschaftlich.

Die Auswirkungen der Risiken zeigen, dass es zwischen den einzelnen Risiken hinsichtlich deren Auswirkungen auch hier Überschneidungen gibt. Zudem zeigt sich, dass in einem Kennzahlencockpit für mittlere Pflegedienste verstärkt auf die Bereiche „Personal" und „Lernen und Entwicklung" geachtet werden sollte. Auf vier Punkte wird hier näher eingegangen:

■■ Verlust von Leitungskräften

Der Verlust einer Pflegedienstleitung, die sehr lange im Unternehmen ist, über eine hohe Fachkompetenz verfügt und auch betriebswirtschaftliche Erfordernisse erkennt und für ihre Arbeit nutzt, ist dramatisch für einen Pflegedienst – vor allem dann, wenn kein adäquater Ersatz in Sicht ist. Es besteht hier ein doppeltes Risiko:

a. Durch den Verlust der fähigen Pflegedienstleitung wird es unweigerlich zu erheblichen betriebswirtschaftlichen und qualitativen Einbrüchen kommen.
b. Eine Nachqualifizierung eines eigenen Mitarbeiters ist quasi sinnlos, weil es keine geeigneten PDL-Kurse gibt. Die angebotenen Kurse liefern in den meisten Fällen in keinster Weise die Inhalte, die eine moderne PDL für eine erfolgreiche Arbeit liefern muss.

Aber es kommt noch schlimmer: Auch die Nachbesetzung mit einem Absolventen eines Pflegestudiums wird in den meisten Fällen mit einigen Schwierigkeiten im praktischen Arbeitsalltag beladen sein. Denn die Inhalte eines Pflegestudiums haben nicht allzu viel mit der Alltagspraxis und dem Tagesgeschäft eines ambulanten Pflegedienstes zu tun. Dazu kommt, dass die Mehrzahl der Absolventen eines solchen Studienganges gerade dem operativen Bereich der Pflege entfliehen möchten. Ein erfolgreicher Hochschulabsolvent will weder gerne selber wieder Tour fahren noch Freitagmittag alle verfügbaren Kollegen abtelefonieren, um fünf offene Dienste am Wochenende abzudecken.

Welche schwerwiegenden Folgen das Ausscheiden einer fähigen PDL hat, zeigt dieses Beispiel:

Beispiel Die erfahrene, 50-jährige Pflegedienstleitung aus einem Pflegedienst mit 130 Kunden (ohne § 37.3-Kunden) zieht aufgrund veränderter Familienverhältnisse in eine 400 Kilometer entfernte Region. Durch ihre gute Vernetzung im Ort konnte sie viele Kunden gewinnen und schwierige Situationen auf dem „kurzen Dienstweg" aus der Welt schaffen. Zudem konnte sie aufgrund ihrer exzellenten Ortskenntnis immer lukrative Touren planen und hatte aufgrund ihrer Fachkompetenz und Eloquenz fast jedes Erstgespräch in einen wirtschaftlich attraktiven Einsatz verwandelt. Die Kündigung trifft den Inhaber des Pflegedienstes hart. Es ist zwar noch ein „PDL-Schein" im Pflegedienst – aber diesen hat eine junge Kollegin inne, die sich als stellvertretende PDL bislang nicht sonderlich gut bewährt hat und ohnehin offen kommuniziert, dass sie bald eine Familie gründen möchte.

In dieser Situation kann das auf den Pflegedienst folgende Auswirkungen haben:

- Erschwerte Zusammenarbeit bis hin zu fehlender Möglichkeit, Konflikte mit Angehörigen, Kassen, Ärzten usw. schnell und für alle Beteiligten sauber zu lösen.
  - Die Folge: Imageverlust, weniger Neukunden werden vermittelt. Dadurch bröckelt die bestehende Marktposition.
- Lukrative Touren verkümmern nach und nach, neu geplante Touren werden weniger wirtschaftlich.
  - Durch die fehlende/nicht besonders ausgeprägte Ortskenntnis einer neuen PDL entfallen Fahrtzeitoptimierungen. Die Gewinne pro Tour schrumpfen.
- Aufgrund geringer/mittelmäßiger Fachkompetenz und wenig Geschick im Umgang mit Kunden und Interessenten kommt es bei Erstgesprächen weniger zu Abschlüssen – und wenn, dann häufig zu nicht wirtschaftlichen Einsätzen.
  - Durch die mangelhafte Fähigkeit zur Kommunikation, Beratung und zum Verkauf werden immer mehr unwirtschaftliche Einsätze vereinbart. Damit steigt mittelfristig das Insolvenzrisiko.

Darüber hinaus gibt es noch das Phänomen, dass gerade junge Anwärter auf eine PDL-Stelle glauben, dass sie nun den Asphalt gegen Teppich tauschen können und vom Kasak in das Kostümchen schlüpfen. Aber gerade in kleinen und mittleren Pflegediensten muss die Pflegedienstleitung immer darauf gefasst sein, auch noch ab und an auf Tour anzupacken. Ganz zu schweigen von dem Besuch der Kunden im Rahmen der Pflegevisiten sowie den Erst- und Folgegesprächen. Schon so manche junge PDL-Anwärterin hat geglaubt, einen Pflegedienst vom Bürostuhl führen zu können – und ist schnell von diesem Glauben abgefallen.

■ ■ Verlust von leistungsstarken Pflegefachkräften

Ein mittelgroßer Pflegedienst kann in erhebliche Schwierigkeiten geraten, wenn schon zwei oder drei leistungsstarke Pflegefachkräfte den Dienst verlassen. Leistungsstarke Pflegefachkräfte weisen diese Merkmale auf:

- Sie liefern einen attraktiven Umsatz pro Kunde und Monat (je nach Region und Vergütungssystem ca. zwischen 5.500 und 7.000 €).
- Sie erkennen bei den Kunden veränderte Pflegebedarfe, die wiederum zu Höherstufungsanträgen und/oder neuen bzw. erweiterten SGB V-Verordnungen führen.
- Sie sind in der Lage, den dokumentierten Pflegeprozess so schlüssig und nachvollziehbar umzusetzen, dass es bei MDK-Prüfungen keine Mängel gibt und jeder berechtigt gestellter Antrag auf einen höheren Pflegegrad erfolgreich ist.
- Sie sind in der Lage, die Pflegekunden kompetent und freundlich zu allen Dingen rund um die pflegerische Versorgung zu beraten.
- Sie beherrschen ihr Handwerk (Grund- und Behandlungspflege).
- Sie weisen eine hohe Problemlösungskompetenz auf.
- Sie verfügen über gute kommunikative Fähigkeiten.
- Sie halten sich an Prozesse und Vorgaben.
- Sie sind loyal gegenüber dem Pflegedienst.

Allein welche unmittelbaren finanziellen Verluste entstehen, wenn drei leistungsstarke Pflegefachkräfte in Vollzeit kurz nacheinander ausfallen, zeigt das nachstehende Beispiel:

Beispiel   Im Pflegedienst an der Castroper Straße werden Pflegefachkräfte im Umfang von 7,0 Vollzeitstellen beschäftigt. Aufgrund einer chronischen Krankheit scheidet eine Vollzeit-Fachkraft aus, zwei Monate später werden zwei weitere Vollzeit-Fachkräfte schwanger. Pro Vollzeit-Fachkraft werden im Monat 5.700 € Umsatz erwirtschaftet (Zielkennzahl: 5.500 €), insgesamt also 39.900 € im Monat. Die drei ausscheidenden Kräfte sind die Spitzenkräfte im Pflegedienst. Alle drei erwirtschaften jeweils 6.600 € im Monat – insgesamt bringen alle drei Kräfte so allein 19.800 € Umsatz. Die in der Not nachfolgend eingestellten drei Vollzeitkräfte sind allenfalls durchschnittlich, weisen hohe Fehlzeiten auf und bringen deshalb pro Kopf nur 4.500 € im Schnitt – also nur 13.500 € Umsatz im Monat. Damit entsteht eine Differenz von 6.300 € im Monat. Um diese Aufträge – die ja immer noch bestehen – zu bedienen, muss der Pflegedienst Überstunden aufbauen und Zeitarbeit verpflichten.

Durch die leistungsschwächeren drei neuen Pflegekräfte sinkt der Umsatz pro Pflegefachkraft so auf 20.100 € (Umsatz der verbliebenen Fachkräfte) + 13.500 € (Umsatz der neuen Fachkräfte), also auf nur noch 33.600 € im Monat bzw. 4.800 € pro Vollzeit-Pflegekraft im Monat. Damit verfehlt der Pflegedienst an der Castroper Straße seine Zielkennzahl von 5.500 € um 700 € pro Mitarbeiter bzw. um 4.900 € insgesamt bei den Fachkräften.

In diesem Beispiel kann man davon ausgehen, dass ein operativer Gewinn schnell aufgezehrt wird, vor allem dann, wenn zur Vollkostendeckung einer Fachkraft z. B. 5.200 € Umsatz im Monat pro Vollzeit-Fachkraft benötigt werden. Bei 4.800 € Umsatz/Monat werden 400 € Minus bzw. 2.800 € Minus bei den Fachkräften im Monat eingefahren. Im Jahr entstünde so ein Minus bei den Fachkräften von 33.600 €, die an anderer Stelle erwirtschaftet werden müssten.

Finanziell schmerzhaft ist auch die Tatsache, dass mit den leistungsstarken Pflegekräften auch die Kompetenz zur Potenzialerkennung verloren geht. Eine aufmerksame und umsichtige Pflegefachkraft meldet ihrer Pflegedienstleitung, wenn es zu Einschränkungen bei den Pflegekunden in pflegegradrelevanten Bereichen kommt. Das wiederum führt zu Höherstufungsanträgen. Das Gleiche gilt für das Erkennen von neuem oder erweitertem behandlungspflegerischen Bedarf der Pflegekunden. Hier ist immer weiterer Umsatz für den Pflegedienst möglich. Welches Potenzial so verloren gehen kann, zeigt das folgende Beispiel:

Beispiel Die drei Pflegefachkräfte, die den Pflegedienst an der Castroper Straße verlassen, haben im Jahresdurchschnitt insgesamt 20 Höherstufungsanträge mit einem durchschnittlich um 350 € pro Monat bzw. 4.200 € pro Jahr und Kunde veranlasst. Insgesamt sind so 84.000 € Umsatzpotenzial im SGB XI generiert worden, von dem 50.000 € auch in Leistungen umgewandelt wurden. Daraus resultierte allein ein zusätzlicher Gewinn von 5.000 €.

Zudem haben die drei Fachkräfte im Kalenderjahr für 20 Pflegekunden neue und erweiterte Verordnungen im Wert von 300 € pro Kunde und Monat eingeholt – also insgesamt 6.000 € im Monat und 72.000 € im Jahr. Dieser Mehrumsatz brachte weitere 7.200 € Gewinn im Jahr.

Fallen diese drei Fachkräfte mit ihrer Kompetenz weg, können schlimmstenfalls die bislang generierten 122.000 € Umsatz bzw. 12.200 € zusätzlicher Gewinn künftig nicht mehr generiert werden. Neben dem Verlust beim Umsatz pro Vollzeitkraft kommt es also auch zu Verlusten durch nicht mehr erkanntes Umsatz- und Gewinnpotenzial bei den Kunden.

Auch der Verlust an Kompetenz hinsichtlich des dokumentierten Pflegeprozesses führt meistens zu unmittelbaren finanziellen Folgen. Das hat zwei Gründe:

1. Wenn die Pflegedokumentationen so lückenhaft sind, dass es bei MDK-Prüfungen zu Maßnahmen durch die Landesverbände der Pflegekassen kommt, müssen diese durch kostenintensive Fortbildungen, Schulungen und Anleitungen abgearbeitet werden – und durch permanente Dokumentationsvisiten auf ihre Umsetzung hin überprüft werden.
2. Bei entstehenden Pflegeschäden, die zur Anzeige gebracht werden bzw. von den Kassen zu Regressforderungen hinsichtlich Behandlungskosten führen, kommt es nicht selten zu Zusatzkosten in fünfstelliger Höhe.

Vor allem der letzte Satz verdient besondere Beachtung: Immer häufiger kommt es vor allem nach Sturzereignissen mit folgenden Krankenhausaufenthalten zu Rückzahlungsforderungen der Kassen hinsichtlich der Behandlungskosten gegenüber dem Pflegedienst. Wenn ein Pflegedienst dann keinen pflegefachlichen Umgang mit dem Sturzrisiko nachweisen kann, verliert er garantiert den Prozess (Landgericht Zwickau, Urteil vom 8. Mai 2014, Az.: 5 O 41/11).

■ ■ **Keine Fachkompetenz über die klassische Grund- und Behandlungspflege hinaus**

Pflegedienste mittlerer Größe decken ein deutlich breiteres Spektrum im Bereich der Behandlungspflege ab. Das führt dazu, dass es auch häufiger zu fachlich anspruchsvollen Aufträgen wie z. B. Port-Versorgung und komplexen Wundverbänden kommt. Nur Pflegedienste, die über Spezialisten verfügen, können solche Aufträge qualitativ und quantitativ im gewünschten Umfang erbringen. Darüber hinaus verschafft sich ein ambulanter Dienst auch die Möglichkeit, Leistungen außerhalb der HKP-Richtlinie – wie zum Beispiel die Bauchfelldialyse in der Häuslichkeit – anzubieten und zu erbringen.

Hat ein mittelgroßer Pflegedienst hingegen kaum Fachkräfte, die zudem auch über eine nur durchschnittliche Fachkompetenz im Rahmen der Behandlungspflege verfügen, sind diese Leistungen nicht zu erbringen. Das wiederum führt bei (potenziellen) Zulieferern wie Kliniken und Ärzten zu einem Imageverlust. Der Dienst bekommt schnell den Stempel *„die können nur waschen und Tabletten eingeben".*

Aber auch Pflegedienste, die hinsichtlich der Fachlichkeit gut aufgestellt sind, müssen aufpassen, wie das folgende Beispiel zeigt.

Beispiel Der Pflegedienst an der Castroper Straße hat insgesamt ein hohes Kompetenzniveau in seinem Personalstamm. Die zehn Fachkräfte, die sich auf 7,0 Vollzeitstellen verteilen, bestehen aus sechs Krankenschwestern und vier Altenpflegerinnen. Zudem haben zwei der Fachkräfte eine Fachweiterbildung im Wundmanagement, eine weitere Kraft hat 14 Jahre in der außerklinischen Beatmungspflege gearbeitet, fünf Fachkräfte dürfen für das ortsansässige Dialysezentrum Bauchfelldialysen durchführen und drei Fachkräfte verfügen über mehrjährige Erfahrung und unzählige Fortbildungen im Bereich der psychiatrischen Pflege. Durch den Verlust von drei Pflegefachkräften in Vollzeit verliert der Dienst zwei der drei Kräfte mit dem psychiatrischen Hintergrund sowie die Kraft mit der 14-jährigen Intensivpflegeerfahrung. Alle drei Fachkräfte sind zudem Krankenschwestern.

In diesem Beispiel verliert der Pflegedienst auf einen Schlag einen Großteil seiner psychiatrischen Fachkompetenz sowie einen erheblichen Teil an behandlungspflegerischer Kompetenz. Denn bei allem Respekt – Krankenschwestern sind in der Regel im Bereich der Behandlungspflege besser ausgebildet als Altenpfleger.

■ ■ Entstehen unwirtschaftlicher Touren

Wenn tatsächlich schleichend unwirtschaftliche Touren entstehen, kann das einen Flächenbrand nach sich ziehen. Angenommen, ein mittelgroßer Pflegedienst hat sechs Früh- und zwei bis drei Spättouren, dann sind drei bis vier unwirtschaftliche Touren bereits als kritisch anzusehen. Denn die restlichen Touren müssen das eingefahrene Minus auffangen. Unwirtschaftliche Touren entstehen zum Beispiel immer dann, wenn folgende Situationen eintreten:

Plötzlicher Patienteneinbruch Ein gefühlter Patienteneinbruch kann zu Panikreaktionen seitens der Leitung des Pflegedienstes führen. Im Grunde sind es zwei Panikreaktionen, die früher oder später zu unwirtschaftlichen Touren führen. Die erste Panikreaktion ist die Aufnahme unwirtschaftlicher Patienten. Was das bedeutet, ist im nächsten Punkt „Fachkräftemangel" am Beispiel von solitären Betreuungs- und Hauswirtschaftseinsätzen beschrieben. Aber auch im Bereich der körperbezogenen Pflegemaßnahmen und Behandlungspflegemaßnahmen werden dann panisch Kunden aufgenommen, die folgende Merkmale aufweisen:

- Duschpatient, Einsatz 1× wöchentlich mit 15 Minuten Anfahrt und vielen Zusatzwünschen, die kostenlos erbracht werden sollen.
- Wundversorgung, Einsatzdauer ca. 30 Minuten plus zehn Minuten Anfahrt.
- MS-Patient mit körperbezogenen Pflegemaßnahmen (Waschen, Inkontinenzversorgung, Lagerung/Transfer) für 25 € in 50 Minuten zzgl. Anfahrt.

Alle hier aufgelisteten Fälle sind nicht nur unwirtschaftlich, was alleine schon ganze Touren ruinieren kann. Vielmehr holt man sich hier Kunden in den Pflegedienst, die auch in anderer Weise anstrengend sind und vor allem die Pflegedienstleitung und die Verwaltungsmitarbeiter mit permanenten Anrufen und Sonderwünschen auf Trab halten.

Während die erste Reaktion sofort dazu führt, dass sich die Wirtschaftlichkeit der Touren nach unten entwickelt, dauert es etwas, bis die Folgen der zweiten typischen Panikreaktion durchschlagen: Bei einem Patienteneinbruch werden schnell Stellendeputate bei den Mitarbeitern gekürzt. Neben der Unzufriedenheit bei den Mitarbeitern passiert auch Folgendes: Da es potenzielle Pflegekunden in Hülle und Fülle gibt, wird im Zuge der Panikreaktion 1 (planlose Aufnahme unwirtschaftlicher Kunden) dafür gesorgt, dass die Touren wieder voll sind. Doch nun fehlen Mitarbeiter. Um die Aufträge der Kunden zu erfüllen, werden Überstunden aufgebaut und teure Zeitarbeit auf den Touren eingesetzt. Zudem müssen zum Teil Behandlungspflegeeinsätze von Personal gefahren werden, welches diese nicht erbringen darf und die somit auch nicht abgerechnet werden können. Oder alternativ werden die Touren auf Kosten wesentlich längerer Fahrtzeiten so verbogen, dass gerade so die SGB V-Einsätze von Fachpersonal gefahren werden können. So werden auch mit Panikreaktion 2 die Touren irgendwann unwirtschaftlich.

Fachkräftemangel Zugegeben – diese Situation ist bekannt. Allerdings muss man immer noch differenzieren: Es gibt Regionen, in denen es schwer (also nicht unmöglich) ist, Pflegefachkräfte zu bekommen. Allerdings gibt es auch Regionen, wo es schlicht und einfach keine Fachkräfte mehr auf dem Arbeitsmarkt gibt. Und genau diese Situation ist hier gemeint.

Denn das kann dazu führen, dass der ambulante Dienst aus Ermangelung an Fachkräften der Versuchung nicht widerstehen kann, die zweifellos hohe Nachfrage nach Pflege- und Betreuungsleistungen zu bedienen. Die Führungskräfte denken sich, „besser Hauswirtschaft und Betreuung aufnehmen, als überhaupt nicht zu wachsen". Diese Einschätzung hat fatale Folgen, wie das folgende Beispiel zeigt:

Beispiel Ein Pflegedienst nimmt für 160 Versorgungsstunden im Monat neue Kunden mit stundenweisen Hauswirtschafts- und Betreuungsleistungen auf. Pro Versorgungsstunde können 25,00 € erlöst werden. Der Mehrerlös pro Monat beträgt so 4.000 €.

Um diese 160 Stunden abzudecken, müssen weitere 30 Stunden Fahrtzeit und 20 Stunden Dokumentations- und Besprechungszeit hinzugerechnet werden. Die nun 210 erforderlichen Stunden werden noch um 4 Stunden Rüstzeit ergänzt. Insgesamt sind also 214 Nettoarbeitsstunden erforderlich, um den zusätzlichen Kundenbedarf von 160 Versorgungsstunden abzudecken. Auf die 214 Stunden werden noch 20% Ausfallzeit (Urlaub, Krankheit, Fortbildung) gerechnet, so dass ein Gesamtbedarf von 256,8 Stunden besteht. Diese 256,8 Stunden entsprechen 1,5 Vollzeitkräften. Diese verdienen den Pflege-Mindestlohn von 11,05 € (Westdeutschland, Stand 2019). Hinzu kommt der Arbeitgeberanteil von ca. 23%, was zu einem Arbeitgeberbrutto von 13,59 € führt. Multipliziert mit 256,8 erforderlichen Bruttoarbeitsstunden, um 160 Versorgungsstunden sicher abzudecken, müssen allein für die Lohnkosten schon 3.489,91 € aufgewendet werden. Wenn pro Versorgungsstunde jetzt noch 12 Euro für Verwaltung und Betriebskosten hinzukommen, entstehen weitere 1.920 € Kosten – insgesamt also 5.409.91 €.

Zur Erinnerung – der Erlös lag bei nur 4.000 €. Mit der Entscheidung, 160 Versorgungsstunden im Bereich Betreuung/Hauswirtschaft aufzunehmen, weil die Nachfrage hoch ist und es hierfür eher noch Personal gibt, werden also monatliche Verluste in Höhe von 1.409,91 € in Kauf genommen – auf das Jahr gerechnet sogar 16.918,92 €.

> **Tipp**
>
> Bei der Beschäftigung von Personal für Betreuung und Hauswirtschaft sollte nicht darauf spekuliert werden, beide Bereiche strikt zu trennen. Die Versuchung besteht darin, für die hauswirtschaftlichen Leistungen den Pflege-Mindestlohn zu umgehen und nur den gesetzlichen Mindestlohn von 8,84 € (Westdeutschland, bis Dezember 2018) zahlen zu müssen (Mindestlohnkommission 2016). Doch die Trennung der Bereiche wird spätestens dann hinfällig, wenn es im Bereich der Betreuungskräfte krankheitsbedingte Ausfälle gibt und das HW-Personal in die Betreuung muss.

7.2.2 Kennzahlencockpit für mittlere Pflegedienste

Einige Kennzahlen aus dem Mustercockpit für kleinere Pflegedienste sind auch in diesem Kennzahlencockpit für mittelgroße Pflegedienste vertreten. Aus Sicht des Autors ist die Größe des Pflegedienstes unerheblich hinsichtlich der Relevanz der Kennzahlen „Prospektiver Personalbedarf Soll/Ist", „Umsatz/Vollzeitkraft", „Mitarbeiterproduktivstunden", „Umsatz/Minute", „Kosten/Produktivstunde", „Sachleistungsquote" sowie der QM-Kennzahlen zum Pflegecontrolling. Diese Kennzahlen sind hier noch einmal erwähnt und in Kursivschrift gesetzt. Die spezifischen Kennzahlen für Pflegedienste mittlerer Größe folgen dann in Normalschrift.

Das Kennzahlencockpit für einen mittelgroßen ambulanten Pflegedienst kann so wie in ◻ Tab. 7.10 aussehen: Das Muster enthält, wie

▣ Tab. 7.10 Beispiel: Kennzahlencockpit für mittlere Pflegedienste

Kennzahl	Zielwert	Maßnahmen zur Erreichung
Prospektiver Personalbedarf Soll/Ist	*+ 0,3 VK*	Siehe auch Kennzahlencockpit für kleinere Pflegedienste (▶ Abschn. 7.1)
Umsatz/Vollzeitkraft (Monat)	*5.500 €*	
Umsatz je Minute	*0,90 €*	
MA-Produktivstunden/PFK	*110 Std./VK*	
MA-Produktivstunden/PH	*120 Std./VK*	
Kosten pro Produktivstunde	*45,00 €*	
Sachleistungsquote SGB XI (nur § 36)	*60%*	
Gewinn pro Tour	*10%*	
Anzahl durchgeführter Pflegevisiten	*2 pro Jahr und Kunde*	
Quote der beseitigten Mängel aus Pflegevisiten	*100%*	
Verhältnis Personalqualifikation zu Leistungsmix	150% Abdeckung Behandlungs-pflege	
Erfolg von Fort- und Weiterbildung	80%	Lernzielkontrollen Sorgfältige Auswahl der Dozenten/Weiterbildungsinstitute Pflegevisiten
Fachkraftquote	75%	Fortwährende Personalakquise Weiterbildung eigener Pflegehelfer Ausbildungsbetrieb werden
Anzahl PDL-Scheine	3	Mindestens einen weiteren MA weiterbilden
Quote MA mit Fachweiterbildung an Gesamt-VK Pflegefachkräfte	20%	Quote von ca. 30% vorhalten
Fluktuation	10%	Maßnahmen zur Mitarbeiterbindung Maßnahmen zur weiteren Verbesserung der Unternehmenskultur Aufzeigen von individuellen Entwicklungschancen
Qualifikationsniveau des Teams	5,5	Kontinuierliche Fort- und Weiterbildung

schon in ▶ Abschn. 7.1, beispielhafte Zielwerte sowie eine Spalte mit optionalen Maßnahmen zur Zielerreichung. Letztere werden auch in diesem Abschnitt in der Folge noch genauer erläutert.

Auch in einem Pflegedienst mittlerer Größe sollte dieses Kennzahlensystem monatlich geführt werden. Das Kennzahlencockpit wird dann von der Leitungsebene als Grundalge für die Steuerung des Pflegedienstes genutzt. Jeden Monat muss zudem jede Kennzahl bewertet werden. Die Führung sollte daher auch in mittleren Pflegediensten jede einzelne Kennzahl nach diesen Kriterien bewerten:

- Das Ziel ist erreicht.
- Das Ziel ist knapp verfehlt.
- Das Ziel ist nicht erreicht.

◘ Tab. 7.11 Beispiel: Beurteilung der Ist-Kennzahlen

Kennzahl	Zielwert	Erreichter Wert	Grün	Gelb	Rot
Erfolg von Fort- und Weiterbildung	80%	85%	x		
Fachkraftquote	75%	70%		x	
Anzahl PDL-Scheine	3	2		x	
Quote MA mit Fachweiterbildung an Gesamt-VK Pflegefachkräfte	20%	5%			x
Fluktuation	10%	25%			x
Qualifikationsniveau des Teams	5,5	5,2		x	

Das Ampelsystem, welches auch hier genutzt werden kann, funktioniert wie in ▶ Abschn. 7.1 bei den kleineren Pflegediensten. „Grün" ist die Zielerreichung, „Gelb" ist das knappe Verpassen und „Rot" das deutliche Nicht-Erreichen des Ziels.

Anschauung für die Abgrenzung von „Grün", „Gelb" und „Rot" liefert auch für mittlere Pflegedienste ◘ Tab. 7.11 mit fiktiven erreichten Kennzahlen. Allerdings wird hier in der Darstellung auf die Kennzahlen verzichtet, die in Pflegediensten jeder Größe genutzt werden.

Wie schon in ▶ Abschn. 7.1 beschrieben, müssen die drei Ampelfarben definiert werden, um überhaupt zu beurteilen, ob der Zielwert erreicht wird. Die Farbe Gelb sollte bei den hier beschriebenen Kennzahlen ebenfalls als Beurteilung genutzt werden, wenn der Zielwert zwar nicht erreicht ist – aber der Ist-Wert nicht allzu weit entfernt ist. Hierzu Beispiele aus der obigen Übersicht speziell für Pflegedienste mittlerer Größe:

- **Fachkraftquote**

Der Zielwert „75% Fachkraftquote" wird um 5 Prozentpunkte unterschritten. Auch mit 70% Fachkraftquote dürften alle behandlungspflegerischen Aufträge abrechnungsfähig bedient werden. Allerdings signalisiert die gelbe Ampel auch, dass die Quote nicht weiter absinken sollte – also die Kündigung von 1–1,5 VK Pflegefachkräften den Pflegedienst durchaus in Schwierigkeiten bringen kann.

- **Anzahl PDL-Scheine**

Auch hier bewegt sich der Pflegedienst im gelben Bereich. Das Ausscheiden einer Pflegedienstleitung kann gerade noch kompensiert werden, um den Vertrag gemäß §§ 132, 132a SGB V zu halten. Aber wenn die zweite Person auch noch ausscheidet, steht der Pflegedienst gänzlich ohne PDL da und würde somit seine Versorgungsverträge massiv gefährden.

- **Qualifikationsniveau des Teams**

Das Qualifikationsniveau liegt genau im Schnitt einer Pflegefachkraft ohne Berufserfahrung. Das heißt mathematisch, dass es einen Mix aus erfahrenen Pflegefachkräften und sonstigen Kräften gibt. Nicht mehr und nicht weniger. Sollten auf einen Schlag 2,5 VK Pflegefachkräfte ausscheiden, wird das Qualifikationsniveau unter 5 Punkte sinken. Zum besseren Verständnis bietet ◘ Tab. 7.12 eine beispielhafte „Vorher-Nachher"-Übersicht.

Durch den Verlust der besagten Pflegefachkräfte sinkt die Kennzahl tatsächlich unter 5 Punkte – den Wert, der genau die Pflegefachkraft ohne Berufserfahrung erreichen würde und der als unterster noch akzeptabler Wert fungiert.

7.2.3 Notwendige Maßnahmen

Pflegedienste mittlerer Größe sollten sich vor allem auf Maßnahmen der Personalbindung und -entwicklung konzentrieren. Damit sollte es

◘ Tab. 7.12 Vorher-Nachher-Qualifikationsmix

Vorher	Punkte	Nachher	Punkte
Pflegefachkraft	6	Pflegefachkraft	6
Pflegefachkraft	5,5	Pflegefachkraft	5,5
Pflegefachkraft	6	Pflegefachkraft	6
Pflegefachkraft	6	Pflegefachkraft	6
Pflegefachkraft	7	Pflegefachkraft	7
Pflegefachkraft	8	Pflegefachkraft	8
Pflegefachkraft	5	Pflegefachkraft	5
Pflegefachkraft	5	Pflegefachkraft	5
Pflegefachkraft	7		
Pflegefachkraft	7		
Pflegefachkraft	6,5		
Pflegehilfskraft	4	Pflegehilfskraft	4
Pflegehilfskraft	4	Pflegehilfskraft	4
Pflegehilfskraft	2,5	Pflegehilfskraft	2,5
Pflegehilfskraft	3	Pflegehilfskraft	3
Pflegehilfskraft	2,5	Pflegehilfskraft	2,5
Pflegehilfskraft	3,5	Pflegehilfskraft	3,5
Gesamtschnitt:	**5,2**	**Gesamtschnitt:**	**4,9**

gelingen, die Zielkennzahlen im Bereich „Personal" sowie „Lernen und Entwicklung" dauerhaft zu erreichen, um die Marktanteile zu sichern und moderat auszubauen.

▪ Leistungsstarkes Personal halten

In manchen Regionen ist der Personalmarkt für Pflegekräfte dermaßen leergefegt, dass trotz vielschichtiger Bemühungen niemand zu finden ist. Umso wichtiger ist es dann, leistungsstarkes Personal zu halten und nachhaltig an den Pflegedienst zu binden. Neben den wichtigen harten Faktoren „Bezahlung" und „Dienstplansicherheit" ist auch der emotionale Faktor nicht zu unterschätzen, der gutes Personal im Pflegedienst hält. Sehr viel kommt es dabei auf die Führung an: Führung muss für Mitarbeiter verlässlich sein und einen sicheren Rahmen bieten. Mit Hilfe von sechs einfachen Regeln gelingt es

Führungskräften, allein durch ihr Verhalten die leistungsstarken Mitarbeiter zu halten:

▪▪ Regel Nr. 1: Führung muss berechenbar sein

Berechenbar sein heißt, immer ausgeglichen zu sein und keine Stimmungsschwankungen nach außen zu zeigen. Das Personal muss sich darauf verlassen können, wie Führung in Situationen wie Erfolgen, Fehlern, Krisen und sonstigen Alltags- und Ausnahmesituationen agiert.

Das beste Beispiel ist der Umgang mit Fehlern: Was nie passieren darf, ist, dass ein Mitarbeiter einen Fehler macht und übertrieben hierzu kritisiert wird. Am nächsten Tag passiert der gleiche Fehler einem anderen Mitarbeiter und die gleiche Führungskraft reagiert eher nachsichtig. Führung muss sich nach außen hin immer gleich geben. Denn nichts wird als ungerechter von Mitarbeitern empfunden, als für gleiche Arbeit oder auch Fehlleistung ohne Grund ungleich behandelt zu werden.

▪ ▪ Regel Nr. 2: Führung muss einen klaren Kurs vorleben

Führungskräfte sollten ihrem Stil immer treu bleiben – egal in welchen Situationen. Die meisten Mitarbeiter schätzen es, wenn Führungskräfte ihren Stil und ihren Kurs auch dann beibehalten, wenn es von innen aus der Mitarbeiterschaft Widerstände gibt. So spüren die leistungsstarken Mitarbeiter als erste, wenn einem Mitarbeiter Zugeständnisse gemacht und dabei rote Linien überschritten werden – nur damit dieser sich nicht vor dem Wochenende krankmeldet.

Denn wer intern schon vor Mitarbeitern oder Vorgesetzten sofort einknickt, dem wird auch nicht zugetraut, den Mitarbeiter vor Ungemach von außen – z. B. MDK-Prüfungen und anstrengenden Angehörigen – zu schützen.

▪ ▪ Regel Nr. 3: Führung ist immer der Fels in der Brandung

Mitarbeiter brauchen emotionale Sicherheit, vor allem Mitarbeiter in der Pflege. Nicht selten sind Mitarbeiter privat schon sehr belastet – sei es durch prekäre finanzielle Situationen oder durch schwierige familiäre Verhältnisse, häusliche Gewalt und Suchtproblematiken. Gerade diese Menschen brauchen einen Ort, wo sie emotionale Sicherheit spüren. Diesen Wunsch kann Führung dadurch erfüllen, dass sie wie der Fels in der Brandung wirkt. Nach außen hin prallt alles von der Führung ab, was gegen den Pflegedienst anläuft. Wer zum Beispiel in Krisen immer wieder klaren Kopf bewahrt und tragfähige Lösungen umsetzt, baut bei seinen Mitarbeitern unglaublich viel Respekt auf. Dadurch schafft Führung es, dass sich die äußere Ruhe auch auf die Mitarbeiter überträgt. Denn diese wissen, *„ich kann mich auf meine Führungskraft verlassen"*.

Führung entwickelt so einen Ruf als „Fels in der Brandung" bei den Mitarbeitern. Führung lebt vor, dass Entscheidungen mit Bedacht und aufgrund von Zahlen, Daten, Fakten getroffen werden. Unbezahlbar ist dieses Verhalten in akuten Krisensituationen, wo einzelne Mitarbeiter oder die gesamte Belegschaft verängstigt

sind. Neben aus dem Ruder laufenden MDK-Prüfungen sind das auch z. B. haltlose Diebstahlvorwürfe gegen einzelne Mitarbeiter. Für den betroffenen Mitarbeiter ist das eine Katastrophe und daher umso wichtiger, wenn dieser dann das Gefühl hat, unter einem Vorgesetzten zu arbeiten, der sich nicht aus der Ruhe bringen lässt und zu einem steht.

▪ ▪ Regel Nr. 4: Führung ist immer positives Vorbild

Führungskraft zu sein, heißt auch, Meinungen zu vertreten, zu denen man u. U. in Wirklichkeit nicht steht. Dieser Kompromiss zwischen „Betriebsräson" und gesundem Menschenverstand ist aber für Führungskräfte als Vorbild unumgänglich. Natürlich sind so manche Qualitätsvorgaben durch den Gesetzgeber und durch die Vertragspartner schwer verständlich und teilweise gewöhnungsbedürftig. Dennoch müssen diese Dinge umgesetzt werden.

Aus diesem Grund klagt eine gute Führungskraft niemals gegenüber seinen Mitarbeitern über diese Anforderungen. Vielmehr hilft die Führungskraft den Mitarbeitern, die Dinge umzusetzen. Auf keinen Fall darf Führung den Mitarbeitern Alibis liefern (*„ich als Chef finde die Anforderungen auch sinnlos"*), wenn es zum Beispiel wieder um unbeliebte Themen wie die Führung der Pflegedokumentation geht.

▪ ▪ Regel Nr. 5: Führung ist immer Entscheider

Wenn eine Führungskraft eine Entscheidung trifft, ist diese unumstößlich. Hierbei ist es nicht relevant, ob es sich um eine populäre oder um eine unpopuläre Entscheidung handelt. Hierzu können zwei Beispiele herangezogen werden:

Beispiel 1   Die Fachkraft Gisela Schmidt arbeitet wiederholt ihre Mängel aus der Pflegedokumentation nicht ab. Die Pflegedienstleitung droht mit einer Abmahnung. Drei Tage später gibt es Engpässe auf dem Tourenplan. Die PDL „vergisst" ihre Drohung, weil jeder Kopf gebraucht wird. Frau Schmidt ist wieder mal davon gekommen und die Autorität der Führungskraft bröckelt bedrohlich, da dies nicht der erste Vorfall dieser Art war …

Bezogen auf das Beispiel muss die Führungskraft bei seiner Entscheidung für die Abmahnung bleiben. Dabei muss es egal sein, welche Konsequenzen das für den Dienstplan haben könnte. Im Gegenteil, das konkrete Dienstplanproblem löst sich wahrscheinlich von allein:

- Die betreffende Mitarbeiterin ist überrascht, dass ihr Fehlverhalten tatsächlich eine unangenehme Folge nach sich zieht. Dabei geht es weniger um die Abmahnung an sich – das wird die Mitarbeiterin nicht interessieren – als vielmehr um die Tatsache, dass die Mitarbeiterin merkt, dass sie mit ihrem Verhalten die PDL nicht manipulieren kann.
- Die anderen Mitarbeiter merken, dass es der Führungskraft ernst ist mit seinen Ankündigungen und einmal getroffene Entscheidungen auch durchgezogen werden. So stehen die engagierten Mitarbeiter nun erst recht hinter der PDL und werden ihr wahrscheinlich über den möglichen Dienstplan-Engpass hinweghelfen.

Wie gut es ist, zu Entscheidungen zu stehen, zeigt ein für Mitarbeiter eher positiver Beschluss:

Beispiel 2   Die Pflegedienstleitung entscheidet sich dafür, dass nach 20:30 Uhr keine geplanten Pflegeeinsätze mehr gefahren werden. Die Begründung ist nachvollziehbar – die PDL will nicht bei Dienstplanengpässen in die Gefahr kommen, bei kurzen Wechseln gegen das Arbeitszeitgesetz zu verstoßen. Der Geschäftsführer verlangt allerdings, dass die PDL ihre Entscheidung zurücknimmt. Diese bleibt aber im Sinne ihrer Mitarbeiter hart und lässt es auf eine Konfrontation ankommen.

In diesem Falle punktet die Führungskraft erst recht: Sie steht zu einer unbequemen Entscheidung, die aber dem Pflegedienst und allen Mitarbeiten zugutekommt.

▪▪ Regel Nr. 6: Führung fördert Mitarbeiter
Der Gedanke folgt einer Firmenphilosophie des Vertrauens und der Teilhabe. Damit ist gemeint, dass Führung nicht als Alleinherrscher auftritt, sondern Führungskräfte-Nachwuchs aufbaut

und die Kollegen, die den Führungskräften unmittelbar zuarbeiten, fachlich unterstützt und weiterentwickelt.

Beispiel   Die erfahrene PDL Juliane Teichmann hat sich kontinuierlich eine junge Stellvertretung aufgebaut. Diese hat sich fachlich und methodisch dadurch so gut entwickelt, dass sie eine verlässliche Stütze für Frau Teichmann geworden ist. Auch die Verwaltungskräfte und die Teamleitungen arbeiten zügig und effizient. Das liegt daran, dass die PDL viel Zeit und Energie in das Training dieser Mitarbeiter investiert hat. Durch dieses langfristige Denken und Handeln verfügt der Pflegedienst über eine stabile Leitungs- und Verwaltungsstruktur – was wiederum dem Unternehmenserfolg zugutekommt.

Denn der Betrieb muss auch laufen, wenn Führungskräfte aus unterschiedlichen Gründen abwesend sind. Zudem wachsen vor allem gute Nachwuchsführungskräfte über sich hinaus, wenn sie den Chef vertreten dürfen. Allein das in sie gesetzte Vertrauen spornt oft noch zusätzlich zu Höchstleistungen an. Diese Philosophie setzt sich auch in den unteren Ebenen fort und wird gefördert, wenn interessierte Mitarbeiter egal welcher Qualifikationsstufe kleine Sonderaufgaben bekommen, die sie in einem vordefinierten Rahmen so ausfüllen können, wie sie es selber für richtig halten.

Wenn diese Regeln eingehalten werden und in Kombination eine auskömmliche und attraktive Bezahlung neben der Planungssicherheit der Freizeit geboten wird, sind Mitarbeiter rational und emotional fest an den Pflegedienst gebunden und bleiben die verlässlichen Leistungsträger zum Wohle des Unternehmens.

▪ Aufbau von eigenem Führungsnachwuchs
In Anlehnung an die eben beschriebene Regel Nr. 6 für Führungskräfte soll der Aufbau von Nachwuchsführungskräften hier noch einmal genauer betrachtet werden. Denn diese Maßnahme ist aus zwei Gründen unabdingbar:

1. Karriereaussichten sind motivierend für viele Mitarbeiter.
2. Das Ausfallrisiko von Führungskräften – vor allem der PDL in mittelgroßen Pflegediensten – muss minimiert werden.

Leistungsstarke Mitarbeiter sind in der Regel daran interessiert, sich weiterzuentwickeln. Das kann eine Karriere als Führungskraft sein oder aber eine fachliche Spezialisierung. Auf diese wird im nächsten Punkt genauer eingegangen. An dieser Stelle soll vor allem für mittlere Pflegedienste kurz dargelegt werden, wie das Ausfallrisiko einer leistungsstarken Pflegedienstleitung minimiert werden kann. Neben der Auswahl eines geeigneten Kandidaten sollte ein Pflegedienst ein internes Schulungskonzept vorhalten, mit dem eine Ersatz-PDL aufgebaut werden kann. Ein solches Schulungskonzept sollte sieben Blöcke beinhalten. Diese sind mit entsprechenden Lehrzielen in ◘ Tab. 7.13 benannt.

Jeder dieser sieben Blöcke kann in die vier Unterbereiche „theoretische Grundlagen schaffen", „Lernzielkontrolle", „praktische Übung und Umsetzung" sowie „Reflexion" aufgeteilt werden. So wird sichergestellt, dass das jeweils vermittelte theoretische Fundament verfestigt ist und in die Praxis umgesetzt werden kann. Eine Reflexion rundet jeden Block ab, bei der die Lernerfolge gemeinsam analysiert und ggf. Nachschulungsmaßnahmen vereinbart werden.

Dieses Rahmenkonzept kann zur fachlichen Entwicklung einer Nachwuchs-PDL jederzeit angewendet werden. Es können einzelne Blöcke und Schritte so auf individuelle Erfordernisse zugeschnitten werden, wie es für die Nachwuchsführungskraft und den Pflegedienst sinnvoll ist.

Die Umsetzung dieses Konzeptes hat zwei Vorteile: Zum einen kann die Nachwuchskraft die derzeitige Pflegedienstleitung sehr gut unterstützen, zum anderen ist diese für den Ernstfall gerüstet, wenn die etatmäßige Pflegedienstleitung tatsächlich abwandert.

◘ **Tab. 7.13** Schulungskonzept zum Aufbau von Führungsnachwuchs

Schulungsblock	Lehrziele
1. Block: Führen des Erstgespräches	Erfassen des Pflege- und Betreuungsbedarfes, Erfassen des Gesamtleistungspotenziales SGB XI, Erfassen von SGB V-Bedarf (Verordnungen), Anwendung der Checkliste zum Führen des Erstgespräches.
2. Block: Verkaufen von Leistungen	Höchstmögliche Ausschöpfung des Sachleistungspotenzials, Einholen von SGB V-Verordnungen, Anbieten von Privatleistungen.
3. Block: Steuerung des Pflegeprozesses	Durchführen von Pflegevisiten, Erkennen von Prioritäten, Nachverfolgung erkannter Mängel.
4. Block: Führen und Leiten	Formulieren klarer Zielvorgaben, Durchsetzen von Anordnungen, Beteiligen der Mitarbeiter an der Gestaltung der Pflege- und Betreuungsprozesse, Sicherstellen lückenloser Informationen.
5. Block: Befähigung zur fachlichen Weiterentwicklung der Mitarbeiter	Praxisanleitung zur Pflegedokumentation, nachhaltige Vermittlung neuester medizinischer und pflegefachlicher Erkenntnisse (z. B. Expertenstandards), nachhaltige Vermittlung von Inhalten rund um Demenz und psychiatrische Auffälligkeiten.
6. Block: Kennen und weitervermitteln der MDK-Anforderungen	Vollumfängliche Kenntnis der QPR und der zugehörigen Prüfanleitung ambulant; Fähigkeit, die MDK-Anforderungen zur Pflegedokumentation an die MA zu vermitteln.
7. Block: Wirtschaftlicher und rechtssicherer Personaleinsatz	Dienst- und Tourenplanung unter Einhaltung einschlägiger Gesetze (z. B. Rahmenverträge, ArbZG, MuSchG, JSchG), wirtschaftliche Tourenplanung unter größtmöglicher Reduktion von Fahrtzeiten und vollständigem Ausschluß von Leistungen, die ohne Vertrag erbracht werden.

■ **Verteilung von Spezialaufgaben auf Pflegefachkräfte**

Mit der Verteilung von Spezialaufgaben werden interessierte Pflegefachkräfte nicht nur motiviert, sondern der Pflegedienst schafft es auf diesem Wege auch, das Qualifikationsniveau des gesamten Teams anzuheben. Insofern sollten die Führungskräfte des Pflegedienstes mit Hilfe von Pflegevisiten, persönlichen Zielvereinbarungsgesprächen und der Analyse der Anforderungen des bestehenden und künftigen Kundenstammes herausfinden, welche Mitarbeiter für welche Spezialaufgaben geeignet sind und welche einen Nutzen für den Pflegedienst haben. Um das gesamte Qualifikationsniveau zu heben und einzelne Mitarbeiter ihren Neigungen entsprechend zu fördern, sind vier Maßnahmen erforderlich.

■ ■ **Transparenz bei Verantwortungen und Befugnissen schaffen**

Mitarbeiter müssen wissen, was sie eigenverantwortlich umsetzen dürfen und wann der Vorgesetzte zu informieren ist. Deshalb sollte die Führung innerhalb des Pflegedienstes jeder Hierarchiestufe einen festen Rahmen vorgeben, in dem sich derjenige aber frei bewegen kann. Hierzu ein Beispiel:

Beispiel   Der Pflegedienst am Millerntor beschäftigt sechs Fachkräfte mit sozialversicherungspflichtigen Beschäftigungsverhältnissen. Die Stellendeputate betragen zwischen 0,6 und 1,0. Jede Fachkraft hat die Anweisung, die ihr zugewiesene Pflegedokumentationen „nach den Vorgaben aus der aktuellen MDK-Prüfanleitung" zu führen. Pro Dokumentation gibt es im Monat zwei Stunden Zeit, die sich die Mitarbeiter selber in die Tour planen dürfen. Wie die Mitarbeiter die Zielvorgabe erreichen (Methoden, Zeiteinteilung usw.) bleibt ihnen selbst überlassen.

■ ■ **Kontinuierliche Begleitung, Beratung und Training der betreffenden Mitarbeiter**

Die Begleitung beginnt bei der Einarbeitung. Die Einarbeitung ist keine lästige Pflicht, sondern das Fundament für Arbeitszufriedenheit der Mitarbeiter. Während einer gründlichen Einarbeitungsphase findet die Führungskraft belastbar heraus, welche besonderen Stärken der Mitarbeiter hat. Diese können sogar schon in den ersten Reflexionsgesprächen in der Probezeit angesprochen und mit einer individuellen Perspektive verbunden werden.

Im Probezeitendgespräch werden diese Neigungen noch klarer herausgearbeitet und bilden die Grundlage für passgenaue Angebote zur Fort- und Weiterbildung des betreffenden Mitarbeiters. Auch hierzu ein Beispiel:

Beispiel   Die Mitarbeiterin Maria Siebenrock ist seit vier Monaten als Pflegefachkraft in der Castroper Straße beschäftigt. Die einarbeitende Pflegefachkraft meldet dem Pflegedienstleiter Jochen Abel zurück, dass „die neue Kollegin pflegerische Situationen und das Umfeld schnell erfasst und in wenigen, verständlichen Worten die Patienten beraten kann. Von begeisterten Angehörigen haben wir auch schon entsprechende Rückmeldungen". Im Probezeitendgespräch schlägt Jochen Abel der neuen Mitarbeiterin vor, den Pflegeberater-Kurs nach § 45 SGB XI zu besuchen. Denn mit drei Kassen hat sein Pflegedienst einen Vertrag über die Schulungen pflegender Angehöriger – mit einem Satz von 80 € pro 90 Minuten.

■ ■ **Verteilung von Arbeitsaufträgen**

Anstatt über die Veränderungen in der Pflege und die damit verbundenen bürokratischen Anforderungen zu klagen, sollte Führung die von außen gestellten Anforderungen vielmehr nutzen, um das Team in seiner Kompetenz weiter zu stärken.

▬ Stichwort „nationale Expertenstandards": Hier kann eine Projektgruppe gebildet werden, die mit den Zielen „Aktualisierung der bisher geltenden Verfahrensanweisungen zu den einzelnen Expertenstandards" und „Entwicklung eines zweiseitigen Schulungsskriptes für das Team" an den Start geht. Hier können sich drei bis fünf freiwillige und motivierte Mitarbeiter melden. Damit die Ziele erreicht werden, sollten vor allem die Zeiten für die Projektarbeit verbindlich in Dienst- und

Tourenpläne eingetragen werden. Denn Zeit ist bei Projekten in der Pflegebranche immer das kostbarste Gut. Auch der Zeitraum und vor allem das Ende muss von der Führung klar definiert werden. Ohne das feste Einplanen von Ressourcen wird jedes Projekt scheitern (Baake 2017)!

- Stichwort „Aktualisierung der Pflegedokumentation": Nicht selten ist ein Überarbeitungsstau von 40 oder 50 Pflegedokumentationen aufgetreten. In diesem Falle können die drei leistungsstärksten Mitarbeiter in Bezug auf den dokumentierten Pflegeprozess die Mappen überarbeiten. Der Leitfaden zur Überarbeitung sollte eine entsprechende Verfahrensanweisung/ Prozessbeschreibung aus dem internen MA-Handbuch sein.

■ ■ Mit individuellen Zielvereinbarungen arbeiten

Spätestens hier kommt es zu einer unmittelbaren „Win-Win"-Situation zwischen der Führung und den Mitarbeitern des Pflegedienstes. An dieser Stelle sollten individuelle Ziele vereinbart werden, bei deren Erreichung eine Belohnung (Prämie, Finanzierung einer Fortbildung usw.) gekoppelt ist. Hierzu ein Beispiel:

Beispiel Die Pflegedienstleitung Juliane Teichmann vereinbart mit der Pflegefachkraft Monika Gerstner, dass diese für die Wunddokumentation zuständig ist. Ziel ist es, dass a) jede Verordnung zur Wundversorgung auf Anhieb genehmigt wird, b) im Rahmen der nächsten MDK-Prüfung keine Mängel bei der Wundversorgung und -dokumentation festgestellt werden und c) es diesbezüglich in den nächsten sechs Monaten auch keine Auffälligkeiten bei internen Audits gibt. Werden alle Ziele erreicht, bekommt Frau Gerstner eine Fachweiterbildung zur Wundexpertin finanziert und zudem eine Freistellung für die Fortbildungstage.

Hier entsteht sogar ein unmittelbarer monetärer Vorteil, weil es keine Fehlerkosten für Korrekturen bei Wundversorgung und -dokumentation mehr gibt und der Pflegedienst keine verzögerte Rechnungsstellung durch erforderliche Widerspruchsverfahren bei zunächst abgelehnten Verordnungen zur Wundversorgung mehr hat. Die Mitarbeiterin dagegen hat eine Fachweiterbildung in der Tasche, die sie jetzt oder später auch mit einer Funktionszulage vergolden kann.

Mittel- bis langfristig lohnt es sich für die Führung von Pflegediensten immer, Zeit in die Begleitung und Weiterbildung der Mitarbeiter zu investieren. Es muss nicht immer die klassischen Fortbildung sein, es gibt auch verschiedene andere Methoden, verborgene Potenziale zu heben und für den Pflegedienst und seine Mitarbeiter nutzbar zu machen.

Diese drei Maßnahmenkomplexe zu „leistungsstarkes Personal halten", „Aufbau von eigenem Führungsnachwuchs" sowie „Verteilung von Spezialaufgaben auf Pflegefachkräfte" können zur dauerhaften Zielerreichung angewendet werden. Ebenso wie die beschriebenen Maßnahmen in ▶ Abschn. 7.1 haben auch diese Maßnahmen keinen Anspruch auf Vollständigkeit. Sie sollen dem Leser allerdings einen Anstoß geben, eigene, zielführende Maßnahmen zu planen und umzusetzen.

7.3 Kennzahlen für große Pflegedienste

In großen Pflegediensten ab etwa 150 Pflegekunden gibt es in der Regel zwischen der Ebene der Pflegedienstleitung und den Pflegefachkräften eine weitere Ebene von Teamleitungen oder vergleichbaren Funktionsträgern der unteren Leitungsebene. In Anlehnung an ▶ Kap. 6 wird hier dargelegt, wie ein Kennzahlensystem aussieht, welches die Zahlen dort liefert, wo sie auch benötigt werden. Wie in den beiden vorangegangenen Abschnitten auch wird dargestellt, welche Maßnahmen bei verfehlter Zielerreichung ergriffen werden können.

Ein Pflegedienst mit einer Größe von 150 Kunden aufwärts ist im Groben so organisiert, wie ◘ Abb. 7.1 es zeigt.

Für die Leitung eines solchen Dienstes sind detaillierte Kennzahlen zu Umsatz, Gewinn. Personal und Qualität nicht mehr entscheidend.

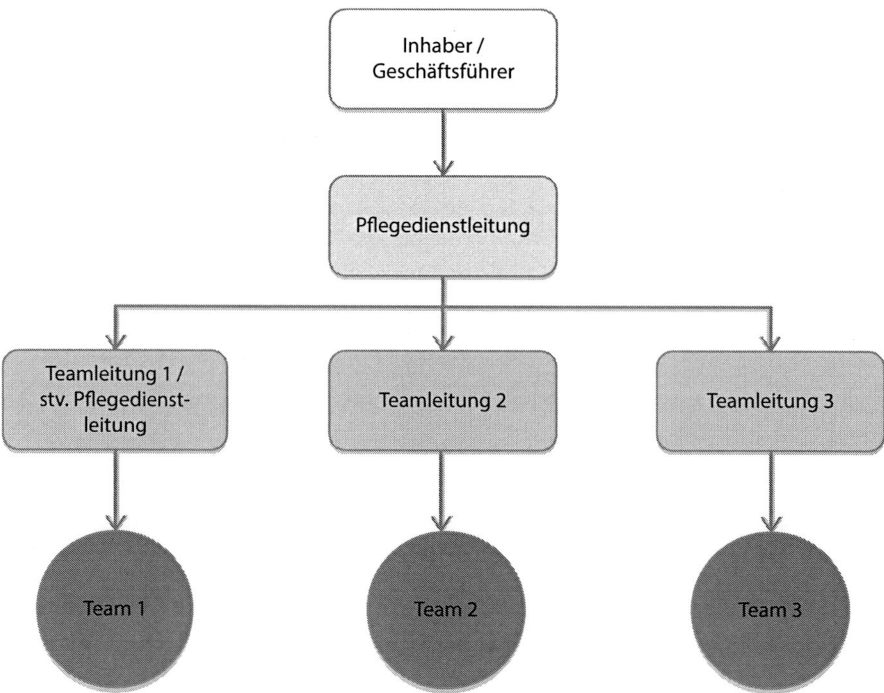

Abb. 7.1 Organigramm eines Pflegedienstes mit mehr als 150 Kunden

Diese Kennzahlen sind eher auf der PDL- und Teamleiterebene angesiedelt und sollten dort auch zur operativen Steuerung des Pflegedienstes genutzt werden. Die oberste Leitung benötigt eher verdichtete Informationen zur Steuerung des gesamten Dienstes. Denn die Zielsetzungen und Problemstellungen größerer Pflegedienste unterscheiden sich naturgemäß von denen mit mittlerer oder kleinerer Größe. Hierzu ein Praxisbeispiel:

Beispiel   Der Pflegedienst am Millerntor hat 210 Pflegekunden (ohne § 37.3-Kunden). Der Umsatz pro Monat beträgt 170.000 €, die Gesamtkosten betragen 150.000 €. Pro Monat wird also ein Gewinn vor Steuern, Zinsen und Abschreibungen von 20.000 € erzielt. Der Pflegedienst ist so organisiert, dass es einen Inhaber gibt, der sich vor allem um die kaufmännischen Belange und die Weiterentwicklung des Pflegedienstes kümmert. Zudem liegt dem Inhaber sehr daran, dass der Pflegedienst rechts- und haftungssicher arbeitet. Darüber hinaus gibt es eine Pflegedienstleitung, die drei Teamleitungen übergeordnet ist, die wiederum ebenfalls jeweils eine PDL-Zulassung bekommen würden. Der Inhaber ist vor allem daran interessiert, dass sowohl die Pflegedienstleitung als auch die drei Teamleitungen ihre Bereiche so führen, dass es zu keinen rechtswidrigen Bedingungen in der Versorgung kommt. Zudem soll der Gewinn stabil gehalten werden. Für die Zukunft hat sich der Pflegedienst zum Ziel gesetzt, sein Angebot zu erweitern. Das Portfolio soll nicht nur die klassischen Versorgungen nach HKP-Richtlinie und LK-System umfassen. Vielmehr möchte sich der Pflegedienst auch anderen Zielgruppen gegenüber öffnen.

Für den Inhaber dieses Pflegedienstes kommt es also in erster Linie darauf an, dass eine kontinuierliche Qualität geliefert wird, der Pflegedienst reif für Innovationen ist und wirtschaftlich arbeitet. Diese Zielsetzungen sollte das Kennzahlensystem für größere Pflegedienste abdecken.

Kernkennzahlen wie
- Umsatz je Vollzeitkraft,
- Umsatz/Minute bzw. Umsatz/Stunde,
- Kosten pro Produktivstunde entsprechend Qualifikation,

- Mitarbeiterproduktivstunde,
- Sachleistungsquote § 36 SGB XI,
- Gewinn pro Tour,
- Anzahl Pflegevisiten und
- Quote beseitigter Mängel aus Pflegevisiten

sollten auf der Ebene zwischen Pflegedienst- und Teamleitungen erhoben werden.

7.3.1 Herleitung

Der Inhaber/die Inhabergruppe eines großen Pflegedienstes wird ein großes Interesse daran haben, dass alle Bereiche in der Kundenversorgung reibungslos und rechtssicher ablaufen. Schon allein aus der Motivation heraus, ein Organisationsverschulden bei Schadensfällen auszuschließen, wird ein verantwortungsbewusster Inhaber bzw. eine verantwortungsbewusste Inhabergruppe daran interessiert sein, dass die vertraglichen und qualitativen Vorgaben umgesetzt werden. Auch aus Imagegründen wird vor allem ein großer Dienst sehr daran interessiert sein, rechtssicher zu handeln. Die Zielsetzungen können also diese sein:

- **Exzellente Qualität**

Ein sehr hohes Qualitätsniveau schließt mögliche Haftungsrisiken aus, wenn es zum Beispiel um Regressansprüche der Krankenkassen geht.

Wenn der Pflegedienst stets eine sehr gute Struktur-, Prozess- und Ergebnisqualität nachweisen kann, kann davon ausgegangen werden, dass die Arbeitsprozesse unter beherrschten Bedingungen ablaufen. ◘ Tab. 7.14 zeigt, welchen Nutzen ein gut funktionierendes QM-System auf die Rechtssicherheit eines Pflegedienstes hat.

Das führt dazu, dass der Inhaber seinen Führungskräften vertrauen kann, dass diese gute Arbeit leisten. Die oberste Leitung eines großen Pflegedienstes kann nicht mehr jede Einzelheit kontrollieren – umso mehr ist sie auf ihre Leitungskräfte im operativen Bereich angewiesen. Qualitätskennzahlen sind dafür ein gutes Instrument für die oberste Leitung, um die Leistung der operativ tätigen Führungskräfte einzuschätzen und bei Bedarf dort einzugreifen.

- **Kompetente Leitungskräfte**

Dieser Aspekt schließt genau an den vorangegangenen Punkt an. Nur sehr gute Leitungskräfte sind in der Lage, ein sicheres Qualitätsniveau zu halten und dabei gleichzeitig wirtschaftlich im Sinne des Pflegedienstes zu arbeiten. Wenn sich die oberste Leitung auf vier Leitungskräfte stützt, wie in dem Organigramm in ◘ Abb. 7.1 dargestellt, ist der Verlust einer solcher Leitungskräfte schon ein schmerzhafter Schlag, der Verlust von zwei solcher Kräfte ein erheblicher Einbruch, was dem Pflegedienst ein systemisches Problem bescheren würde. Denn dann

◘ **Tab. 7.14** Positive Auswirkungen von QM auf Rechtssicherheit

Qualitätsebene	Beispiele	Positive Auswirkung auf
Strukturqualität	Organigramm	Abwenden von Organisationsverschulden
	Stellenbeschreibungen mit Kompetenzstufen	
	Funktionsbeschreibungen	
	Controllingprozesse	
Prozessqualität	Aktuelle, vollständige und nachvollziehbare Darstellung des dokumentierten Pflegeprozesses	Abwenden von Vertragsstrafen durch die Kranken- und Pflegekassen
		Sicherheit bei Haftungsprozessen
Ergebnisqualität	Keine Pflegeschäden/gefährdenden Bedingungen bei den Pflegekunden	Unangreifbar bei Kundenbeschwerden bezüglich der Versorgung
	Keine gefährdenden Bedingungen für die Mitarbeiter	Abwenden von Regressansprüchen der Berufsgenossenschaft

lastet die operative Verantwortung zunächst auf den verbleibenden beiden Leitungskräften, da es noch keinen adäquaten Ersatz gibt. Insofern ist die oberste Leitung immer bestrebt, dass es auf dieser Leitungsebene keine Ausfallrisiken gibt. Die Managementaktivitäten werden neben dem Streben nach Rechtssicherheit also auch darauf ausgerichtet sein, kein Problem im Bereich der operativen Leitung zu bekommen.

- **Hochqualifizierte Pflegekräfte**

Große Pflegedienste werden bestrebt sein, ihr Versorgungsspektrum auszubauen. Allein das Setzen auf die klassische ambulante Pflege im Rahmen der HKP-Richtlinie und des LK-Systems ist auf Dauer in einem sich ständig wandelnden Markt zu riskant. Daher suchen sich vor allem größere Dienste Marktnischen, die im eigenen lokalen/regionalen Umfeld noch offen sind. Hierzu zählen Angebote der Palliativversorgung, der ambulanten psychiatrischen Krankenpflege oder auch der Intensivversorgung (u. a. 24-Stunden-Versorgung von heimbeatmeten Pflegekunden). Hierzu werden aber geeignete Pflegekräfte benötigt, die über eine entsprechende Zusatzqualifikation verfügen. Um einen gesonderten Versorgungsvertrag für die Erbringung der psychiatrischen Hauskrankenpflege zu erlangen, muss ein Pflegedienst über mindestens 4,0 Pflegefachkräfte mit einer anerkannten zweijährigen Zusatzqualifikation als geronto-psychiatrische Fachkraft verfügen. Diese Fachkräfte müssen in der Regel auch noch zwei Jahre in Vollzeit als Berufserfahrung vorweisen. Gleiches gilt für den Aufbau eines Palliativ-Schwerpunktes. Hier gelten dieselben Voraussetzungen. Große Pflegedienste werden eher als mittlere und kleine Dienste bestrebt sein, solche Versorgungsverträge anzustreben. Deshalb ist es oft Zielsetzung, dass die Pflegefachkräfte des Dienstes diese Zusatzqualifikationen erwerben. Die oberste Leitung will also wissen, wie hoch das Qualifikationsniveau der Belegschaft ist.

Darüber hinaus sind große Pflegedienste anderen Risiken als kleine oder mittelgroße Pflegedienste ausgesetzt. ◘ Tab. 7.15 zeigt das jeweilige Risiko und die möglichen Folgen auf.

◘ **Tab. 7.15** Risiken für große Pflegedienste und die Auswirkungen

Risiko	Auswirkungen
Negative Entwicklungen in Teilbereichen oder einzelnen Versorgungen werden nicht erkannt.	Es kommt in einem Bereich zu einem gefährlichen Verlust an Qualität. Es entsteht ein Schlendrian bei den meisten Mitarbeitern.
Verlust von Leitungskräften auf der operativen Ebene (Pflegedienst- und Teamleitungen)	Es drohen Qualitätsverluste. Es drohen rechtlich prekäre Versorgungssituationen. Es drohen wirtschaftliche Einbußen.
Verlust von leistungsstarken Pflegefachkräften	Es gibt einen erheblichen Einbruch bei der Prozess- und Ergebnisqualität. Leistungen außerhalb der HKP-Richtlinie bzw. des LK-Systems können nicht erbracht werden.
Keine Fachkompetenz über die klassische Grund- und Behandlungspflege hinaus	Je mehr Kunden versorgt werden, desto mehr entstehen auch höhere Anforderungen an die Fach- und Methodenkompetenz der Mitarbeiterschaft. Ein pflegefachlicher Schwerpunkt kann nicht installiert werden.
Das Qualitätsmanagement wird nicht mehr gelebt.	Gefahr von Haftungsrisiken. Gefahr von kostspieligen Auflagen nach MDK-Prüfung. Gefahr der genauen, fortlaufenden Beobachtung durch die Kassen.

- **Gewinnbringende Versorgungsgebiete**
Große Pflegedienste haben sich oft so organisiert, dass es drei oder mehr Versorgungsgebiete gibt. Im Schnitt werden dort 60 bis 80 Pflegekunden (ohne § 37.3-Kunden) versorgt. Diese Versorgungsgebiete werden von Teamleitungen geführt. Damit der gesamte Pflegedienst schwarze Zahlen schreibt, ist jede Teamleitung dafür verantwortlich, dass es in ihrem Bereich keine defizitären Touren gibt. Die nachstehende Aufzählung zeigt, wie problematisch ein Bereich mit Verlusten sein kann:

- Bereich Mitte: + 12.300 €
- Bereich West: + 6.500 €
- Bereich Nord: - 10.300 €
- Gesamt: + 8.500 €

Wenn die Tour im Bereich Nord +/- null erwirtschaften würde, läge der Monatsgewinn vor Steuern, Zinsen und Abschreibungen bei 18.800 € im Monat. Auf das Jahr gerechnet stünde ein zusätzlicher Gewinn von 123.600 € zu Buche. Insofern ist die oberste Leitung immer an einer Kennzahl zum wirtschaftlichen Erfolg interessiert.

Die Auswirkungen der Risiken zeigen, dass es zwischen den einzelnen Risiken hinsichtlich deren Auswirkungen auch für große Pflegedienste durchaus Überschneidungen gibt. Vor allem der Zusammenhang „Leitungskräfte", „Qualität" und „Haftung" zieht sich wie ein roter Faden durch die Darstellung der Risiken für einen großen Pflegedienst. Dieser Tatsache muss ein Kennzahlensystem für die oberste Leitung eines großen Pflegedienstes Rechnung tragen. Auf die folgenden drei Bereiche soll näher eingegangen werden:

- ■ **Verlust von fähigen Leitungskräften**
Gerade der Verlust fähiger Leistungskräfte ist sehr schmerzhaft für den Pflegedienst. Wie schon weiter vorne beschrieben, kann sich der Verlust von zwei sehr guten Leitungskräften auch für große Pflegediente zu einem erheblichen Problem entwickeln. Mittlerweile ist es auf dem Personalmarkt schwerer geworden, eine fähige Leitungskraft zu finden, als eine Fachkraft. Die Ursachen dafür liegen auf der Hand:

- Gerade im Berufsbild der Pflegedienstleitung sind in den letzten zehn Jahren immer mehr und immer höhere Anforderungen hinzugekommen.
- Die meisten klassischen PDL-Ausbildungen mit 460 und mehr Stunden sind lediglich dazu da, um den Schein zu bekommen. Nützliches Wissen für die praktische Arbeit einer Pflegedienstleitung wird nur in geringen Dosen vermittelt.
- Aufgrund der zum Teil niedrigen Dozentenhonorare bekommen die Institute auch nicht gerade die Spitzenkräfte der Branche – worunter ebenfalls die Ausbildung leidet.

Hervorragende Leitungskräfte sind immer intrinsisch motiviert, sich selber permanent zu verbessern. Ohne diese intrinsische Motivation ist es nicht möglich, im heutigen Umfeld eines ambulanten Pflegedienstes erfolgreich als Leitung zu arbeiten.

Aus diesem Grunde muss ein großer Pflegedienst Antennen entwickeln, wenn es bei den eigenen Leitungskräften zu Leistungsabfall, Unzufriedenheit und/oder Motivationsproblemen kommt. Das Kennzahlensystem muss unbedingt abbilden können, wie es um die Stabilität der Leitungsebene bestellt ist, und Indikator dafür sein, wann ein Ausfallrisiko eintreten könnte.

- ■ **Verlust von Spezialisten**
Auch der Verlust von Spezialisten unter den Fachkräften kann einen großen Pflegedienst sehr treffen. Hierzu ein kleines Beispiel:

Beispiel Der Pflegedienst am Millerntor beabsichtigt, einen gesonderten Versorgungsvertrag für die ambulante häusliche psychiatrische Krankenpflege zu bekommen. Alle Unterlagen sind fertig, das Konzept steht, geeignete Kontakte zu einschlägigen Kliniken und Fachärzten sind geknüpft. Vor allem die Kliniken sind dankbar für das geplante Angebot. Auch die vier Fachkräfte in Vollzeit mit geronto-psychiatrischer Fachweiterbildung stehen bereit. Da kündigt eine dieser Kräfte aus heiterem Himmel. Damit ist das Vorhaben auf Eis gelegt, weil die personellen Voraussetzungen nicht erfüllt sind.

Der finanzielle Verlust fällt hier nicht sonderlich ins Gewicht. Denn der Zweig ist noch nicht gestartet worden. Der Imageverlust aber ist in diesem Beispiel das eigentliche Problem: Der Pflegedienst steht gegenüber den vermeintlichen neuen Partnern (Kliniken, Fachärzten) nun in einem sehr schlechten Licht dar – als der Dienst, der große Versprechungen abgibt, im letzten Moment aber einen Rückzieher macht.

Ebenso hart trifft eine solche Kündigung bzw. ein solcher Verlust eines spezialisierten Mitarbeiters Pflegedienste, die bereits über einen gesonderten Versorgungsvertrag über eine spezielle Art der Hauskrankenpflege verfügen – diesen dann aber zurückgeben müssen, weil das von den Kostenträgern geforderte Personal nicht mehr in ausreichender Menge vorgehalten werden kann. Dies führt dann tatsächlich zu herben finanziellen Verlusten.

▪ ▪ Qualitätseinbrüche an der Basis

Die oberste Leitung eines großen Pflegedienstes hat kaum noch eine Möglichkeit, die Prozess- und Ergebnisqualität an der Basis zu steuern. Dadurch entstehen erhebliche Risiken, wie das folgende Beispiel zeigt:

Beispiel Ein großer Pflegedienst mit 240 Kunden ist so organisiert, dass es zwei Inhaber gibt, eine Pflegedienstleitung sowie drei Teamleitungen mitsamt Stellvertretungen. Zwei der drei Teamleitungen mussten vor einem halben Jahr aufgrund von Berentung (Team 1) und Schwangerschaft (Team 3) ausgetauscht werden. Die neuen Teamleitungen machten im Bewerbungsgespräch einen ordentlichen Eindruck gegenüber den beiden geschäftsführenden Inhabern. Nun liegt das Ergebnis der MDK-Qualitätsprüfung inklusive Abrechnungsprüfung vor. Im Bereich der Qualitätsprüfung ist der vorläufige Maßnahmenbescheid der Landesverbände der Pflegekassen zehn Seiten dick. Es gibt Abweichungen in allen prüfungsrelevanten Risikobereichen (Dekubitus, Sturz, Ernährung, Flüssigkeit, Ausscheidung), im Bereich Demenz sowie in der Behandlungspflege – dort vor allem beim Umgang mit Wunden und dem Medikamentenmanagement. Bei der Abrechnungsprüfung steht die Information der „Stelle zur Bekämpfung von Fehlverhalten im Gesundheitswesen" (§§ 197a SGB V, 47a SGB XI) bevor, da es im Bereich der Grundpflege den Verdacht auf eine systematische Falschabrechnung gibt sowie im Rahmen der Behandlungspflege flächendeckend zwei Mitarbeiter eingesetzt wurden, die zur Leistungserbringung im Bereich der Behandlungspflege keine Befugnis haben. Die beiden Betreiber des Pflegedienstes sind erstaunt, warum das Ergebnis gegenüber dem Vorjahr so schlecht ausgefallen ist.

Die Ursachen dürften schnell gefunden sein. Die alten Teamleitungen waren leistungsstark und wussten genau, was zu tun war. Die beiden Nachfolger wurden, ohne einen Kompetenztest zu absolvieren, einfach eingestellt. Zudem wurde versäumt, diese richtig einzuarbeiten und die Einarbeitung zu überwachen.

Genau hier beginnt für die Geschäftsführer/Inhaber eines großen Pflegedienstes das Risiko. Diese haften voll für entstehende Schäden, obwohl sie keine Kontrollmöglichkeit mehr an der Basis haben und völlig andere Aufgaben wahrnehmen müssen, ohne in die Vorgänge der direkten Versorgungsprozesse eingebunden zu sein. Im Zuge der Abrechnungsprüfungen, die seit dem Oktober 2016 zur Regelprüfung des MDK gehören, hat sich das Haftungsrisiko noch verdoppelt: Jetzt geht es nicht nur um Qualitätsdefizite, sondern schlimmstenfalls um den Vorwurf des Abrechnungsbetruges.

7.3.2 Kennzahlencockpit für große Pflegedienste

Aus diesem Grunde benötigt ein großer Pflegedienst sogar drei Kennzahlensysteme. Das erste System ist für die oberste Leitung, um die hier geschilderten Risiken zu steuern. Das zweite Kennzahlensystem ist für die Pflegedienstleitung, das dritte für die Teamleitungen. In dieser Organisationsgröße kann die PDL auf ein Kennzahlensystem vergleichbar dem in ▶ Abschn. 7.2 vorgestellten System zurückgreifen. Die Teamleitungen hingegen können sich einer Variante des im ▶ Abschn. 7.1 vorgestellten Kennzahlensystems bedienen. Das hat einen einfachen

Grund. Wie schon an anderer Stelle beschrieben, benötigt die oberste Leitung nur noch verdichtete Informationen – die unteren Ebenen hingegen Detailinformationen aus ihrem Fachbereich, um diesen erfolgreich zu steuern. ☐ Tab. 7.16 zeigt, wie ein Kennzahlencockpit für die oberste Leitung aussehen kann.

Die oberste Leitung eines großen Pflegedienstes sollte dieses oder ein vergleichbares Kennzahlensystem monatlich führen und nutzen. Das Kennzahlencockpit wird dann wie auch bei den kleineren und mittleren Pflegediensten von der Leitung als Grundlage für die Steuerung des Pflegedienstes genutzt. Jeden

☐ **Tab. 7.16** Beispiel: Kennzahlencockpit für große Pflegedienste

Kennzahl	Zielwert	Maßnahmen zur Erreichung
Erfolg von Fort- und Weiterbildung	*80%*	Siehe auch unter Maßnahmen für mittlere Pflegedienste in ▶ Abschn. 7.2.2
Anzahl PDL-Scheine	*6*	
Quote MA mit Fachweiterbildung an Gesamt-VK Pflegefachkräfte	*20%*	
Rendite	10%	Erfolgreiche Erstgespräche durchführen
Rendite pro Team 1	10%	Erfolgreiche Folgegespräche durchführen
Rendite pro Team 2	10%	Jährliche Vergütungserhöhungen mit den Kostenträgern verhandeln
Rendite pro Team 3	10%	Variable Lohnmodelle mit „Win-Win-Situation" einführen
Bestehende Maßnahmen aus MDK-Prüfung (Strukturteil)	0	Interne Prüfungssimulationen durchführen
Bestehende Maßnahmen aus MDK-Prüfung (Behandlungspflege)	0	Dokumentationsvisiten durchführen und Mängel nachhalten
Bestehende Maßnahmen aus MDK-Prüfung (Grundpflege)	0	Gezielte Schulung und Anleitung der Mitarbeiter Einsatz von Spezialisten (z. B. interne Wundexperten, Experten für Demenz, Qualitätsbeauftragte)
Abweichungen aus MDK-Prüfung (Abrechnungsprüfung)	0	Stichprobenartige Kontrolle der monatlichen Abrechnung Durchführung von Abrechnungsprüfungs-Simulationen Gezielte Schulung der Leitungskräfte und der Verwaltung
Anzahl Abweichungen aus letzten Zertifizierungsaudit*	0	Einsatz eines qualifizierten Qualitätsbeauftragten
Anzahl Abweichungen aus letztem internen Systemaudit*	0	Durchführung interner Audits Umsetzung von Verbesserungsmaßnahmen
Fluktuation der Leitungskräfte (PDL, stv. PDL, Teamleitungen, stv. Teamleitungen)	0%	Karriereperspektiven aufzeigen Variable Vergütungsbestandteile als Leistungsanreiz bieten Rückhalt durch oberste Leitung spüren lassen

* Nur relevant bei Pflegediensten, die sich nach DIN EN ISO zertifizieren lassen.

Monat muss zudem auch in einem großen Pflegedienst jede Kennzahl bewertet werden. Die Führung sollte daher auch in großen Pflegediensten jede einzelne Kennzahl nach diesen Kriterien bewerten:

- Das Ziel ist erreicht.
- Das Ziel ist knapp verfehlt.
- Das Ziel ist nicht erreicht.

Das Ampelsystem, welches wie schon bei den kleineren und mittleren Pflegediensten genutzt werden kann, funktioniert genau so, wie in ► Abschn. 7.1 und ► Abschn. 7.2 beschrieben.

Anschauungsmaterial für die Abgrenzung von „Grün", „Gelb" und „Rot" liefert für große Pflegedienste das Beispiel in ◻ Tab. 7.17 mit fiktiven erreichten Kennzahlen. Allerdings wird auch hier in der Darstellung auf die Kennzahlen verzichtet, die in Pflegediensten jeder Größe genutzt werden.

- **Renditekennzahl pro Team/Gesamtrendite**

Die oberste Leitung möchte natürlich auf einen Blick wissen, ob und wie viel der Pflegedienst abwirft. Jede oberste Leitung hat für sich Renditeziele gesetzt, die dann schließlich erreicht werden sollen – vorausgesetzt natürlich, dass diese auch realistisch sind. Wer aus seinem Pflegedienst 20% und mehr herauspressen möchte, sollte die Branche wechseln und lieber in nordkoreanische Warentermingeschäfte investieren. Realistisch sind vielmehr Renditen zwischen acht und 15%, mit denen eine gute Qualität geliefert werden kann und die Mitarbeiter einen ordentlichen Arbeitsplatz geboten bekommen.

Die Ampel steht im Beispiel auf gelb. Die erzielte Rendite ist immer noch sehr gut und auskömmlich. Dennoch ist ein Abwärtstrend erkennbar, der auf jeden Fall auf seine Ursachen hin untersucht werden muss.

◻ **Tab. 7.17** Beurteilung der Ist-Kennzahlen

Kennzahl	Zielwert	Erreichter Wert	Grün	Gelb	Rot
Rendite	14%	12%		x	
Rendite pro Team 1	14%	15%	x		
Rendite pro Team 2	14%	6%			x
Rendite pro Team 3	14%	15%	x		
Bestehende Maßnahmen aus MDK-Prüfung (Strukturteil)	0	1		x	
Bestehende Maßnahmen aus MDK-Prüfung (Behandlungspflege)	0	3		x	
Bestehende Maßnahmen aus MDK-Prüfung (Grundpflege)	0	2		x	
Abweichungen aus MDK-Prüfung (Abrechnungsprüfung)	0	0	x		
Anzahl Abweichungen aus letzten Zertifizierungsaudit*	0	0	x		
Anzahl Abweichungen aus letztem internen Systemaudit*	0	0	x		
Fluktuation der Leitungskräfte (PDL, stv. PDL, Teamleitungen, stv. Teamleitungen)	0%	14,3%		x	

* Nur relevant bei Pflegediensten, die sich nach DIN EN ISO zertifizieren lassen.

Die Gesamtrendite sollte in diesem Beispiel also als erstes auf ihre Zusammensetzung hin überprüft werden. Wenigstens die Rendite pro Team sollte der obersten Leitung bekannt sein. So kann die oberste Leitung schnell erkennen, wenn ein Team deutlich abfällt. Hierzu ein kurzes Beispiel:

Beispiel Die beiden Inhaber eines großen Pflegedienstes mit 240 Pflegekunden sind in ihrer Führungsrolle unterschiedlich. Der eine Inhaber ist eher hemdsärmelig und pragmatisch – der andere hingegen sehr gründlich und manchmal sehr in der Theorie verfangen. Genau diese Unterschiede machen beide aber zu einem erfolgreichen Gespann. Der erste Inhaber ist mit der Rendite von 12% im letzten Quartal völlig zufrieden. Der zweite Inhaber hingegen schaut genauer hin: Vor einem Jahr lag die Rendite noch bei 14%. Er schaut sich die Ergebnisse aller drei Teams an und stellt, wie in ◘ Tab. 7.18 dargestellt, einen unerfreulichen Sachverhalt fest.

Im Team 2 fällt auf, dass die Rendite so stark gesunken ist, dass die Renditesteigerungen der anderen beiden Teams nicht nur egalisiert wurden – schlimmer noch, die Gesamtrendite ist zurückgegangen. In einem Zeitraum von vier Quartalen können es insgesamt jeweils 0,5 Prozentpunkte gewesen sein, was zunächst nicht auffällt, wenn nicht genauer hingeschaut wird. Jetzt aber können im Team 2 gezielt Ursachenforschung betrieben und in der Folge Maßnahmen ergriffen werden, um wieder die Plan-Rendite von 14% zu erzielen.

- **Anzahl Maßnahmen aus MDK-Prüfung bzw. interner MDK-Prüfungssimulation**

Die MDK-Prüfung findet in der Regel jährlich statt. Der daraus resultierende Maßnahmenbescheid der Landesverbände der Pflegekassen ist die Grundlage für die Kennzahl. Je weniger Maßnahmen in dem Bescheid stehen, desto besser. Die oberste Leitung eines großen Pflegedienstes sieht so auf einen Blick, ob es gravierende Qualitätsdefizite gibt oder nicht. Allerdings sollte im Kennzahlensystem zwischen Maßnahmen in der Strukturqualität (Abschnitt 2 bis 6), der Behandlungspflege (Abschnitt 8) und der Grundpflege (Abschnitt 9 bis 13 bzw. 15) unterschieden werden. Warum das so ist, zeigt das folgende Beispiel:

Beispiel Der alleinige Inhaber eines großen Pflegedienstes (300 Kunden) lässt sich von seiner PDL berichten, dass es nur fünf Maßnahmen im Rahmen der MDK-Qualitätsprüfung gegeben hat. Der Inhaber ist beruhigt und denkt sich *„fünf Maßnahmen sind ja so gut wie gar nichts"*. Was er nicht weiß, ist, dass es allein vier Maßnahmen zum Thema Wunden und Dekubitus gibt. Drei Wochen später kommt Post von der örtlichen Staatsanwaltschaft. Gegen den Inhaber und seine Pflegedienstleitung wird wegen Körperverletzung ermittelt.

Die oberste Leitung eines Pflegedienstes sollte sich zumindest die Kennzahl der „Maßnahmen aus der MDK-Prüfung" entsprechend aufschlüsseln lassen. So kann die oberste Leitung viel gezielter bei der nachgeordneten Pflegedienstleitung nachhaken, was sich genau hinter den Werten verbirgt, um keine bösen Überraschungen wie in dem obigen Beispiel zu erleben. Deshalb kann die Ampel nur dann auf „Grün" sehen, wenn die Kennzahl bei den Maßnahmen/Abweichungen jeweils „0" ist.

An dieser Stelle noch eine Anmerkung zu den sogenannten Pflegenoten, wie auch schon in ▶ Abschn. 4.4.3 angedeutet: Diese finden hier in den vorgestellten Kennzahlensystemen überhaupt keinen Niederschlag. Unstrittig ist, dass für manche Banken diese Noten wichtig sind, wenn es um Finanzierungszusagen geht. Für die

◘ **Tab. 7.18** Schleichende Abwärtsbewegung der Rendite

Zeitraum	Team 1	Team 2	Team 3	Gesamt
1. Quartal 2018	28.000 € (14%)	28.000 € (14%)	28.000 € (14%)	84.000 € (14%)
1. Quartal 2019	30.000 € (15%)	12.000 € (6%)	30.000 € (15%)	72.000 € (12%)

Bemessung der Qualität haben die Noten hingegen überhaupt keine Relevanz. Die Transparenzfragen der Prüfanleitung machen nur etwa ein Viertel der gesamten Prüffragen (inklusive „sonstige Bewertungsfragen", exklusive Abrechnungsprüfung und Kundenbefragung) aus. Der Pflegedienst kann also eine 1,0 bekommen (ohne Kundenbefragung) und hat dennoch 14 Seiten Maßnahmen und eine Abrechnungsprüfung mit systematischen Unregelmäßigkeiten. Im stationären Bereich hat es bereits Fälle gegeben, wo die Pflegenote besser als 1,5 war – also im Bereich „sehr gut" – und die örtliche Heimaufsicht dennoch Anordnungen vom Belegungsstopp bis hin zur Schließung verfügt hat.

- **Fluktuation der Leitungskräfte**

Die Fluktuation der Leitungskräfte ist ebenfalls eine der wichtigsten Kennzahlen für die oberste Leitung. Je höher die Fluktuation, desto schlimmer. Der Effekt ist wie mit einem dreimaligen Trainerwechsel eines Fußball-Profiklubs zu vergleichen: Jeder neue Trainer bringt eine neue Spielphilosophie mit und setzt auf bestimmte Spieler. Nach drei Monaten kommt der neue Trainer und der Vorgang wiederholt sich. Gleiches Spiel auch beim dritten Trainer nach nur weiteren vier Monaten. Jetzt ist der Kader völlig verunsichert und schlimmstenfalls auch heillos zerstritten. Das Gleiche passiert in Pflegeeinrichtungen, wo permanent die Leitung wechselt. Kontinuität in Form stabiler Qualität, stabiler Gewinne und stabiler Mitarbeiterschaft kann nur dann gelingen, wenn auch auf den Führungspositionen Kontinuität herrscht.

Im Beispiel steht die Ampel auch hier auf Gelb. Angenommen, es werden sieben Leitungskräfte beschäftigt (PDL, drei Teamleitungen mitsamt Vertretungen) und eine dieser Kräfte verlässt das Unternehmen, ist das noch keine Erschütterung des Gesamtsystems. Selbst das Ausscheiden der Pflegedienstleitung ist dann verkraftbar, solange die anderen sechs Personen in der Teamleitung eine solide Arbeit abliefern. Allerdings bedeutet der Verlust einer erfahrenen und leistungsstarken Leitungskraft immer eine Anstrengung der Organisation: Während der Abwesenheit müssen die Aufgaben von anderen übernommen werden, zudem kostet die Suche nach einer Nachfolge Ressourcen. Darüber hinaus steht noch die Einarbeitungszeit aus, die ebenfalls Ressourcen fordert. Sind diese Hürden erfolgreich überwunden, kehrt erst dann wieder die gewohnte konstruktive Ruhe im Pflegedienst ein.

7.3.3 Notwendige Maßnahmen

Damit die oberste Leitung des großen Pflegedienstes die vorgegebenen Zielkennzahlen erreichen kann, sind wie auch in den kleineren und mittleren Pflegediensten kontinuierliche Maßnahmen notwendig. Gemessen an den Hauptrisiken – Qualitätsdefizite und Verlust von Führungskräften – sollten sich die hauptsächlichen Maßnahmen der obersten Leitung tatsächlich auf diese beiden Punkte konzentrieren. Hinzu kommen natürlich die erforderlichen Maßnahmen zur Stabilisierung der Rendite.

- **Führungspersonal halten**

Die Führungskräfte bleiben einem großen Pflegedienst dann treu, wenn sie in einem sicheren Arbeitsumfeld arbeiten und sich nicht von der obersten Leitung alleingelassen fühlen. Arbeitsbedingungen für Pflegedienstleitungen und Teamleitungen, wie man sie leider in manchen Pflegediensten vorfindet – 70-Stunden-Wochen, täglich Dienste – sind dabei zwingend zu vermeiden. Wer gute Führungskräfte eben nicht verheizt, wird auch lange Freude an ihnen haben. Zu erreichen ist dies immer durch eine gute Aufbau- und Ablauforganisation, in der Aufgaben, Verantwortungen und Befugnisse klar geregelt sind und es eine effektive Kommunikationsstruktur gibt.

Darüber hinaus darf die oberste Leitung niemals seine Führungskräfte in Krisenzeiten in Stich lassen. Die oberste Leitung muss immer auch ein Fels in der Brandung und in jeder Hinsicht verlässlich sein.

Zudem sollte bei jeder Führungskraft ermittelt werden, welche individuellen Perspektiven vorliegen. In der Regel werden hier die folgenden drei genannt:

1. Auf der Karriereleiter weiter klettern.
2. Sich fachlich in der Tiefe weiterentwickeln.
3. Den Ist-Stand belassen, weil die betreffende Führungskraft angekommen ist.

Wenn die oberste Leitung hier zuhört und die einzelnen Bedürfnisse bedient, ist ein weiterer Schritt getan, die guten Führungskräfte im Pflegedienst zu halten.

Wie auch bei den Pflegekräften an der Basis ist natürlich auch für Führungskräfte das Gehalt ein wichtiges Thema. Generell sollten sich Pflegedienstinhaber nicht scheuen, richtig gute Leitungskräfte auch richtig gut zu bezahlen. Es spricht nichts dagegen, eine Top-Pflegedienstleitung mit Verantwortung für 300 Pflegekunden auch mit 6.000 € brutto zu bezahlen. Ebenfalls spricht nichts dagegen, Top-Teamleitungen mit 4.000 bis 4.500 € brutto zu entlohnen. Denn das Geld kommt doppelt und dreifach zurück. Top-Leitungskräfte haben nämlich keine Personalprobleme und wissen, wie man optimale Einsätze plant und brachliegende Umsatzpotenziale in Gewinn umwandelt, ohne das Personal über Gebühr zu belasten.

Ein anderer Weg ist es, ein niedrigeres Grundgehalt zu zahlen und die Möglichkeit zu bieten, über einen variablen Vergütungsanteil einen hohen Verdienst zu erzielen.

Der ein oder andere Leser mag hier das „Halten von Pflege(fach)personal" vermissen.

Hierzu sei die These gewagt, dass die Mitarbeiter von sich aus dem Arbeitgeber treu bleiben, wenn sie unter unmittelbaren Vorgesetzten arbeiten, die a) umgänglich sind, b) dennoch einen klaren Kurs vorgeben und c) generell das Gefühl haben, beim Arbeitgeber gefordert und gefördert zu werden. Sind die oberste Leitung und ihr Führungspersonal gut bis sehr gut, bleiben auch die Mitarbeiter treu.

■ **Gezielte Nachfolgesuche und Einarbeitung**

Wenn es doch einmal dazu kommt, dass eine Leitungskraft den Pflegedienst verlässt, sollte die Auswahl einer Nachfolge sehr sorgfältig erfolgen. Selbst wenn es „nur" um eine stellvertretende Teamleitung geht, sollte den Entscheidern klar sein, dass es sich um ein Team mit 60 bis 100 Pflegekunden handelt. Hier sollte auch eine stellvertretende Teamleitung schon wie eine gute PDL agieren. Aus diesem Grund sollte nicht die erstbeste Kraft eingestellt werden, die sehr schön erzählen kann und sich gut verkauft – sondern die Kraft, die den Kompetenztest besteht, der in ◻ Tab. 7.19 dargestellt ist.

Dieser Kompetenztest hat drei Effekte:
1. Der Bewerber muss zeigen, was er wirklich kann.
2. Die Stressresistenz des Bewerbers wird getestet.
3. Die Problemlösungskompetenz des Bewerbers wird ebenfalls getestet.

◻ **Tab. 7.19** Muster: Kompetenztest PDL/stellvertretende PDL

Abschnitt	Thema/Fragen	Notizen für den Fragesteller
1. Einstieg	Wie definieren Sie Ihre Rolle als PDL/stv. PDL?	
	Welche Ziele verfolgen Sie mit der Stelle?	
	Was sind Ihre persönlichen Perspektiven/Visionen?	
	Welche Projekte haben Sie auf der Stelle erfolgreich umgesetzt?	
	Welcher Methoden haben Sie sich dabei bedient?	

▢ Tab. 7.19 (Fortsetzung)

Abschnitt	Thema/Fragen	Notizen für den Fragesteller
2. Kompetenztest		
2.1 Personal	Personaleinsatz Fallbeispiel: Morgens um 06:00 erscheinen Sie im Büro. Sie fahren von 06:30 bis 09:30 Tour 1. Die Touren 2 und 3 müssen mit Pflegefachkräften besetzt werden, weil Patienten mit LG 4 versorgt werden. Die Touren 4 und 5 können von Altenpflegehelfern mit LG 1+2-Zulassung bedient werden. Die Touren 2–5 gehen ca. von 06:30 bis 11:00 Uhr. Um 06:05 meldet sich eine Pflegefachkraft krank, um 06:10 Uhr eine der Hilfskräfte. Wie organisieren Sie nun den Frühdienst?	*Positiv zu wertende Antworten z. B.: Touren zusammen legen, selber fahren, reine 1–2× wöchentliche Duscheinsätze absagen. Hier kommt es vor allem darauf an, dass der Bewerber eine schnelle und strukturierte Lösung vorlegen kann – am besten mit einer Prioritätensetzung)*
	Wie berechnen Sie Personalkapazität?	*Positiv zu werten ist, wenn Begriffe wie „Bruttopersonalbedarf", „Pflege- und Verwaltungsstunden", „plötzlicher Patientenzuwachs/-verlust" fallen und/oder die TL eine schlüssige Beispielrechnung darlegt*
	Was verstehen Sie unter Bruttopersonalbedarf?	*Bewerber nennt „Nettoarbeitszeit + Krankheit, Urlaub, Fortbildung"*
	Wie berechnet sich dieser?	*Nettoarbeitszeit × Ausfallfaktor [100 / (100 - Ausfallquote)]*
	Führung Beispiel: Sie treten gerade Ihre Stelle als PDL in einem Pflegedienst mit 90 Patienten (ohne § 37.3-Patienten) an. Welchen Führungsstil würden Sie in welcher Situation anwenden? Warum? Und auf welche Methoden greifen Sie zurück?	
	Situation 1: Der Pflegedienst hat gerade eine MDK-Prüfung hinter sich und hat sehr gut abgeschnitten (Note 1,0; keine Maßnahmen)	*Positiv zu wertende Antworten z. B.: „eher kooperativer, partizipativer Führungsstil", „Dinge, die gut laufen, belassen", „bestehende Stärken ausbauen". Wichtig ist hier, dass die TL eine klare Stellung bezieht, wie sie warum in der geschilderten Situation führen würde")*
	Situation 2: Der Pflegedienst steckt in der Krise. Das Team ist in sich zerstritten, die Ergebnis- und Prozessqualität ist unangemessen.	*Positiv zu wertende Antworten z. B.: „klarer, berechenbarer Führungsstil", „Konsequenz", „Einzelgespräche", „Erarbeitung von Inhalten in Arbeitsgruppen mit klar definierten Zielen", „Fordern und Fördern". Wichtig ist hier wie oben, dass die TL eine klare Stellung bezieht, wie sie warum in der geschilderten Situation führen würde"*

◘ Tab. 7.19   (Fortsetzung)

Abschnitt	Thema/Fragen	Notizen für den Fragesteller
2.2 Einsatzkalkulation	Beispiel: Sie fahren zu einem Erstgespräch. Der Kunde hat Pflegegrad 4, sitzt im Rollstuhl und hat große Probleme bei Körperpflege und Ausscheidung. Vor Ort stellen Sie fest, dass das Bad uneben und der Türrahmen nur 70 cm breit ist. Auf Wunsch des Interessenten und seiner Tochter soll die Versorgung so schnell wie möglich starten. Von Ihrer Geschäftsführung haben Sie den Auftrag, mindestens 60% des Sachleistungspotenzials herauszuholen.	
	1. Wie sieht Ihr Angebot aus? 2. Was können Sie außer dem § 36 SGB XI noch anbieten bzw. beraten? 3. Was prüfen Sie hinsichtlich der Erbringung von SGB V-Leistungen? 4. Was muss seitens des Patienten alles vorliegen, damit Sie den Einsatz starten können?	*Fragen sind erfüllt, wenn die TL Folgendes antwortet:* *1. Ca. 950 € an Sachleistungen verplant, weiteres Angebot zur Ausschöpfung der kompletten Sachleistungen wird unterbreitet. Angebot ist wirtschaftlich für den Pflegedienst (0,90 €/min).* *2. § 39 durchprüfen, § 40 Wohnraumanpassung beraten, § 45b-Leistungen anbieten* *3. Passende Diagnosen, Verordnungsfähigkeit, Genehmigungsgrundlagen* *4. Unterschriebener Pflegevertrag, unterschriebenes Angebot, bei übersteigenden Leistungen SEPA-Lastschriftmandat, wenn erster Pflegedienst, dann Umwidmungsschreiben; bei SGB V vollständig ausgefüllte Verordnung und vorrätige Arbeitsmittel (Wundverbandsmaterial, Medis usw.)*
2.3 Organisation	Aufbauorganisation Welche Strukturen schaffen Sie, um die Prozess- und Ergebnisqualität in Ihrem Team/Verantwortungsbereich nachhaltig sicherzustellen?	*Positiv zu wertende Antworten z. B.:* *„Einführung Pflege-, MA-Visiten mit stringenter Maßnahmenverfolgung", „Einführung/Ausbau Qualitätszirkel", „Optimierung der internen Kommunikation", „Einzelgespräche", „Zielvereinbarungsgespräche", „Schaffen von Leistungsanreizen – mit Beispielnennung", „Dienst- und Tourenplangestaltung in Richtung MA-Orientierung optimieren")*

□ Tab. 7.19   (Fortsetzung)

Abschnitt	Thema/Fragen	Notizen für den Fragesteller
	Welche Anforderungen stellen Sie an Pflegefachkräfte? Welche an Pflegehelfer? – Harte Faktoren – Weiche Faktoren	*Positiv zu wertende Antworten z. B.:* *– Pflegefachkräfte* *Harte Faktoren: Beherrschen von Grund- und Behandlungspflege und Dokumentation, Kenntnisse des LK-Systems* *Weiche Faktoren: Belastbarkeit, Problemlösungskompetenz, hohe Motivation zur Weiterbildung, Hilfsbereitschaft gegenüber Kollegen* *– Pflegehilfskräfte* *Harte Faktoren: Beherrschen von Grundpflegetechniken und Behandlungspflege im Rahmen der jeweils gestatteten SGB V-Leistungserbringung, Kenntnisse in der Leistungsdokumentation* *Weiche Faktoren: Belastbarkeit, Zuverlässigkeit, Empathie für die alten Menschen, Hilfsbereitschaft für die Kollegen*
	Kundenorientierung Wie ermitteln Sie Anforderungen, die von außen an Ihre Einrichtung gestellt werden?	*Positiv zu werdende Antworten z. B.:* *„Analyse MDK-Prüfanleitung", „stetiges Lesen von Fachzeitungen", „Kontakt zum Trägerverband halten", „Vernetzung mit Kollegen"*
2.4 Pflegecontrolling	Welche Ziele verfolgen Sie mit der Dokumentationsvisite? Welche Aspekte prüfen Sie im Rahmen einer Dokumentationsvisite ab? Wie funktioniert Ihr Risikomanagement? Was würden Sie gern an Ihrem Risikomanagement ändern?	
2.5 Selbstmanagement	Stellen Sie dar, wie Ihr Arbeitstag und Ihre Arbeitswoche aufgebaut sind Was würden Sie gerne hinsichtlich Ihrer Arbeitsorganisation ändern?	

	Tab. 7.19 (Fortsetzung)	
Abschnitt	**Thema/Fragen**	**Notizen für den Fragesteller**
3. Sonstiges		
3.1 Weiterbildungsbedarf decken	Sie sind sich bewusst, dass Sie einen erheblichen Weiterbildungsbedarf im Bereich „Qualität und Recht in der ambulanten Pflege" haben. Sie sind hochmotiviert, sich das Wissen nicht nur anzueignen, sondern möchten es auch an Ihre Mitarbeiter weiterver-mitteln. Durch die Erfordernisse im Tagesgeschäft aber kommen Sie nicht dazu, entsprechende Weiterbildungen zu besuchen. Sie veranschlagen für sich eigentlich 5 Tage Weiterbildungs-bedarf. Wie lösen Sie die Situation?	
3.2 Prioritätensetzung	Sie stehen unter hohem Druck, denn Ihre Vorgesetzten verlangen von Ih-nen die Umsetzung von Pflegevisiten (2× wöchentlich), das Fertigstellen von ca. 30 Kostenvoranschlägen für Ihre SGB XI-Patienten ab Februar 2019, die Abgabe einer Personalanhaltszahl für die Zeit ab dem 1. Februar 2019 sowie die „MDK-Sicherheit" Ihrer Pflege-dokumentationen. Die Alltagsarbeit aber nimmt einen enormen Teil Ihrer Arbeitszeit ein. Wie lösen Sie diesen Konflikt?	

Die meisten Pflegedienste schrecken noch vor solchen Tests zurück. Das Totschlag-Argument ist immer: „Es gibt kaum Bewerber". Richtig, die Bewerberlage ist vor allem bei Führungskräften überschaubar. Aber ein Fehlgriff im Pflegeteam ist für eine Organisation noch auszuhalten, ein Fehlgriff auf der Leitungsebene hingegen viel weniger!

- **Kontrolle der mittleren und unteren Leitungsebene**

Die Kontrolle der Pflegedienstleitung und der Teamleitungen erfolgt, wie schon früher beschrieben, über die monatlichen/zweimonatlichen Gespräche, denen das jeweilige Kennzahlensystem zugrunde liegt. Die oberste Leitung steht hier in der Verantwortung, diese Gespräche konsequent durchzuführen.

- **MDK-Prüfungssimulationen pro Team**

Das interne Qualitätsmanagement sollte eine jährliche MDK-Prüfungssimulation vorsehen. So kann übergeordnet überprüft werden, ob Maßnahmen des Pflegecontrollings und vor allem einschlägiger Fortbildungsmaßnahmen greifen. Zudem werden alle Mitarbeiter immer handlungssicherer, was den Ablauf der echten Prüfungen sowie den Umgang mit der Prüfsituation angeht. Allerdings sollten die Simulationen nicht übertrieben werden, damit es nicht zu einer Übersättigung und damit zum Spannungsabfall in der realen Prüfung kommt.

- **Stabilisierung der Rendite**

Ganz bewusst soll hier nicht der weitere Ausbau der Rendite propagiert werden. Das im Beispiel genannte Renditeziel liegt schon am oberen Ende dessen, was im Rahmen einer verantwortungsvollen Betriebsführung möglich ist. Mehr noch – in den nächsten Jahren müssen sich ambulante Pflegedienste wahrscheinlich mit einem Absinken der Rendite abfinden. Das liegt daran, dass der Anteil der lukrativen Pflegeleistungen sinken wird, die weniger lukrative Betreuung und Hauswirtschaft aber zunehmen wird. Das ist zum einem dem sich immer mehr verschärfenden Arbeitskräftemangel in der Pflege und zum anderen den Mitnahmeeffekten des Pflegegeldes bzw. anteiligen Pflegegeldes geschuldet. Die wichtigsten Maßnahmen zur Erreichung der Renditeziele sind aber im Kern immer diese beiden:

▪▪ Wirtschaftliche Einsatz- und Tourenplanung

Die oberste Leitung sollte Qualitätsvorgaben machen, wie Erst- und Folgegespräche zu führen sind und unter welchen Bedingungen Kunden aufgenommen werden und wann nicht. Denn

was hilft eine unkontrollierte Aufnahme neuer Kunden, wenn sämtliche dieser neuen Einsätze defizitär sind? Dies führt irgendwann immer in die Insolvenz. Die oberste Leitung muss also der Pflegedienstleitung und den Teamleitungen unmissverständlich klar machen, unter welchen Bedingungen neue Kunden aufgenommen werden und unter welchen Bedingungen veränderte Leistungsvereinbarungen in Folgegesprächen gestattet sind.

So kann die oberste Leitung zum Beispiel die Checkliste, die in ◨ Tab. 7.20 dargestellt ist, als QM-Vorgabe machen, wann überhaupt Termine durch die Pflegedienst- oder Teamleitungen für Erstgespräche gemacht werden dürfen.

Die fett gesetzten Fragen sind K.O.-Kriterien. Wenn auch nur ein Kriterium mit „nein" beantwortet werden muss, ist auf ein Erstgespräch zu verzichten.

Kommt es zum Erstgespräch, sollte die oberste Leitung Vorgaben die in ◨ Tab. 7.21 dargestellten Vorgaben machen.

◨ **Tab. 7.20** Checkliste für die Erstinformationen vor dem Erstgespräch			
	Ja	**Nein**	**T.n.z.***
Potenzieller Kunde liegt im Einzugsgebiet?	☐	☐	☐
Kundenwunsch hinsichtlich Versorgung erfüllbar?	☐	☐	☐
Kundenwunsch hinsichtlich Uhrzeit erfüllbar/Kunde akzeptiert andere Uhrzeit?	☐	☐	☐
Pflegesituation vor Ort, z. B. Räumlichkeiten, angemessen? (am Telefon abfragen!)	☐	☐	☐
Pflegegrad?	☐	☐	☐
125 €-Potenzial noch offen?	☐	☐	☐
Vorliegende SGB V-Verordnung?	☐	☐	☐
Selbstzahler?	☐	☐	☐
Antrag auf Sozialhilfe nötig?	☐	☐	☐
Diagnosen vorhanden?	☐	☐	☐
Umstellungsmeldung für die Pflegekasse auf Sach- oder Kombinationsleistungen bereits vorhanden?	☐	☐	☐
Anspruch auf Verhinderungspflege liegt vor?	☐	☐	☐
* Trifft nicht zu.			

◘ Tab. 7.21 Checkliste Erstgespräch

	Ja	Nein	T.n.z.*
Bringt der Einsatz mindestens 0,90 €/min. Erlös?	☐	☐	☐
Passt der Einsatz in eine der Touren?	☐	☐	☐
SGB V: Wird das hierfür notwendige Personal vorgehalten?	☐	☐	☐
SGB XI: Liegt bei übersteigenden Leistungen ein SEPA-Lastschriftmandat vor?	☐	☐	☐
SGB XI: Liegt ein unterschriebener Pflegevertrag vor?	☐	☐	☐
SGB XI: Liegt ein unterschriebener Kostenvoranschlag vor?	☐	☐	☐
SGB XI: Liegen die Voraussetzungen für Verhinderungspflege vor?	☐	☐	☐
SGB XI: Liegt für § 45b-Leistungen eine Abtretungserklärung vor?	☐	☐	☐
SGB XI: Liegt ein Umwidmungsschreiben auf Sach-/Kombinationsleistungen vor	☐	☐	☐
SGB V: Liegt eine gültige und korrekt ausgefüllte Verordnung vor?	☐	☐	☐
SGB V: Liegt ein unterschriebener Pflegevertrag vor?	☐	☐	☐
SGB V: Liegt bei PKV ein SEPA-Lastschriftmandat vor?	☐	☐	☐

Auch hier gelten wieder die fett gesetzten Fragen als K.O.-Kriterien. Wenn mindestens eine dieser Fragen mit „nein" beantwortet werden muss, ist auf den Kunden zu verzichten.

Sobald Pflege- und Teamleitungen verstanden haben, wie eine wirtschaftliche Planung einzelner Einsätze gelingt, schreibt sich der wirtschaftliche Tourenplan von allein. Denn nun wissen diese Leitungskräfte, dass auch die Höhe der Fahrtzeit im Verhältnis zur individuellen Hausbesuchspauschale eine entscheidende Rolle für die wirtschaftliche Planung innehat.

▪ ▪ Jährliche Vergütungserhöhungen verhandeln

Pflegedienste, die in Trägerverbänden organisiert sind, haben häufig die Möglichkeit, ohne großen Aufwand jährliche Vergütungserhöhungen im SGB XI-Bereich in Höhe von 1 bis 1,5% mitzunehmen. Die SGB V-Verhandlungen finden meist in mindestens zweijährigen Abständen statt und bringen in der Regel 2 bis 3% mehr.

Im Bereich der SGB XI-Vergütungen lassen manche Pflegedienste aber oft jahrelang Geld liegen. Natürlich ist eine jährliche Vergütungserhöhung von höchstens 1,5% nur in Zeiten geringer Inflation akzeptabel – aber auch hier gilt das Motto „Kleinvieh macht auch Mist". Hierzu ein Beispiel:

Beispiel　Zwei Pflegedienste mit jeweils 200 Kunden und fast identischer Leistungsstruktur agieren im selben Landkreis 40 Kilometer voneinander entfernt. Der Pflegedienst A nimmt seit 10 Jahren die jährliche 1,5-prozentige Vergütungserhöhung mit. Der Pflegedienst B hat bislang aus Bequemlichkeit darauf verzichtet. Der Unterschied zeigt sich in ◘ Tab. 7.22.

Hat der Pflegedienst A schon im Jahr 2009 15.000 € mehr erlöst als der Pflegedienst B, so beträgt die Differenz nach 10 Jahren schon mehr als 160.000 €. Insgesamt hat der Pflegedienst A 863.263 € (gerundet) mehr erlöst als der Pflegedienst B. Logischerweise hat dieser Mehrerlös

◘ Tab. 7.22 Unterschiedliche Umsatzentwicklungen

Pflegedienst	SGB XI-Erlöse 2008	SGB XI-Erlöse 2018
Pflegedienst A	1.000.000 €	1.160.451 €*
Pflegedienst B	1.000.000 €	1.000.000 €

* gerundet

für die identischen Leistungen einen positiven Einfluss auf die Rendite.

Die oberste Leitung sieht in ihrem Kennzahlencockpit spätestens beim Blick auf die Renditen der einzelnen Teams, ob Kernprozesse wie Erstgespräche und Einsatzplanung tatsächlich so funktionieren wie vorgegeben. Auf die Vergütungsverhandlungen hingegen hat die oberste Leitung alleinverantwortlich Einfluss; diese Aufgabe kann nicht an untere Ebenen delegiert werden. Aber die springenden Punkte für eine positive Renditeentwicklung sind immer wieder die Faktoren „Erstgespräch/Folgegespräch" sowie „Tourenplanung".

Insgesamt liefert ein Kennzahlensystem für die oberste Leitung dieser ein wertvolles Werkzeug, auch einen großen Pflegedienst so zu steuern, dass die Zielvorgaben auch im letzten Winkel des Pflegedienstes verstanden und umgesetzt werden.

7.4 Kennzahlen für Intensivpflegedienste

Intensivpflegedienste bieten vor allem die 1:1-Betreuung in der Häuslichkeit an. Konkret bedeutete das, dass ein Pflegekunde mit intensivpflegerischem Bedarf in seiner Häuslichkeit von einem Pflegeteam 24 Stunden lang versorgt wird. Um so einen Pflegedienst erfolgreich zu steuern, bedarf es aufgrund der abweichenden Betriebsstruktur im Vergleich zu klassischen ambulanten Diensten zum Teil anderer Kennzahlen. Dieser Abschnitt zeigt auf, welches Kennzahlensystem für Intensivpflegedienste sinnvoll sein kann.

Mehr noch als in einem klassischen ambulanten Pflegedienst ist die Versorgung von Menschen rund um die Uhr besonders personalintensiv. Darüber hinaus sind die medizinischen und pflegerischen Anforderungen an das Personal deutlich höher als in einem normalen ambulanten Pflegedienst. Hinzu kommt die Tatsache, dass die Mitarbeiter acht bis zwölf Stunden vor Ort sind. Auch das unterscheidet sich von der üblichen ambulanten Pflege. Meistens entstehen zwischen den Pflegekräften und den Angehörigen des Pflegebedürftigen mit der Zeit sehr enge Kontakte.

Zum besseren Verständnis, wie die Struktur eines solchen Pflegedienstes aussieht, ist in ◖ Abb. 7.2 eine Übersicht eines Intensivpflegedienstes mit zehn 24-Stunden-Versorgungen dargestellt.

Hier wird deutlich, dass die Versorgungen oft sehr weit voneinander entfernt sind. Welche Probleme das mit sich bringen kann, zeigt folgendes Beispiel:

Beispiel Der Intensivpflegedienst Atemlos hat seinen Sitz in Essen. Die zehn Versorgungen befinden sich zur Hälfte im Essener Stadtgebiet, die andere Hälfte im Münsterland. Nun fällt in der Nähe von Münster eine Fachkraft aus. Um den Dienst schnell abdecken zu können, fährt der Intensiv-Krankenpfleger Karl G. von Essen 100 Kilometer zu der Versorgung. Nach acht Stunden Dienst fährt er die 100 Kilometer zurück und kommt in die üblichen Staus auf der A 40 und A 43. Neben dem Dienst hat Karl G. auch noch knapp vier Stunden im Auto verbracht.

Neben den Personalrisiken bestehen auch wirtschaftliche Risiken. Entgegen landläufiger Meinung sind die 1:1-Versorgungen nicht sonderlich attraktiv. Richtig Geld wird in Intensiv-Wohngemeinschaften verdienst, doch dazu später. Zur besseren Nachvollziehbarkeit wird in ◖ Tab. 7.23 eine durchschnittliche Erlös-/Kostenstruktur einer 1:1-Versorgung dargestellt.

Diese Gewinnmarge ist gemessen am Aufwand und an der Verantwortung nicht sonderlich attraktiv. Andersherum gedacht entsteht bei zehn solcher Kunden ein Monatsgewinn vor Steuern, Zinsen und Abschreibungen (EBITDA) von 28.326,40 € – im Jahr also 339.916,80 €. Doch es bestehen noch drei Risiken, die den Gewinn erheblich schmälern und in der Summe sogar für Verluste sorgen können:

1. Die zehn Patienten sind in einem Monat insgesamt 30 Tage im Krankenhaus. Dadurch entgehen dem Pflegedienst 24 × 792 = 23.760 € Umsatz. Das Personal muss aber dennoch vollumfänglich bezahlt werden. Auch die Overheadkosten bleiben.

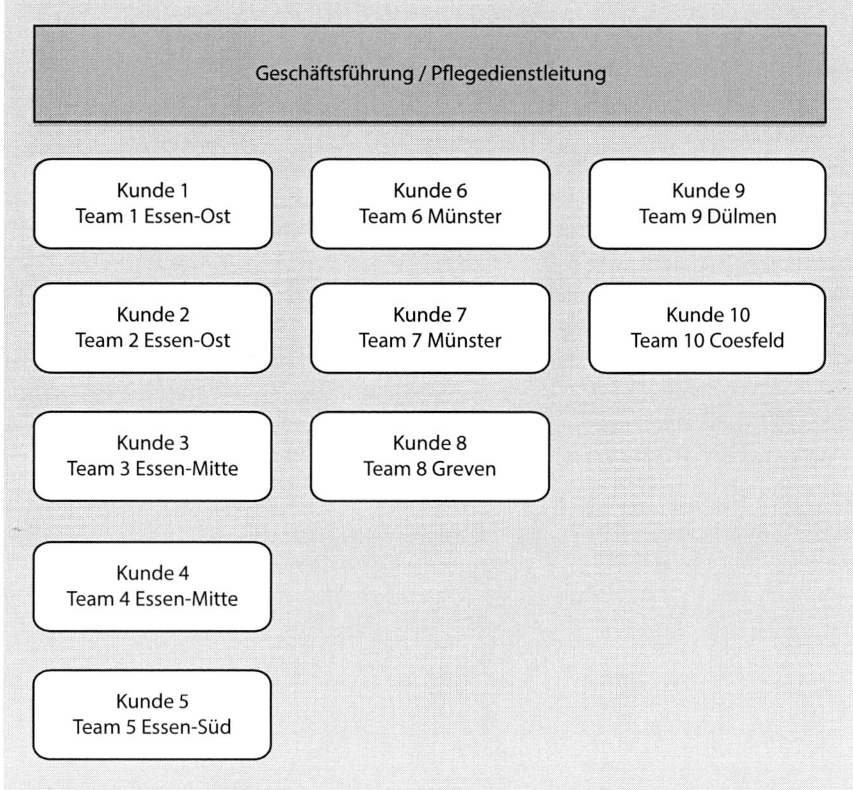

◘ Abb. 7.2 Übersicht eines Intensivpflegedienstes mit zehn 24-Stunden-Versorgungen

◘ Tab. 7.23 Erlöse/Kosten einer 1:1-Versorgung (24 Stunden)

Rahmenbedingungen:
– Der Stundensatz für die Versorgung über SGB V beträgt 33,00 €. Die Grundpflege ist damit inbegriffen. Pro Tag können also 792,00 € abgerechnet werden.
– Der durchschnittliche Stundenlohn einer Pflegefachkraft beträgt inkl. AG-Anteil 20,00 €.
– Für die 24 Stunden + 1 Stunde Übergabezeit müssen an durchschnittlich 30,42 Tagen im Monat 760,5 Stunden abgedeckt werden.
– Multipliziert mit der Ausfallzeit (Urlaub, Krankheit, Fortbildung) müssen 913 Stunden Brutto vorgehalten werden.

Erlös		Kosten	
		913 Std. × 20,00 €	18.260,00 €
24 Std. × 30,42 Tage im Monat	24.092,64 €	Overheadkosten (Verwaltung, Fortbildung, PDL, Betriebsmittel, Gewinn, Risikoaufschlag usw.)	3.000,00 €
Gesamt	**24.092,64 €**	**Gesamt**	**21.260,00 €**
Gewinn			**2.832,64 €**

Somit bricht der Gewinn von 28.326,40 auf nur noch 4.566,40 € ein.

2. Aufgrund von Karneval und einer zeitgleich grassierenden Grippewelle fällt so viel Personal aus, dass für 250 Leistungsstunden Zeitarbeit eingekauft werden muss. Diese kostet 40,00 € pro Stunde. Somit schmälert sich der Gewinn von 28.326,40 € auf 18.326,40

3. Ein Pflegekunde verstirbt. Auf einen Schlag brechen 24.092,64 € Umsatz weg. Der Gewinn reduziert sich so auf 4.233,76 €.

Wenn Fall 1 und 2 zusammentreffen, ergibt sich sogar ein Verlust von 5.433,60 €. Falls die Fälle 1 und 3 zusammentreffen, beträgt der Verlust sogar 19.526,24 €. Beim Zusammentreffen von Fall 2 und 3 wird ein Verlust von 5.766,24 € eingefahren.

Diese Beispiele zeigen, dass Pflegedienste, die nur auf 1:1-Versorgungen setzen, schnell in Schwierigkeiten kommen können.

Diese konkreten finanziellen und personellen Risiken eines Intensivdienstes sollten von der Führung klar definiert werden. In ◘ Tab. 7.24 sind die Risiken noch einmal zusammengefasst aufgelistet.

Die dargestellten Risiken sind typisch für diese ambulante Versorgungsform. Deshalb muss ein Kennzahlensystem diese Risiken abbilden können und somit die Sinne für die Führungskräfte schärfen, genau diese Risiken zu

◘ **Tab. 7.24** Risiken für Intensiv-Pflegedienste und die Auswirkungen

Risiko	Auswirkungen
Gedeckelte Vergütung	Die Erlöse sind spontan nicht steuerbar, weil die Vergütung fix ist.
	Es gibt keine Akquisemöglichkeiten für weitere Leistungen, da bei der 1:1-Versorgung sämtliche Leistungen mit der Vergütung abgegolten sind.
Hohe Krankenquote der Mitarbeiter	Pflegekunden drohen mehrere Schichten unversorgt zu sein.
	Erhebliche medizinisch-pflegerische Folgen drohen.
	Vergütungsausfälle, da Schichten nicht besetzt werden können.
Krankenhauseinweisungen der Patienten	Vergütungsausfälle bei weiterlaufenden Kosten – Gewinneinbrüche/Verluste sind die Folge.
Plötzlicher Wegfall von Kunden (Umzug in eine stationäre Versorgungsform, Versterben des Kunden)	Vergütungsausfälle über einen längeren Zeitraum.
	Team kann nicht vollumfänglich beschäftigt werden, da wohnortnahe Arbeit nicht sofort angeboten werden kann.
	Wenig Auswahlmöglichkeiten bei Neuaufnahme, da Betreiber daran gebunden ist, wohnortnah für das Team eine Versorgung zu bekommen.
Medizinisch-pflegerisch anspruchsvolle Versorgung	Unerfahrene Pflegefachkräfte machen Fehler.
	Aufgrund mangelhafter Prophylaxen entstehen Pflegeschäden.
1:1-Versorgungen liegen weit auseinander	Im Notfall kann nicht jeder Mitarbeiter einspringen, da die Versorgungen zu weit auseinander liegen.
	Bei personellen Notfällen daher Konflikte mit dem Arbeitszeitgesetz möglich.
	Lange Heimfahrten nach einem anstrengenden Dienst können zu Verkehrsunfällen führen.
Enge Bindung an die Angehörigen des Pflegekunden	Team ist den Angehörigen gegenüber loyal, nicht aber dem Arbeitgeber.
	Anweisungen/Wünsche der Angehörigen werden befolgt – nicht die Anweisungen des Arbeitgebers.
	Angehöriger nimmt bei Kündigung nicht nur den Pflegekunden, sondern auch das gesamte Team mit zur Konkurrenz.

steuern. Auf vier Punkte soll an dieser Stelle noch einmal gesondert eingegangen werden:

- **Gedeckelte Vergütungen**

In der Regel erhält der Pflegedienst für den in seiner Häuslichkeit intensivpflegerisch versorgten Kunden eine Stundenvergütung. Diese ist fest verhandelt. Eine Erhöhung der Vergütung ist so spontan nicht möglich zu realisieren. Vergütungserhöhungen sind in der Regel nur alle zwölf bis 24 Monate möglich. Gegenüber den Kostenträgern müssen die Gründe für die angestrebten Erhöhungen auch belegt werden können.

Somit hat der Intensivpflegedienst, anders als der klassische Pflegedienst, keine Möglichkeit, weitere vergütungsrelevante Leistungen zu akquirieren. Maßnahmen zur Erhöhung des Gewinnes gehen also immer nur über Einsparungen auf der Kostenseite. Dies ist aber auch nicht unbedingt zu empfehlen, was allein schon der Blick auf die Mitarbeitergehälter zeigt: Eine Entlohnung von 2.500 bis 2.600 € im Monat sollte das Minimum sein (Durchschnittswert, regionale Unterschiede außer Acht gelassen). Unterhalb dieses Gehaltes wird der Pflegedienst keine für diese spezielle Versorgungsform ausreichend erfahrenen und qualifizierten Mitarbeiter finden. Schlechte Pflegedienste versuchen daher, Brutto-Personalbedarf mit Netto-Personalbedarf gleichzusetzen.

Normalerweise muss eine 24-Stunden 1:1-Versorgung mit ca. 5,5 Vollzeitkräften (VK) abgedeckt sein. Dass es sich hierbei ausschließlich um Pflegefachkräfte im Sinne des jeweiligen Vertrages nach §§ 132, 132a SGB V handelt, ist Voraussetzung. Dieser Wert kommt folgendermaßen zustande: 25 Std, (inkl. Übergabezeit) x 30,42 Tage ergeben einen Bedarf von 760,5 Stunden Netto-Arbeitszeit. Diese Stunden müssen vollumfänglich vom Pflegedienst abgedeckt werden. Hinzu kommt noch ein kalkulierter Ausfallfaktor von 1,2 (Urlaub, Krankheit, Fortbildung) – somit werden 912,6 Bruttoarbeitsstunden benötigt. Wenn eine Vollzeitkraft eine durchschnittliche monatliche Arbeitszeit von 170 Stunden hat, werden so also 5,37 VK benötigt. Schlechte Pflegedienste besetzen ihre Versorgungen aber nur mit 4,48 VK, was der Abdeckung der Nettostunden entspricht. Bei unweigerlich auftretenden Ausfällen müssen hektisch Mitarbeiter hin und her geschoben werden, um die Dienste abzudecken. So brennen Mitarbeiter aus und es entstehen riesige Überstundenkontingente.

- **Hohe Krankenquote der Mitarbeiter**

Anders als in einem klassischen Pflegedienst, wo bei extremem Personalmangel schlimmstenfalls Touren aufgelöst und Grundpflegeeinsätze minimiert werden können, müssen in einem Intensivpflegedienst die Versorgungen zwingend vollumfänglich besetzt sein. Die Arbeit kann hier nicht minimiert oder komprimiert werden. Wenn die Krankheitsquote der Mitarbeiter zweistellig wird, wird auch langsam das Polster des Ausfallfaktors aufgezehrt. Ein weiteres Risiko hoher Krankenstände liegt in der Struktur eines solchen Pflegedienstes.

- **1 : 1-Versorgungen liegen weit auseinander**

Wenn die einzelnen Versorgungen weit verstreut sind, können im Notfall nicht alle verfügbaren Mitarbeiter einspringen. Das liegt einfach daran, dass es dem betreffenden Mitarbeiter schlichtweg nicht zuzumuten ist, 100 Kilometer und mehr zum Dienst und die gleiche Strecke wieder zurückzufahren. Hinzu kommen für den Betreiber enorme Kosten für Fahrzeuge und enorme Haftungsrisiken hinsichtlich möglicher Verstöße gegen die Arbeitsschutzgesetze.

- **Enge Bindung an die Angehörigen des Pflegekunden**

Dadurch, dass sich die Mitarbeiter mit den Angehörigen des Pflegekunden oftmals zusammen auf engem Raum aufhalten und zum Teil pflegerische Verrichtungen sogar gemeinsam machen, kommt es automatisch schnell zu einer engen emotionalen Bindung zwischen beiden Parteien. Der Zugriff der Führungskräfte auf die Mitarbeiter schwindet so. Die Mitarbeiter fühlen sich – allein schon aus ihrem beruflichen Selbstverständnis – dem Pflegekunden und seinen Angehörigen ungleich mehr verpflichtet als dem Arbeitgeber. Notwendige Dienstanweisungen und Absprachen werden so nicht mehr umgesetzt, de facto übernimmt das Team sehr autonom alle Entscheidungen über die Versorgung. Oder schlimmer noch – die Angehörigen des Kunden werden als Dienstherr wahrgenommen. Spätestens an diesem Punkt droht das größte Risiko: Der Angehörige entschließt sich, den Pflegedienst zu wechseln. Jetzt ist nicht nur die Versorgung weg, sondern auch das Team. Auf einen Schlag werden u. U. knapp 5,5 VK-Pflegefachkräfte verloren.

7.4.1 Kennzahlencockpit eines ambulanten Intensivpflegedienstes

Diesen Gegebenheiten muss ein Kennzahlensystem eines ambulanten Intensivpflegedienstes Rechnung tragen. Ein Kennzahlensystem wie in ◘ Tab. 7.25 aufgezeigt kann von einem solchen Intensivpflegedienst mit ausschließlich 1:1-Versorgungen in der Häuslichkeit genutzt werden.

◘ **Tab. 7.25** Beispiel: Kennzahlencockpit eines ambulanten Intensivpflegedienstes

Kennzahl	Zielwert	Maßnahmen zur Erreichung
Vorgehaltene Personalstärke je 24-Stunden-Versorgung	5,4 VK	Siehe auch unter notwendige Maßnahmen bei mittleren Pflegediensten in ▶ Abschn. 7.2.3
Anzahl PDL-Scheine	3	
Anzahl MA mit Fachweiterbildung zu Intensiv- und Anästhesiefachkraft	1,5 pro Team	
Rendite gesamt	10%	Jährliche bis zweijährliche Vergütungserhöhungen mit den Kostenträgern verhandeln
Rendite pro Team 1	10%	Krankenquote gering halten
Rendite pro Team 2	10%	
Rendite pro Team 3	10%	
Rendite pro Team 4–n*	10%	
Bestehende Maßnahmen aus MDK-Prüfung (Strukturteil)	0	Interne Prüfungssimulationen durchführen
Bestehende Maßnahmen aus MDK-Prüfung (Behandlungspflege)	0	Dokumentationsvisiten durchführen und Mängel nachhalten
		Gezielte Schulung und Anleitung der Mitarbeiter
		Einsatz von Spezialisten (z. B. interne Wundexperten, Physio- und Ergotherapeuten, Logopäden, Atemtherapeuten)
Fluktuation der Leitungskräfte (PDL, stv. PDL, Teamleitungen, stv. Teamleitungen)	0%	Karriereperspektiven aufzeigen
		Variable Vergütungsbestandteile als Leistungsanreiz bieten
		Rückhalt durch oberste Leitung spüren lassen
Radius der Versorgungen ausgehend vom Sitz des Pflegedienstes	Höchstens 50 Kilometer	Versorgungen der Vorgabe entsprechend aufnehmen
		Darauf achten, dass immer zwei bis drei Versorgungen in örtlicher Nähe befindlich sind
Anzahl der Teamleitersitzungen	1× im Monat	Verpflichtung mit Hilfe des Arbeitsvertrages
		Bei Zuwiderhandlungen arbeitsrechtliche Konsequenzen ziehen

* Je nachdem, wie viele Teams es gibt, sollten diese auch aufgeführt werden.

Diese Kennzahlen können für einen Intensivpflegedienst mit ausschließlich 1:1-Versorgungen genutzt werden. Auf die Kennzahlen für eine Intensiv-Wohngemeinschaft, die von einem Pflegedienst betrieben wird, wird später noch kurz eingegangen.

Wie in den vorangegangenen Beispielen kann natürlich auch im Intensivpflegedienst unterstützend mit einem Ampelsystem gearbeitet werden. „Grün" ist wieder die Zielerreichung, „Gelb" ist das knappe Verpassen und „Rot" natürlich das deutliche Nicht-Erreichen des Ziels.

Anschauungsmaterial für die Abgrenzung von „Grün", „Gelb" und „Rot" liefert Tab. 7.26 als Beispiel mit fiktiven erreichten Kennzahlen.

7.4.2 Notwendige Maßnahmen

Auch hier sind Maßnahmen einzuleiten, wenn die Ampel gelb oder gar rot anzeigt. Exemplarisch sind hier einige Möglichkeiten vorgestellt, um die Ampel wieder auf Grün zu schalten.

■ **Erforderliche Brutto-VK vorhalten**
Die benötigten knapp 5,4 Vollzeitkräfte sollten unbedingt eingehalten werden. Ein kleiner Abzug ist nur für die Abtretung an einen Springerpool akzeptabel – siehe unten. Weniger gute Pflegedienste versuchen gern, knapp eine VK unter dem Brutto-Personalbedarf zu arbeiten und freuen sich zunächst über die ca. 3.200 € Ersparnis (Arbeitgeber-Brutto bei 2.600 Arbeitnehmer-Brutto). Dass es sich mittelfristig um

◨ **Tab. 7.26** Beispiel: Beurteilung der Ist-Kennzahlen

Kennzahl	Zielwert	Erreichter Wert	Grün	Gelb	Rot
Vorgehaltene Personalstärke je 24-Stunden-Versorgung	5,4 VK	5,1 VK		x	
Anzahl PDL-Scheine	3	4	x		
Anzahl MA mit Fachweiterbildung zu Intensiv- und Anästhesiefachkraft	1,5 pro Team	1,7	x		
Rendite gesamt	10%	11%	x		
Rendite pro Team 1	10%	10%	x		
Rendite pro Team 2	10%	11%	x		
Rendite pro Team 3	10%	9%		x	
Rendite pro Team 4–n.*	10%	10%	x		
Bestehende Maßnahmen aus MDK-Prüfung (Strukturteil)	0	0	x		
Bestehende Maßnahmen aus MDK-Prüfung (Behandlungspflege)	0	0	x		
Fluktuation der Leitungskräfte (PDL, stv. PDL, Teamleitungen, stv. Teamleitungen)	5%	2,5%	x		
Radius der Versorgungen ausgehend vom Sitz des Pflegedienstes	Höchstens 50 Kilometer	75 km		x	
Anzahl der Teamleitersitzungen	1× im Monat	1× im Quartal			x

* Je nachdem, wie viele Teams es gibt, sollten diese auch aufgeführt werden.

eine Milchmädchenrechnung handelt, zeigt das folgende Beispiel.

Beispiel Der Pflegedienst Con-Air hat zehn 1:1-Versorgungen zu je 24 Stunden. Der Erlös beträgt insgesamt 240.000 € im Monat. Die Gesamtkosten würden sich bei einer Abdeckung von ca. 5,4 VK auf 212.600 € belaufen (182.600 € Personalkosten sowie 30.000 € Overheadkosten). Der Gewinn beträge 27.400 € im Monat vor Steuern, Zinsen und Abschreibungen (EBITDA). Das aber reicht den beiden Machern des Pflegedienstes nicht. Sie sparen lieber pro Versorgung eine VK ein und überlassen es ihrer PDL, die Dienstabdeckung irgendwie hinzubekommen. Durch die Einsparung von ca. 32.000 € Lohnkosten (Arbeitgeber-Brutto) freuen sich die beiden Inhaber über den Monatsgewinn von nun 59.400 €. Die Freude währt aber nicht lange. Das Prinzip „Bruttopersonal = Nettopersonal" scheitert schon drei Monate später, als in der Haupturlaubszeit noch die Sommergrippe ausbricht. Es müssen in zwei Monaten 200 Schichten zu je 8 Stunden abgedeckt werden. Somit sind 1.600 Arbeitsstunden offen. Diese werden mit 800 Überstunden gefüllt (zinsloses Darlehen der Mitarbeiter in Höhe von 16.000 €) sowie mit 800 Stunden Zeitarbeit zu je 40 € pro Stunde – also insgesamt 32.000 €. Berechnet man das 16.000 € Überstundendarlehen mit ein, verliert der Pflegedienst in zwei Monaten schon 48.000 €. Der Gewinn beträgt in den beiden Monaten nur noch 35.400 €. Diese Situation bessert sich auch nicht – im Gegenteil: Durch Überlastung werden einige Stamm-Mitarbeiter lange krank, andere kündigen. Stellen können nicht mehr nachbesetzt werden. Die vorher urlaubenden und kranken Mitarbeiter bauen ebenso Überstunden auf, die Zeitarbeit läuft mit Kosten von 16.000 € im Monat unvermindert weiter. Der Gewinn sinkt auf 30.000 €.

Drei Monate später bricht der Dienstplan endgültig zusammen. Zwei Versorgungen müssen abgegeben werden, der Monatserlös sinkt so von 240.000 € auf nur noch 192.000 €. Aus den 30.000 € Gewinn werden 18.000 € Verlust im Monat. Die Abwärtsspirale dreht sich weiter …

Das Prinzip „Bruttopersonal = Nettopersonal" geht mittelfristig immer schief. Neben den nackten Zahlen darf auch nicht unterschätzt werden, wie hektisch und unruhig die Unternehmenskultur wird, weil es sich nur noch um das Besetzen von Diensten dreht. Zudem kann der betreffende Pflegedienst keine Innovationen mehr bewältigen, da sich die von kurzfristigem Gewinnstreben motivierten Betreiber und deren Führungskräfte nur noch in permanenter Reaktion auf Krisen und Katastrophen befinden.

- **Springer mit entsprechender Vergütung**

Neben den festen Teams kann ein Springerpool installiert werden. Hierbei muss allerdings darauf geachtet werden, dass die Personalstärke von 5,4 VK pro Team nicht überschritten wird. Um den Gewinn nicht ernsthaft zu gefährden, muss ein Springerpool aus dem vorhandenen Bruttopersonalbestand generiert werden. Das kann bei einem Pflegedienst mit zehn 1:1-Versorgungen über jeweils 24 Stunden so aussehen:

- 10 Versorgungen × 5,4 VK Bruttopersonalbedarf = 54 VK im gesamten Pflegedienst
- Springerpool von zwei Mitarbeitern – jedes Team muss so 0,2 VK für den Pool abgeben, mit dann 5,2 VK ist der Dienst im Team zu planen

Wenn jedes Team 0,2 Brutto-VK für den Springer-Pool abgeben muss, sind das umgerechnet 34 Stunden brutto und ca. 28 Stunden netto – also ca. 3,4 Dienste im Monat. Bei durchschnittlich 91 zu besetzenden Diensten und dank der noch 5,2 zur Verfügung stehenden VK stehen somit auch 106 Dienste zur Verfügung. Der Puffer beträgt also 15 Dienste bzw. 5 Tage. Das entspricht einer Ausfallquote von 16,4%. Dafür hat jedes Team die Sicherheit, im absoluten Notfall auf die Springer zurückgreifen zu können.

Damit ein Einsatz als Springer überhaupt attraktiv ist, sollte dieser extra vergütet werden. Am einfachsten ist das über einen Dienstwagen. Der läuft über die Gemeinkosten und berührt das Unternehmensergebnis kaum. Es kann für die Springer sogar ein gutes Fahrzeug der Kompaktklasse mit umfangreicher

Ausstattung geleast bzw. gekauft werden. Die jeweiligen Raten belaufen sich auf höchstens 300 € im Monat – dafür gibt es Fahrzeuge mit hoher Kilometerleistung, einem kräftigen Motor und umfangreichen Ausstattungsdetails. Hier sind sogar Fahrzeuge der Premiumklasse drin. Ein solches Fahrzeug ist für den Arbeitgeber günstiger, als dem Springer 200 € netto zusätzlich zu zahlen, da dies mit AG-Anteil je nach Steuerklasse durchaus 400 € Zusatzkosten bedeuten kann. Wenn nun ein Pflegedienstinhaber stattdessen ein Fahrzeug der Premiumklasse mit guter Ausstattung (u. a. Bluetooth, MP3, Klimaautomatik, kräftiger Motor) auf Raten kauft, betragen die Raten inkl. Zinsen möglicherweise nur 300 €. Das Auto wird niemals weniger als 2.000 € wert sein, auch wenn es schon vollständig abgeschrieben ist. So haben Springer und Pflegedienst beiderseits etwas von dieser Lösung. Der Springer hat ein tolles Auto auch zur Privatnutzung, der Pflegedienst im Notfall materielle Werte.

- **Teamleitersitzungen**

Einmal im Monat sollte es verpflichtende Teamleitersitzungen in der Zentrale geben. Auf jeder Teamleitersitzung müssen zwingend mindestens ein Mitglied der Geschäftsführung sowie die Pflegedienstleitung zugegen sein. Dadurch können Geschäftsführung und Pflegedienstleitung wesentlich besseren Einfluss auf die Arbeit vor Ort nehmen. Es können zum Beispiel Anweisungen und Vorgaben für die Teams im Protokoll festgehalten und auf der jeweils nächsten Sitzung reflektiert werden. Welchen Effekt das haben kann, zeigt das nachstehende Beispiel:

Beispiel Der Intensivpflegedienst „Saubere Luft" hat 15 Außenversorgungen, wo bei zwölf Versorgungen eine 24-Stunden-Versorgung erforderlich ist sowie bei drei Teams eine Zwölf-Stunden-Versorgung über Nacht. Die Teamleitungen treffen sich immer am ersten Dienstag im Monat in der Zentrale. Die Sitzungen folgen einer festen Tagesordnung. So werden alle offenen Punkte einer Sitzung immer bei der nächsten Sitzung wieder thematisiert. Auf

der Sitzung Anfang Juni 2018 bekommen die Teamleitungen den Auftrag, die Mitarbeiter zu Lagerungstechniken zu schulen. Die Anweisung besteht auch darin, bei der Juli-Sitzung die internen Schulungsnachweise mitzubringen. In der dann kommenden Juli-Teamleitersitzungen legen alle Teamleiter die Nachweise vor – denn das Vorgehen der Geschäfts- und Pflegeleitung ist in dem Pflegedienst längst Normalität.

Eine weitere Maßnahme, die Teams an das Unternehmen zu binden und dafür zu sorgen, dass vor Ort keine zu engen Bindungen zu den Angehörigen entstehen, ist es, dass die Pflegedienstleitung einmal im Monat zu jedem Team zur jeweiligen Teamsitzung fährt. Auch diese Teamsitzungen sind zu protokollieren. Die PDL muss die Teamleiter in die Pflicht nehmen, die Sitzungsprotokolle vorzulegen.

Mit diesen Strukturen sorgt die Leitung des Pflegedienstes dafür, dass der Arm des Unternehmens sehr wohl bis in die einzelnen Teams reicht. Diese Strukturen müssen zwingend eingehalten werden – und es darf keine Ausreden-Kultur zugelassen werden, warum Teamleiter X nicht zur Teamleitersitzung kommen konnte oder Teamleiter Y leider die PDL wieder ausladen muss, da die Teamsitzung nicht zustande kommt.

Die Teilnahme an Teamleitersitzungen sowie das Abhalten von Teambesprechungen muss als Pflichtveranstaltung am besten schon im Arbeitsvertrag verankert werden. Zudem muss die oberste Leitung diese Besprechungskultur ermöglichen und vor allem einfordern – und das kontinuierlich.

7.4.3 Exkurs: Intensiv-WG

Es gibt auch ambulante Pflegedienste, die eine Intensiv-WG betreiben. Hier sind zum Beispiel bis zu zwölf Pflegekunden mit intensivpflegerischem Bedarf untergebracht. Die Finanzierung gestaltet sich hier anders, zudem ist die Versorgung sehr stark dem stationären Charakter unterworfen. Der Pflegedienst hat ein Dienstzimmer in der WG sowie alle üblichen Funktionsräume einer klassischen stationären

Pflegeeinrichtung. Der Personalschlüssel ist in anständigen Wohngemeinschaften tagsüber 1:3, nachts 1:4. Die Fachkraftabdeckung liegt bei 100%, sieht man von Auszubildenden und möglicherweise von anzuerkennenden Pflegefachkräften aus anderen Staaten ab.

Die Finanzierung ist so gelagert, dass die Krankenkassen Tagessätze für ihre Versicherten zahlen. Diese liegen zwischen 300 und 500 € am Tag, abhängig von der Kasse und der Region. Neben den üblichen BWL-Kennzahlen (Rendite, Erlöse, Kosten) sind hier vor allem die Belegungstage von Bedeutung. Ist zum Beispiel mit allen Kassen ein Personalschlüssel von 1:3 vereinbart, ist der Pflegedienst daran interessiert, dass immer 3, 6, 9 oder 12 Bewohner in der WG leben. Bei z. B. 10 Bewohnern müssen dann dennoch 4 Kräfte vorgehalten werden. Sind es nur 3, beträgt der Personalschlüssel nur 1:3,3 – und unterschreitet somit die vertraglichen Vorgaben seitens der Kostenträger.

Das Kennzahlensystem sollte in diesen Versorgungsformen also auf klassische stationäre Erfordernisse angepasst werden wie
- Belegungskennzahlen,
- Personalschlüssel,
- ggf. Erfüllung heimgesetzlicher Vorgaben (abhängig vom Bundesland).

7.5 Pflegedienste mit geronto-psychiatrischem Schwerpunkt

Die speziellen Anforderungen an Pflegedienste mit einem gesonderten Versorgungsvertrag über ambulante psychiatrische Hauskrankenpflege erfordern auch ein darauf zugeschnittenes Controlling – im Gegensatz zu klassischen ambulanten Pflegediensten. Das liegt zum einen an der unterschiedlichen Finanzstruktur und zum anderen an den besonderen personellen Anforderungen.

Um nachzuvollziehen, worum es bei der psychiatrischen Hauskrankenpflege geht und welches die Besonderheiten sind, folgen an dieser Stelle einige Erläuterungen.

7.5.1 Besonderheiten der ambulanten psychiatrischen Krankenpflege

Menschen mit einer psychischen Erkrankung können von ambulanten Pflegediensten mit einer speziellen Zulassung zu Hause versorgt werden. Die Vorteile für die betroffenen Pflegekunden sind zum Beispiel diese:
- Intensive 1:1-Betreuung durch den Pflegedienst
- Hilfe zur Tagesstrukturierung in der eigenen Häuslichkeit
- Rückgriff auf Netzwerke wie Nachbarschaft und nahe wohnende Angehörige

Auch die Kostenträger sind sehr interessiert an dieser Art der Versorgung: Schließlich sind stundenweise Einsätze eines Fachpflegedienstes günstiger als eine stationäre oder zumindest teilstationäre Unterbringung. Zur Erbringung dieser speziellen ambulanten Versorgung sind allerdings bestimmte Voraussetzungen zu erfüllen. Diese lassen sich grob in zwei Bereiche teilen.

▪ Generelle Anforderungen

Träger der psychiatrischen Hauskrankenpflege sind in erster Linie die Krankenkassen. Geregelt ist dies in § 37a Abs. 1 SGB V. Konkreter gefasst aber sind die Aussagen in den Richtlinien zur Häuslichen Krankenpflege. Auf Seite 8 heißt es dort u. a.:
- Ausreichende Behandlungsfähigkeit des Kunden.
- Erstverordnung über 14 Tage, um den Beziehungsaufbau zum Kunden zu bewerkstelligen.
- Psychiatrische Hauskrankenpflege wird von Fachärzten verordnet.
- Bedingung der Verordnungsfähigkeit sind bestimmte Diagnosen.
- Maßnahmen der Soziotherapie können nicht neben häuslicher psychiatrischer Pflege verordnet werden – wohl aber nacheinander.

Die Verordnungsfähigkeit von Soziotherapie ist allerdings etwas komplizierter. Bundesweit gibt es nur etwa 900 Ärzte, die Soziotherapie verordnen dürfen. Und im Gegensatz zur psychiatrischen Hauskrankenpflege ist der Kreis der verordnungswürdigen Krankheitsbilder enger gefasst. Diese umfassen den Bereich des schizophrenen Formenkreises und der affektiven Störungen wie z. B.

- Psychosen und
- Depression.

Ausgeschlossen sind Patienten mit akuten psychotischen Episoden, Suchterkrankungen und gerontopsychiatrischen Symptomen.

Im Verzeichnis verordnungsfähiger Maßnahmen ist unter Ziffer 27a aufgelistet, wann die ambulante psychiatrische Krankenpflege verordnungsfähig ist.

▪ Anforderungen der Krankenkassen

Die Anforderungen der Krankenkassen an Anbieter der ambulanten psychiatrischen Hauskrankenpflege sind im Vertrag nach § 132a Abs. 2, SGB V geregelt. Die wichtigsten Anforderungen sind in ◨ Tab. 7.27 aufgeführt.

Achtung: In den verschiedenen Bundesländern gibt es im Detail unterschiedliche Anforderungen. In ◨ Tab. 7.27 sind die Anforderungen allgemein gehalten; somit sieht man zumindest – egal in welchem Bundesland der Pflegedienst betrieben wird –, was generell an Anforderungen besteht.

7.5.2 Finanzierung der Versorgungsform „ambulante psychiatrische Krankenpflege"

Um neben Personalkennzahlen auch die richtigen BWL-Kennzahlen zu definieren, lohnt sich ein Blick auf die Erlös- und Kostensituation eines ambulanten Pflegedienstes, der mit einem gesonderten Vertrag die häusliche psychiatrische Krankenpflege anbietet. Zunächst wird ein Blick auf die Erlöskalkulation geworfen:

Die wichtigsten Eckdaten für die Erlöskalkulation sind folgende:

- Stundensatz + Dokumentationspauschale
- Maximal 14 Einsätze pro Woche verordnungsfähig
- Einsätze pro Woche müssen im Behandlungsverlauf abnehmen
- Verordnung läuft maximal 4 Monate

An einem Beispiel ist hier eine Erlösstruktur dargestellt. Die Rahmenbedingungen sind:

- 30 Kunden
- Je Kunde die ersten 4 Wochen 14 Einsätze, dann die nächsten 6 Wochen 10 Einsätze, dann bis Ende der Verordnung 6 Einsätze
- Pro Einsatz werden 50,00 € zuzüglich 5,00 € Anfahrts- und Dokumentationspauschale erlöst

Es kann wie in ◨ Tab. 7.28 gerechnet werden.

◨ **Tab. 7.27** Übersicht: Anforderungen der Krankenkassen

Strukturqualität	Prozessqualität	Ergebnisqualität
Anzahl der Pflegefachkräfte gesamt	Führen der Pflegedokumentation inklusive Pflegeprozessplanung	Überprüfen der Pflege- und Betreuungsergebnisse
Anzahl der Pflegefachkräfte mit Fachweiterbildung Psychiatrie	Sicherstellung personeller Kontinuität	Schriftliche Fixierung dieser Ergebnisse
Pflegedienstleitung	Betreiben eines QM	Zusammenarbeit mit Vertragsärzten
Anforderungen an die stv. PDL		
Fortbildungspflicht		

◘ Tab. 7.28 Beispiel: Erlöskalkulation

4 Wochen × 14 Einsätze	56 Einsätze × 55 € = 3.080 €
6 Wochen × 10 Einsätze	60 Einsätze × 55 € = 3.300 €
7 Wochen × 6 Einsätze	42 Einsätze × 55 € = 2.310 €
Gesamterlös über 4 Monate*	**8.690 € × 20 Kunden = 173.800 €**
* 4 Monate entsprechen rechnerisch 17,14 Wochen.	

Natürlich muss immer davon ausgegangen werden, dass ein solcher Pflegedienst nicht immer auf einen Schlag 20 Kunden hat, die an demselben Tag eine Verordnung über ambulante psychiatrische Krankenpflege bekommen. Es sollte daher ein durchschnittlicher Umsatz pro Kunde kalkuliert werden. Hier wird wie folgt verfahren:

Gesamterlös eines Kunden pro 14-tägiger Erstverordnung plus Folgeverordnung laut dem obigen Beispiel:
- 1. Schritt: 158 Einsätze × 55,00 € = 8.690 €
- 2. Schritt: 8.690 € / 4 Monate = 2.172,50 €

Bei 20 Kunden, die durchschnittlich in der Versorgung sind, kommt der Pflegedienst dann auf 43.450 € Erlös im Monat. Rein von der Erlösseite ist die Erbringung der ambulanten psychiatrischen Hauskrankenpflege also durchaus attraktiv. Anders als im klassischen Pflegedienst muss nicht jeder Einsatz und jede Produktivstunde nach Qualifikation und Leistungsarten durchkalkuliert und vor allem permanent optimiert werden.

7.5.3 Kostenstruktur eines ambulanten psychiatrischen Pflegedienstes

Wie in allen Pflegediensten sind auch bei der ambulanten psychiatrischen Hauskrankenpflege die Personalkosten am höchsten. Da mindestens drei psychiatrische Fachkräfte in Vollzeit sowie eine PDL benötigt werden, ist natürlich von höheren Kosten als in der normalen Hauskrankenpflege auszugehen. Das liegt zum einen an der Spezialisierung der Fachkräfte sowie an

den dünn gesäten Fachkräften mit Zusatzqualifikation im Sinne der Krankenkassen-Verträge. Anders als in der Intensivkrankenpflege muss der Pflegedienst diese Fachkräfte mit anerkannter Zusatzausbildung vorhalten – ansonsten gibt es keinen Vertrag und keine Vergütungsvereinbarung. Nachfolgend eine Modellrechnung der Kosten eines solchen Pflegedienstes:

Zur besseren Nachvollziehbarkeit wird auf die Zahlen aus dem obigen Beispiel der Erlöskalkulation zurückgegriffen. Folgende Rahmenbedingungen bestehen:
- 20 Kunden
- 790 Einsätze im Monat (ein Einsatz vor Ort = eine Stunde)
- 5 Minuten Fahrtzeit zwischen 2 Einsätzen*
- Das PDL-Gehalt inklusive Arbeitgeberanteil beträgt 4.200 €.
- Das Gehalt der drei Psychiatriefachkräfte beträgt inklusive Arbeitgeberanteil je 3.300 €.
- Das Gehalt der übrigen Fachkräfte beträgt inklusive Arbeitgeberanteil je 2.900 €.

(* Hier ist zu berücksichtigen, dass die Mitarbeiter zum Teil drei Stunden am Stück bei den Kunden sind. Das minimiert natürlich die Fahrtzeit. Aus diesem Grunde hier die geringe Minutenzahl gemessen an einer Einsatzstunde.)

1. Schritt: Berechnung der erforderlichen Arbeitsstunden:

	790 Stunden
+	65,57 Stunden [790 × 5 Minuten (entsprechend 0,083 Std.) Fahrtzeit pro Stunde]
=	**855,57 Stunden**

+	200 Stunden Dokumentationszeit (pro Kunde etwa 10 Stunden)
=	**1.055,57 Stunden**
+	18% Ausfallquote
=	**= 1.245,6 Stunden**

Hier sollte ohne PDL gerechnet werden. Diese benötigt Zeit für das Pflegecontrolling, die Personaleinsatzplanung, die Akquise, Angehörigenarbeit, Verwaltungsarbeiten usw.

Jetzt werden 1245,6 Std. durch 173 Stunden (Bruttomonatsarbeitszeit einer Vollzeitkraft) geteilt – somit kommt man auf 7,2 Vollzeitkraft (VK).

Nun werden in ◨ Tab. 7.29 die Personalkosten auf Basis des Bruttopersonalbedarfes von 7,2 VK berechnet.

2. Schritt: Berechnung der Gesamtkosten

Zu den Personalkosten kommen noch zusätzliche Kosten wie in allen anderen Pflegediensten auch, z. B.

- Fahrzeugkosten,
- Verwaltungskosten,
- Fortbildungskosten,
- Miete,
- Risikoaufschlag,
- Gewinnaufschlag,
- sonstige Betriebskosten.

Angenommen, die Gesamtkosten setzen sich aus 75% Personalkosten und 25% sonstigen Kosten zusammen, kommen zu den Personalkosten noch etwa 8.900 € Kosten hinzu.

◨ **Tab. 7.29** Beispiel: Personalkosten pro Monat

Kräfte	Kosten inklusive AG-Anteil
4 geronto-psychiatrische Fachkräfte	13.200 €
3,2 Pflegefachkräfte	9.280 €
1 Pflegedienstleitung	4.200 €
Gesamtkosten/Monat	**26.680 €**

Die Gesamtkosten betragen somit insgesamt 35.580 €.

Im Beispiel wird also ein Gewinn von 7.870 € im Monat erzielt. Das sind dann im Jahr knapp 95.000 € vor Steuern, Zinsen und Abschreibungen – und das mit einer Versorgung von lediglich 20 Kunden!

7.5.4 Kalkulation der notwendigen Auslastung

Geronto-psychiatrische Pflegedienste müssen zudem immer im Blick haben, welche Auslastung sie benötigen. Um profitabel zu arbeiten, kann mit diesen Rahmenbedingungen gerechnet werden:

Diese Fixkosten bestehen immer:

- 3 geronto-psychiatrische Fachkräfte
- 1 Pflegedienstleitung
- (Leasing)raten für die Fahrzeuge
- Mietkosten
- Lizenzgebühren
- Telekommunikationsgebühren
- Versicherungen

Mit den Zahlen aus dem Beispiel der Kostenstruktur kommt man so hochgerechnet auf 18.000 € im Monat. Hier fallen nämlich die Kosten für die 3,2 Pflegefachkräfte noch nicht an. Da pro Stunde 55 € erlöst werden (allerdings auch zusätzlich pro Stunde 0,083 Stunden Fahrtkosten und 0,063 Stunden Dokumentationszeit eingeplant werden), ist die Rechnung wie folgt:

18.000 € / (55 € × (1,083 + 0,063) = ca. 259 Einsätze

oder alternativ:

18.000 € / 55 € = ca. 327 Arbeitsstunden

So werden in diesem Beispiel auf jeden Fall etwa 259 Einsätze benötigt, um kostendeckend zu arbeiten.

7.5.5 Blickpunkt Personalanhaltszahlen

Damit die Gewinnschwelle berechnet werden kann, müssen fixe und variable Kosten bekannt sein.

Wenn ein Pflegedienst plötzlich eine weitere Kraft einstellt, erhöhen sich die Fixkosten sprunghaft. Man spricht hier von den sogenannten „sprungfixen Kosten". Der Zeitpunkt der Einstellung sollte also mit Bedacht gewählt werden. Wird zu früh eingestellt, kommen möglicherweise unnötige Kosten auf den Dienst zu. Wird aber zu spät eingestellt, können nicht mehr alle Kunden versorgt werden. Insofern sollte immer eine prospektive Stundenkalkulation durchgeführt werden. In Pflegediensten mit klassischer Kundenstruktur ist der Nachschub an Kunden immer gewährleistet. Bei ambulanten psychiatrischen Pflegediensten muss das nicht zwingend genauso sein. Deshalb ist Vorsicht vor zu schnellen Einstellungen geboten.

7.5.6 Kennzahlencockpit für psychiatrische Pflegedienste

Der ambulante psychiatrische Pflegedienst kann mit dem in ◘ Tab. 7.30 dargestellten Kennzahlensystem arbeiten, wodurch den Besonderheiten dieser Versorgungsform Rechnung getragen wird.

◘ **Tab. 7.30** Beispiel: Kennzahlencockpit für psychiatrische Pflegedienste

Kennzahl	Zielwert	Maßnahmen zur Erreichung
Prospektiver Personalbedarf Soll/Ist	+ 0,3 VK	Akquise von Aushilfen Akquise von Teilzeitkräften Erhöhung von Stundenkontinenten der Mitarbeiter
Krankheitsquote	7%	Mitarbeiterorientierte Tourenplanung Dienstplanverlässlichkeit Förderung des Teamzusammenhaltes Nachhaltige Arbeitsschutzmaßnahmen Maßnahmen der Psychohygiene
Quote der Forderungsausfälle in%	3%	Saubere, vollständige Abrechnungsunterlagen bereithalten Sämtliche Unterlagen für Kostenklärungen bereithalten Handlungssicherheit im Verordnungswesen bei allen Leitungskräften schaffen
MA-Produktivstunden/ PFK	110 Std./VK	Genauer Soll-/Ist-Abgleich Abzug von nicht geleisteten Stunden (Ist) zu geplanten Stunden (Soll) Minutengenaue Fahrtzeiten planen Anpassung der fortlaufenden Tourenplanung durch Rückmeldung an stv. PDL
Anzahl VK mit gerontopsychiatrischer Zusatzqualifikation (von Kassen anerkannt)	4 VK	Maßnahmen zur Mitarbeiterbindung kontinuierlich planen und umsetzen Eine VK mehr als im Vertrag mit den Kostenträgern vereinbart vorhalten
Gewinn pro Tour	20%	Optimierung der Fahrtzeiten Optimierung der Einsätze (möglichst 3 Stunden zusammenhängend bei einem Kunden)
Anzahl durchgeführter Pflegevisiten	2 pro Jahr und Kunde	Pflegevisiten als festen Bestandteil der PDL-Arbeitszeit verankern durch feste Tage

◘ **Tab. 7.30** (Fortsetzung)		
Kennzahl	**Zielwert**	**Maßnahmen zur Erreichung**
Quote der beseitigten Mängel aus Pflegevisiten	100%	Reflexionsgespräche festlegen und im jeweiligen MA-Tourenplan hinterlegen
		Mängelbeseitigung tatsächlich durch Nachschauen/Nachvisitieren kontrollieren
Auslastung der Mitarbeiter	95%	Fortlaufende Akquise bei Zulieferern
		Breite Streuung von Zulieferern

Entscheidend sind vor allem die Kennzahlen zu der Personalqualifikation sowie zur Auslastung der Mitarbeiter. Hierzu kurze Erläuterungen:

- **Anzahl VK mit anerkannter Zusatzausbildung**

Wenn laut Vertrag mit den Kostenträgern 3,0 VK geronto-psychiatrische Fachkräfte vorgehalten werden müssen, so ist diese Vorgabe zwingend zu erfüllen. Bricht eine Kraft weg, ist sofort der gesamte Vertrag in Gefahr. Um diesem Risiko entgegen zu wirken, sollte der Pflegedienst zwei Maßnahmen ergreifen:

1. Er hält mindestens 0,5 VK mehr Fachkräfte mit Zusatzausbildung vor, als im Vertrag mit den Kostenträgern vereinbart. So kann ein Ausfallrisiko abgefangen werden. Kündigt eine 0,5-Kraft, sind immer noch die vertraglich vereinbarten drei VK beschäftigt.
2. In Verbindung mit der ersten Maßnahme sollte ein Pflegedienst nicht nur drei Vollzeitkräfte mit Zusatzausbildung beschäftigen. Fällt davon eine Kraft weg, sind nur noch 2,0 VK im Pflegedient verfügbar. Das Ausfallrisiko lässt sich besser streuen, je mehr Teilzeitkräfte mit Zusatzausbildung beschäftigt werden. Ein Pflegedienst, der z. B. 3,5 Fachkräfte mit Zusatzausbildung beschäftigt, und dann eine 0,75-Kraft verliert, hat dann noch 2,75 VK – und kann die fehlenden 0,25 wahrscheinlich wesentlich schneller auffüllen, zum Beispiel durch die Erhöhung eines Stellendeputates einer weiteren

Teilzeitkraft. Ist das Loch wieder aufgefüllt, kann – sofern die betreffende Teilzeitkraft es wünscht – die Stundenzahl wieder zurückgefahren werden. Zur besseren Nachvollziehbarkeit hierzu ein Beispiel:

Beispiel Der geronto-psychiatrische Pflegedienst „High Society" hat insgesamt 3,5 Fachkräfte mit Zusatzausbildung. Die 3,5 VK setzen sich folgendermaßen zusammen:
- 1 × 1,0 VK
- 2 × 0,75 VK
- 2 × 0,5 VK

Jetzt kündigt eine 0,75-Kraft. Um weiterhin den Vertrag zu erfüllen, kann der Betreiber die verbliebene 0,75 Kraft sowie die beiden 0,5-Kräfte um eine Erhöhung des Stellendeputates bitten. Eine der 0,5-Kräfte sagt zu und erhöht ihre Stelle auf 0,75. Der Vertrag ist somit gerettet, da jetzt wieder 3 VK geronto-psychiatrische Fachkräfte vorgehalten werden. Zwei Monate später kann eine neue Kraft mit Zusatzausbildung mit einem Stellendeputat von 0,75 eingestellt werden. Die Mitarbeiterin, die von 0,5 auf 0,75 zur Rettung des Vertrages aufgestockt hat, ist glücklich: Sie bekommt ihre 0,5-Stelle wieder.

Das Beispiel zeigt die Flexibilität, wenn nicht nur Vollzeitkräfte beschäftigt werden.

- **Auslastung der Mitarbeiter**

Auch bei optimaler Auslastung der Mitarbeiter hilft ein gewisser Anteil an Teilzeitkräften. Sollte der Arbeitsanfall schleichend steigen, ist die Einstellung einer Vollzeitkraft zunächst ein wirtschaftliches Risiko. So kann vielmehr eine

Teilzeitkraft eingestellt werden, um die sprung-fixen Kosten nicht zu hoch werden zu lassen. Anders herum ist bei schleichendem Rückgang des Arbeitsvolumens ein hoher Anteil Teilzeit-kräfte hilfreich. Sollte sich der Rückgang mani-festieren, muss nicht gleich einer Vollzeitkraft gekündigt werden, sondern angepasst am sin-kenden Arbeitsanfall nur einer Teilzeitkraft.

Generell sollte ein ambulanter psychiatri-scher Pflegedienst sich seine größtmögliche Fle-xibilität erhalten. Denn die Patientenzuwächse wie in der klassischen ambulanten Pflege sind nicht zu erwarten. Dort ist die Einstellung einer neuen Pflegefachkraft mit 1,0-Stellendeputat kein Problem, denn die Tour für diese Kraft füllt sich binnen drei bis vier Wochen. Anders bei der ambulanten psychiatrischen Pflege: Hier ist die Dynamik wesentlich geringer – deshalb sollte bei Personaleinstellungen und -freisetzungen mehr in Richtung Teilzeit gedacht werden.

Literatur

Baake CC (2017) So erhöhen Sie ganz einfach die Erfolgsaussichten Ihrer Projektvorhaben, in: Wirt-schaftlich erfolgreich im Pflegedienst, Verlag Pro Pflegemanagement, Ausgabe 15/2017, S. 4

Mindestlohnkommission (2016) Beschluss der Min-destlohnkommission nach § 9 MiLoG http://www.mindestlohn-kommission.de/DE/Bericht/pdf/Beschluss2016.pdf?__blob=publicationFile&v=8

Best-Practice-Beispiele

8.1 Beispiel 1: Kennzahlensysteme zur Verhinderung eines Organisationsverschuldens – 180

8.2 Beispiel 2: Kennzahlensysteme als Instrument zur Personalentwicklung – 183

8.3 Beispiel 3: Kennzahlensysteme zur Schaffung von Handlungssicherheit – 184

8.4 Beispiel 4: Kennzahlensysteme als Coaching-Instrument – 186

Literatur – 188

© Springer-Verlag GmbH Deutschland, ein Teil von Springer Nature 2018
B. Schlürmann, *Controlling für ambulante Pflegedienste*,
https://doi.org/10.1007/978-3-662-56176-8_8

Die hier vorgestellten Beispiele decken zum Teil das komplette Spektrum eines Pflegedienstes ab, zum Teil aber nur einige Bereiche. Alle Lösungen haben aber gemeinsam, dass sie in der Praxis funktionieren und für die Führungskräfte einen hohen Nutzen liefern.

8.1   Beispiel 1: Kennzahlensysteme zur Verhinderung eines Organisationsverschuldens

In diesem ersten Beispiel geht es um einen ambulanten Pflegedienst mit ca. 100 Kunden sowie einen parallel betriebenen Pflegedienst mit 1:1-Heimbeatmungsbetreuung und Intensiv-Wohngemeinschaft. Beide Pflegedienste werden von einer Pflegedienstleitung und einer stellvertretenden Pflegedienstleitung geführt. Die Bereiche sind auch als juristische Personen voneinander getrennt und werden übergeordnet von einem Inhaber geleitet.

Der Inhaber hat sich vor drei Jahren entschlossen, ein System von Kennzahlen einzuführen, die für ihn die Arbeit seiner Pflegedienstleitungen transparent machen und mit dem er Erfolge bzw. Misserfolge überblicken und korrigierend eingreifen kann. Das Kennzahlensystem wird intern als „PDL-Reporting" bezeichnet und für beide Bereiche (ambulante Versorgung sowie Intensivversorgung) genutzt. Die Zahlen sind monatlich von den beiden Pflegedienstleitungen zu erheben und in eine EDV-Maske einzutragen. Hinter jeder Kennzahl sind Zielwerte hinterlegt. Es gibt ein Ampelsystem, welches anzeigt, wann die Zielzahl erreicht ist (grün), wann die Zielzahl noch zu tolerieren ist, aber Maßnahmen eingeleitet werden müssen (gelb), und wann die Zielzahl verfehlt wird (rot). Die Ergebnisse des monatlichen PDL-Reportings und die daraus resultierenden Maßnahmen werden monatlich zwischen dem Inhaber und der jeweiligen Pflegedienstleitung besprochen. In diesem Zuge werden auch festgelegte Maßnahmen aus dem Vormonat bzgl. ihrer Wirksamkeit reflektiert. In ◙ Tab. 8.1 ist ein PDL-Reporting für beide Bereiche dargestellt.

Der Gedanke, der für den Inhaber dahinter steckt, ist die Rechtssicherheit seines Handelns als hauptverantwortlicher Geschäftsführer (▶ Abschn. 7.3). Bei der Konstruktion des PDL-Reportings ging es ihm vor allem um die nachvollziehbare und leicht verständliche Darstellung der Pflegequalität. Dieses Ansinnen liegt auf der Hand – der Inhaber kommt nicht aus der Pflegebranche.

Hinzu kommt die Tatsache, dass er eine eigene Controlling-Abteilung beschäftigt, die ihm die betriebswirtschaftlichen Daten bereitstellt, sowie einen Personalfachmann, der sämtliche Daten aus dem Personalmanagement liefern kann. Insofern ist das hauseigene PDL-Reporting sehr auf Pflege und Qualität konzentriert. Lediglich BWL-Kennzahlen zur Aufnahme werden vom Inhaber verlangt, damit er stets einen Blick darauf hat, ob die neu aufgenommenen Pflegekunden auch tatsächlich wirtschaftlich für den Pflegedienst sind. Dieser Abschnitt 6 in dem vorgestellten PDL-Reporting ist nur im Pflegedienst aufgeführt, der Intensivbereich hat dieses nicht, da die Vergütungssysteme gänzlich andere sind und andere Steuerungsinstrumente benötigen.

Erfolge erzielt der Pflegedienst fast schon logischerweise im Bereich der Prozess- und Ergebnisqualität. Das hat drei grundlegende Ursachen:

- **Ursache 1**

Der Abschnitt 2 im PDL-Reporting fragt nicht nur, ob z. B. Wunden und Dekubitalulzera vorliegen, sondern explizit danach, wie viele davon im Pflegedienst entstanden sind. So hat der Inhaber die Möglichkeit herauszufinden, ob die im Pflegedienst entstandenen Schäden auf einen Fehler in der Pflege oder aber auf von der Pflege nicht beeinflussbare Faktoren zurückzuführen ist. Damit sichert sich der Inhaber doppelt ab: Er fragt konkret nach dem Schaden und er gibt – im Falle eines Verschuldens der Pflege – eine nachweisbare Anordnung zum Abstellen dieser Fehler. Er kontrolliert nachweislich seine Pflegedienstleitungen und mehr noch, er bewegt sie zu einem Verhalten, welches Risiken und Schäden von den Pflegekunden abwendet.

Tab. 8.1 PDL-Reporting

1. Patientendaten
Anzahl Patienten mit SGB V
Anzahl Patienten mit SGB XI
Anzahl Patienten mit SGB V und XI
Anzahl Patienten mit SGB XII
Anzahl Privatzahler
Gesamt
– davon Neuaufnahmen (Monat)
– davon ausgeschieden (Monat)
– davon verstorben (Monat)
2. Pflegesituation
Anzahl Dekubitalulzera
– davon intern entstanden
– davon extern entstanden
Anzahl sonstige chronische Wunden
– davon intern entstanden
– davon extern entstanden
Anzahl Fixierungen
– davon genehmigt
Anzahl Kontrakturen
Anzahl Stürze
Anzahl vollständige Immobilität
Anzahl Tracheostoma
Anzahl beatmet
Wachkoma
Anzahl MRSA
Anzahl ESBL
Anzahl Diabetes Mellitus
Anzahl PEG
Anzahl Dauerkatheter
3. Pflegecontrolling
Anzahl Patienteninaugenscheinnahmen/Monat (Pflegevisiten)
Anzahl Dokumentationsvisiten/Monat

◘ **Tab. 8.1** (Fortsetzung)	
Anzahl Mitarbeitervisiten/Monat	
Anzahl Höherstufungsanträge	
Anzahl Anträge auf Anerkennung EAK	
Anzahl Mängel bei der Versorgung (Pflege, Hygiene, Arbeitsschutz)	
– davon beseitigt	
Anzahl Dokumentationsmängel	
– davon beseitigt	
4. Qualitätsmessung	
4.1 Ergebnisqualität aus Pflegevisiten	
Sachgerechter Umgang mit Kompressionsstrümpfen (geprüft / davon in Ordnung)	__/__
Sachgerechter Umgang mit der Medikamentengabe (geprüft / davon in Ordnung)	__/__
Sachgerechter Umgang mit dem Schmerzmanagement (geprüft / davon in Ordnung)	__/__
Sachgerechter Umgang mit chronischen Wunden (geprüft / davon in Ordnung)	__/__
Sachgerechter Umgang mit der Katheterisierung (geprüft / davon in Ordnung)	__/__
Sachgerechter Umgang mit der Injektion (geprüft / davon in Ordnung)	__/__
Sachgerechter Umgang mit der Stomabehandlung (geprüft / davon in Ordnung	__/__
Kommunikation mit dem Arzt nachvollziehbar (ja / nein)	
4.2 Ergebnisqualität aus Mitarbeitervisiten	
Einhaltung der Richtlinien zur Händehygiene (geprüft / davon erfüllt)	__/__
Einhaltung der Richtlinien zur Arbeitskleidung (geprüft / davon erfüllt)	__/__
Einhaltung der Richtlinien zur persönlichen Hygiene (geprüft / davon erfüllt)	__/__
Einhaltung sonstiger Hygienerichtlinien (geprüft / davon erfüllt)	__/__
Anwendung rückenschonender Hebe- und Tragetechniken (geprüft / davon erfüllt)	__/__
Anwendung rückenschonender Lagerungstechniken (geprüft / davon erfüllt)	__/__
Anwendung der Vorgaben zur Desinfektion (geprüft / davon erfüllt)	__/__
Anwendung der Vorgaben zu sicherem Schuhwerk (geprüft / davon erfüllt)	__/__
5. Qualitätsmanagement	
Anzahl eingegangener Beschwerden	
– davon auf Anhieb gelöst	
– davon noch nicht gelöst	
Anzahl durchgeführter Fortbildungen (Ist / geplant)	__/__
Anzahl dokumentierter Einarbeitungen (Ist / Anzahl Neueinstellungen)	__/__

◘ **Tab. 8.1** (Fortsetzung)	
Die Vorgaben des Arbeitszeitgesetzes sind eingehalten (ja / nein)	
6. Umsatz- und Gewinn	
Bei Neuaufnahmen Pflege: Vorgabe 0,90 € erfüllt (Anzahl Aufnahmen / davon erfüllt)	__/__
Bei Neuaufnahmen HW/Betreuung: Vorgabe 0,60 € erfüllt (Anzahl Aufnahmen / davon erfüllt)	__/__
Touren liegen bei größer/gleich 0 € Gewinn (Gewinn / Touren gesamt)	__/__

- **Ursache 2**

Der Abschnitt 3 fragt ab, wie intensiv die Pflegedienstleitungen das Pflegecontrolling durchführen (hierzu gibt es QM-Vorgaben im Unternehmen) und welche Resultate erzielt werden. Entscheidend dabei ist für den Inhaber, dass er auch auf einem Blick sieht, mit welchem Erfolg die Mängel abgearbeitet wurden. Schließlich reicht es nicht aus, nur Mängel festzustellen. Die Pflegedienstleitungen sind selbstverständlich auch in der Verantwortung, diese festgestellten Mängel erfolgreich abzuarbeiten bzw. abzuarbeiten lassen.

- **Ursache 3**

In ▶ Abschnitt 4.2 schafft sich der Inhaber auch eine mitarbeiterbezogene Absicherung. Ohnehin werden in dem Unternehmen penibelst die arbeitsmedizinischen Untersuchungen sowie die Arbeitssicherheitsunterweisungen durchgeführt. Dank eines guten Systems wird auch jeder Mitarbeiter erfasst. Aus diesem Grunde ist der ▶ Abschnitt 4.2 auch so, wie er ist, in das PDL-Reporting aufgenommen worden: Damit prüft der Inhaber, ob die Inhalte der Arbeitssicherheitsunterweisungen und der Hygieneschulungen wirklich greifen oder ob im Einzelfall nachjustiert werden muss. Auch hier nimmt er hinsichtlich der Umsetzung wieder seine beiden Pflegedienstleitungen in die Pflicht.

Zusammengefasst hat der pflegefremde Inhaber mit diesem Instrument des PDL-Reportings die Möglichkeit, so lange nachzufragen, bis er belastbar feststellt, ob seine Leitungskräfte ihren Job machen oder nicht. Damit sorgt er immer dafür, dass er nicht in die Gefahr des Organisationsverschuldens gerät.

8.2 Beispiel 2: Kennzahlensysteme als Instrument zur Personalentwicklung

Hier handelt es sich um einen solitär betriebenen ambulanten Pflegedienst mit etwa 120 Kunden mit klassischem Leistungsspektrum im SGB V- und SGB XI-Bereich. Der Pflegedienst wird von einem Ehepaar geführt, die Ehefrau hat die komplette pflegerische Leitung inne, der Ehemann kümmert sich um Wirtschaft, Verwaltung und Qualitätsmanagement. Es gibt zudem eine stellvertretende Pflegedienstleitung, die aber noch an die PDL-Aufgaben herangeführt werden muss.

Als sich der Pflegedienst entschlossen hat, ein Kennzahlensystem zur Steuerung des Dienstes zu implementieren, stand das Inhaberehepaar am Scheideweg: Es sollte eine GmbH gegründet und der Pflegedienst so aufgestellt werden, dass dieser im Falle des angedachten Verkaufes um das Jahr 2025 herum einen guten Preis erzielt. Der Pflegedienst ist wirtschaftlich und qualitativ mehr als solide, auch die Personaldecke ist stabil. Lediglich den beiden Ebenen „Inhaberehepaar" und „Pflegeteam" fehlte ein Bindeglied. Dies sollte in Form der oben angesprochenen stellvertretenden PDL geschaffen werden.

Die Inhaber entwickelten dann das in ◘ Tab. 8.2 dargestellte Kennzahlensystem für ihren Pflegedienst.

Die Zielvorgaben für das Kennzahlensystem waren klar:
- alle relevanten Zahlen auf einen Blick,
- Zahlen für alle verständlich,
- geeignet, den Pflegedienst erfolgreich zu steuern.

□ Tab. 8.2 Beispiel: Kennzahlensystem zur Personalentwicklung

Kennzahl	Zielwert
Umsatz pro Kunde/Monat	720,00 €
Umsatz/PFK (Monat)	5.700 €
Umsatz/PH (Monat)	4.800 €
MA-Produktivstunden/PFK	110 Std./VK
MA-Produktivstunden/PH	120 Std./VK
Sachleistungsquote in %	60 %
Anteil Umsatz Top 10 in %	13 %
Stornoquote in %	3 %
Personalkapazität in +/– VZK	+0,5

Die Arbeit mit diesem Kennzahlensystem dient mittlerweile nicht nur dazu, den Inhabern einen kurzen Abriss über den Erfolg ihres Pflegedienstes zu geben. Vielmehr wächst die neue stellvertretende Pflegedienstleitung auch gleich in die Systematik mit hinein. Sie lernt, die Kennzahlen zu erheben und vor allem auch zu beurteilen. Nach und nach wächst die Nachwuchskraft auch in eine Entscheiderrolle hinein, indem sie schon selber sinnvolle Maßnahmen definiert, die zur dauerhaften Erreichung der Zielkennzahlen führen. Damit lernt die junge Kraft in der Praxis bereits mehr als in jedem PDL-Kurs in der Theorie. Festmachen kann man das an drei beispielhaft ausgewählten Kennzahlen aus dem oben vorgestellten System:

- **Umsatz/Pflegefachkraft bzw. Hilfskraft pro Monat (Vollzeit)**

Durch die Auseinandersetzung mit der Frage, wie der Umsatz pro Vollzeitkraft optimiert werden könnte, landete die stellvertretende PDL sofort bei der Kennzahl „Mitarbeiterproduktivstunde" und somit bei der Frage, welche Maßnahmen zur Optimierung dieser Werte sinnvoll sind. Der Lerneffekt bezog sich daher vor allem auf eine wirtschaftliche Tourenplanung sowie auf das Planen wirtschaftlicher Einzeleinsätze. Erste Erfolge erzielte die Nachwuchsführungskraft auch im Rahmen von Folgegesprächen. Hier konnte sie in Einzelfällen bereits für den Pflegedienst lukrativere Einsätze herausholen.

- **Sachleistungsquote**

Da sich die Nachwuchsführungskraft mit dem Sachleistungspotenzial der Pflegekunden im Rahmen des § 36 SGB XI beschäftigen musste, um mit der Kennzahl „Sachleistungsquote" zu arbeiten, kam es zu schnellen Lernerfolgen hinsichtlich der Kenntnis des Leistungskomplexsystems inklusive der Regelungen zu den Hausbesuchspauschalen. Auch die Unterbreitung von Angeboten fiel der Stellvertretung zusehends leichter.

- **Stornoquote in %**

Als unerwarteten Nebeneffekt hat die Kennzahl „Stornoquote" bei der jungen Führungskraft das Bewusstsein dafür geweckt, wie wichtig korrekt ausgefüllte Leistungsnachweise und Verordnungen sind. Was sie selber in ihrer alten Rolle als Pflegefachkraft als unnötig und lästig empfunden hat (korrekte und lückenlose Leistungsnachweise, die Unterschrift des Kunden unter die Verordnung, Verordnungen nicht tagelang im Auto umherfahren), nimmt sie nun in ihrer Führungsrolle naturgemäß ganz anders wahr. Dieser Effekt wäre ohne die Beschäftigung mit dem gesamten Thema „Abgleich Soll/Ist-Umsatz" nicht in der kurzen Zeit eingetreten, wie es nun geschehen ist.

Das vom Pflegedienst genutzte Kennzahlensystem hat bislang also einen großen Beitrag zur fachlichen und auch methodischen Weiterentwicklung der stellvertretenden Pflegedienstleitung geleistet. Darüber hinaus hat sich die komprimierte Kennzahlenübersicht auch für das Inhaberehepaar als geeignetes Steuerungsinstrument bewährt.

8.3 Beispiel 3: Kennzahlensysteme zur Schaffung von Handlungssicherheit

Ein ambulanter Pflegedienst mit 180 Kunden wird übergeordnet von einer Pflegedienstleitung geführt und ist in zwei Teams unterteilt, denen ebenfalls zwei ausgebildete Pflegedienstleitungen vorstehen. Zudem gibt es noch einen Qualitätsbeauftragten. Der Pflegedienst ist Bestandteil eines Unternehmens, welche auch stationäre und teilstationäre Versorgungsformen anbietet.

In der Vergangenheit hat es immer wieder diverse Abweichungen im Rahmen der Regelprüfungen des MDK gegeben. Um sich einen gesicherten Überblick über die Qualitätsentwicklung im Pflegedienst zu verschaffen und um belastbare Informationen an die Geschäftsführung des Trägers zu übermitteln, hat sich die Pflegedienstleitung vor vier Jahren für die Einführung eines halbjährlichen Qualitätsberichtes entschlossen. ◘ Tab. 8.3 zeigt, wie der vom Pflegedienst genutzte Qualitätsbericht aufgebaut ist.

◘ **Tab. 8.3** Beispiel: Qualitätsbericht 1. Halbjahr 2018

Ergebnisse		
1. Pflegevisiten	**1. Hj. 2018**	**2. Hj. 2017**
Durchgeführte Dokumentationsvisiten (absolute Zahl)		
Mängel in der Pflegedokumentation (absolute Zahl)		
Durchgeführte Mitarbeitervisiten (absolute Zahl)		
Anzahl selbst verschuldeter Pflegeschäden (absolute Zahl)		
Auffälligkeiten bei den Mitarbeitern (absolute Zahl)		
Quote abgearbeiteter Mängel (%)		
2. Beschwerden	**1. Hj. 2018**	**2. Hj. 2017**
Anzahl Beschwerden (absolute Zahl)		
Durchschnittliche Bearbeitungsdauer (Tage)		
Auf Anhieb gelöste Beschwerden (%)		
3. Kundenzufriedenheit	**1. Hj. 2018**	**2. Hj. 2017**
Gesamt (%)		
Pflegebezogen (%)		
Verwaltungsbezogen (%)		
Mitarbeiterbezogen (%)		
Sonstige (%)		
4. Fortbildungen	**1. Hj. 2018**	**2. Hj. 2017**
Anzahl externer Maßnahmen (absolute Zahl)		
Anzahl interner Maßnahmen (absolute Zahl)		
Ergebnisse Lernzielkontrollen gesamt (%)		
Einzuleitende Maßnahmen		
An dieser Stelle beschreibt die Pflegedienstleitung gemeinsam mit dem Qualitätsbeauftragten, welche konkreten Maßnahmen in welchem Zeitraum durch wen umgesetzt und auf ihre erfolgreiche Durchführung hin überprüft werden.		
Reflexion der Maßnahmen aus dem Qualitätsbericht 2. Halbjahr 2017		
An dieser Stelle wird kurz beschrieben, welche Maßnahmen im Qualitätsbericht 2. Halbjahr 2017 stattgefunden und welchen Effekt sie erzielt haben.		

Dieser Qualitätsbericht ist ein fester Bestandteil der Controlling-Arbeit in besagtem Pflegedienst geworden. Besonders bewährt haben sich die Reflexion von Pflegevisiten und Fortbildungsmaßnahmen. Dies hat dazu geführt, dass sich der von der Pflegedienstleitung und dem Qualitätsbeauftragten gewollte Qualitätsgedanke immer mehr auch bei den Pflegefach- und sogar Pflegehilfskräften verfestigt. Obendrein werden die Regelprüfungen durch den medizinischen Dienst mittlerweile als Routine angesehen, die Ergebnisse dieser Prüfungen sprechen für sich. Der Pflegedienst plant gerade, auch Kriterien für die Qualität der Abrechnung der Leistungen in den Qualitätsbericht aufzunehmen. Die einzige bislang absolvierte Regelprüfung mit der Abrechnungsprüfung als Bestandteil wurde ohne Abweichung bewältigt, dennoch möchte die Pflegedienstleitung auch in diesem Bereich ständig unter sicheren Bedingungen arbeiten. Aus diesem Grunde dürften Kriterien zur Abrechnungsprüfung schon im Qualitätsbericht des zweiten Halbjahres 2018 vermerkt sein.

Ein weiterer Vorteil dieses Qualitätsberichtes ist es, dass immer ein Vorher-Nachher-Vergleich möglich ist, da in der ganz rechten Spalte jeweils die Kennzahl aus dem vorherigen Bericht aufgeführt ist. So haben die Geschäftsführung, die Pflegedienstleitung und der Qualitätsbeauftragte die Veränderungen immer auf einem Blick übersichtlich dargestellt.

8.4 Beispiel 4: Kennzahlensysteme als Coaching-Instrument

Hier handelt es sich um zwei Pflegedienste, die von zwei Betreibern als GbR geführt werden. Diese Pflegedienste sind ca. 20 Kilometer voneinander entfernt. Beide Betreiber arbeiten in dem einen Pflegedienst, der auch zugleich im Wohnort der Betreiber liegt. Der zweite Pflegedienst wird von einer PDL geführt. Diese ist hoch engagiert und bestrebt, den maximalen Umsatz zu erzielen. Das führte in der Vergangenheit zu prekären Situationen. Die Betreiber entschlossen sich daher, stärkere Präsenz zu zeigen und – um sich aus dem Organisationsverschulden zu

lösen – ein Kennzahlensystem einzuführen, mit dem die PDL kontrolliert, aber auch trainiert werden kann.

Die Anwendung des speziell auf die Situation in dem zweiten Pflegedienst zugeschnittene Kennzahlensystem war auch mit der Hoffnung verbunden, bei der PDL eine Verhaltensänderung herbeizuführen. Dabei sollten aber die guten Eigenschaften der Führungskraft (Engagement, Tatkraft, Entscheidungskraft, Handlungsschnelligkeit) nicht auf der Strecke bleiben. Das Kennzahlensystem sollte also genau das abbilden: Es sollte gemessen werden können, inwieweit die positiven Eigenschaften der PDL weiterhin zu guten Resultaten führen – aber auch inwieweit sich notwendige Veränderungsprozesse in konkreten Ergebnissen niederschlagen. Der Pflegedienst verfolgte beim Aufbau dieses Kennzahlensystems die Philosophie eines Vier-Schritte-Modells zum Coaching (Radatz 2015). Dieses Modell sucht die Balance zwischen „Bewahren" (von guten Eigenschaften) und „Verändern" (von weniger guten Eigenschaften). Es ging den Betreibern also darum, das Gleichgewicht zwischen „Mut zur Veränderung" und „Bewahren des Bewährten" zu schaffen. ◘ Tab. 8.4 zeigt, welches Kennzahlensystem angewendet wird.

Es wurden zweimonatliche Intervalle zur Reflexion der Zahlen geplant und auch eingehalten. In den ersten drei Monaten wurde die PDL zudem fast wöchentlich einen Tag von einem der Inhaber in der Alltagsarbeit begleitet. Eine weitere Kontrollschleife des einen Betreibers bestand im ersten halben Jahr daraus, auch bei der monatlichen Abrechnung vor Ort zu sein.

Konkret bildet das Kennzahlensystem im Bereich „Anzahl Pflegekunden" und „Umsatz" die Akquisekraft der Pflegedienstleitung ab. Diese Akquisekraft ist eine der großen Stärken der Führungskraft und soll unbedingt bewahrt werden. Das gleiche gilt für die hohe Problemlösungskompetenz und Handlungsschnelligkeit als weitere Stärken der PDL. Diese sollen mit der Kennzahl „Abgleich der entdeckten Mängel zu den beseitigten Mängeln" abgebildet werden. Hier wird aber seitens der Betreiber schon eine Verbindung zu einer der Schwächen der PDL

◻ Tab. 8.4 Beispielhaftes Kennzahlensystem

1. Personaleinsatz	
Prospektiv benötigtes Personal	
Der Personaleinsatz entspricht den Vorgaben des Vertrages gemäß §§ 132, 132a SGB V?	
Die Vorgaben des Arbeitszeitgesetzes sind eingehalten?	
Rufbereitschaft ist lückenlos verteilt?	
LG 1- und LG 2-Leistungen werden höchstens zu 40% von „sonstig geeigneten Kräften" erbracht?*	
Die Leistungsnachweise entsprechen den formalen und vertraglichen Vorgaben?	
2. Pflegevisiten	
Anzahl Mängel bei der Versorgung (Pflege, Hygiene, Arbeitsschutz)	
– davon beseitigt	
Anzahl Dokumentationsmängel	
– davon beseitigt	
3. Ergebnisqualität Behandlungspflege	
Sachgerechter Umgang mit Kompressionsstrümpfen (geprüft / davon in Ordnung)	__/__
Sachgerechter Umgang mit der Medikamentengabe (geprüft / davon in Ordnung)	__/__
Sachgerechter Umgang mit dem Schmerzmanagement (geprüft / davon in Ordnung)	__/__
Sachgerechter Umgang mit chronischen Wunden (geprüft / davon in Ordnung)	__/__
4. Umsatz- und Gewinnkennzahlen	
Anzahl Pflegekunden	
Höhe des Ist-Umsatzes	
Höhe des Gewinnes vor Steuern, Zinsen und Abschreibungen	
Bei Neuaufnahmen Pflege: Vorgabe 0,90 € erfüllt (Anzahl Aufnahmen / davon erfüllt)	__/__
Bei Neuaufnahmen HW/Betreuung: Vorgabe 0,60 € erfüllt (Anzahl Aufnahmen / davon erfüllt)	__/__
Touren liegen bei größer/gleich 0 € Gewinn (Gewinn/Touren gesamt)	__/__
Sämtliche Leistungen werden vertragskonform abgerechnet	

* Spezielle Vorgabe der Verträge gemäß §§ 132, 132a SGB V für private Pflegedienste in Nordrhein-Westfalen. Bei den „LG 1- und LG 2-Leistungen" handelt es sich um einfache Behandlungspflegemaßnahmen wie z. B. Medikamentengabe, s.c.-Injektionen, Kompressionsstrümpfe an- und ausziehen. Sämtliche Behandlungspflegemaßnahmen der HKP-Richtlinie sind dort in vier Leistungsgruppen (LG) unterteilt.

festgestellt: die mangelnde Bereitschaft, zu den Kunden zu fahren und Pflegevisiten durchzuführen, und stattdessen den Pflegedienst vom Schreibtisch aus zu führen – verbunden mit der Ablehnung sämtlicher struktureller Vorgaben.

Diese sind aber durch Pflegevisitenformulare sowie definierte Visitenintervalle im QM-System vorgegeben.

Eine weitere Schwäche – die so mancher PDL zu Eigen ist – ist die fehlende Fähigkeit,

„Umsatz" und „Gewinn" auseinander zu halten. Das führte im konkreten Fall immer wieder zu unkontrollierten Aufnahmen, was zwei negative Effekte hatte:

1. Das vorhandene Personal wurde über Gebühr belastet.
2. Die Aufnahmen sorgten zwar für eine Umsatzsteigerung, aber dafür auch für eine Gewinnminderung.

Das Kennzahlensystem ist durch die Inhaber bewusst so aufgebaut worden, dass nun auch der zweimonatliche Gewinn ausgewiesen wird. Das gleiche Ziel verfolgt die Darstellung der Kennzahl „Umsatz pro Minute". Damit soll der PDL transparent gemacht werden, inwieweit ihre Aufnahmen schlussendlich auch gewinnbringend sind und nicht nur vordergründig den Umsatz nach oben treiben.

Insgesamt war das Ziel der beiden Betreiber, die Pflegedienstleitung dahin zu trainieren, dass diese eine systematische und kontrollierte Arbeitsweise annimmt – ohne ihre ureigenen Stärken dabei zu verlieren. In Teilen ist das mit Hilfe des Kennzahlensystems als Coaching-Werkzeug auch gelungen – in manchen Teilen noch nicht. Auch das hat zwei tieferliegende Ursachen:

1. Die Betreiber der beiden Pflegedienste neigen dazu, erste Erfolge bereits als Heilung anzusehen, und lassen dann in der regelmäßigen Begleitung der Pflegedienstleitung zu schnell locker.
2. Die Pflegedienstleitung ist es seit ca. 20 Jahren gewohnt, so zu arbeiten, wie sie arbeitet. Die notwendige Verhaltensänderung auf die gestiegenen PDL-Anforderungen sowie das neue Rollenverständnis müssen explizit in einer anderen Form des Coachings herbeigeführt werden.

Vor allem zu den letzten beiden Punkten aber gilt immer: Verhaltensänderungen von Führungskräften, um den geänderten Anforderungen und Rahmenbedingungen in Bezug auf die erfolgreiche Führung ambulanter Pflegedienste zu genügen, können niemals von außen „hineingeprüft" oder „beraten" werden. Die Verhaltensänderung kann immer nur eine Folge einer tiefen intrinsischen Bereitschaft und Kraft der jeweiligen Führungskraft sein.

Das gilt insgesamt auch für die auf den ersten Blick etwas kalt erscheinende Arbeit mit „Zahlen, Daten, Fakten". Denn schließlich kommen wir aus einem sozialen Beruf, wo Begriffe wie „Rendite", „Gewinn", „Fehlerquoten" usw. sehr negativ besetzt sind. Aber die Führung ambulanter Pflegedienste ist neben viel Herz nicht mehr ohne diese harten Faktoren möglich. Dafür ist das Umfeld aufgrund von fehlendem Personal, restriktiven Kostenträgern und immer anspruchsvoller werdenden Kunden viel zu schwierig, als dass man auf die Steuerung mit Zahlen, Daten, Fakten verzichten könnte. Wie schon die Beispiele 2 und 4 in diesem Kapitel zeigen: Nackte Kennzahlen können dennoch mit der Philosophie von mitarbeiter- und kundenorientiertem Denken im Sinne einer sehr guten Unternehmenskultur existieren. Mehr noch – für erfolgreiches Agieren in der ambulanten Pflege ist die Kombination aus harten und weichen Faktoren zur Steuerung des Betriebes sogar unabdingbar.

Literatur

Radatz S (2015) Beratung ohne Ratschlag, literatur-vsm, 9. Auflage, 102

Serviceteil

Stichwortverzeichnis – 190

Stichwortverzeichnis

§ 36-Sachleistungsanspruch 49
§ 36-Sachleistungspotenzial 49
§ 37.3-Beratungskunde 69
§ 45b-Entlastungsbetrag 70
§ 45b-Leistung 50
1\
– 1-Heimbeatmung 117
– 1-Versorgung 167
24-Stunden-Versorgung 164

A

Abfindung 25
Abmahnung 144
Abrechnungsprüfung 6, 11, 65, 78,
    152, 186
Abschreibung 57
Akquisekraft 186
Altenheimkette 118
Ampelsystem 127
Angebot
– teilstationäres 80
Arbeitgeberanteil 61
Arbeitskräftemangel 162
Arbeitsplatz 85, 154
Arbeitssicherheitsunterweisung 183
Arbeitsvertrag 171
Arbeitszeitgesetz 63, 121, 144
Ausfallquote 63
Ausfallrisiko 151, 177
Ausstattung
– technische 84

B

Balanced Scorecard 13, 30, 43
Behandlungspflege 52, 96
Behandlungspflegeleistungen 20
Belegungskennzahlen 172
Belegungsstopp 156
Benchmark 16
Beratungseinsatz 48
Berufsehre 31
Berufserfahrung 67
Beschwerde 72
Beschwerdemanagement 72, 100
Beschwerdestimulation 72

Betreuung 131
Betreuungseinsatz 130
Betreuungskraft 46
Betreuungsleistung 70
Betreuungsleistungen 19
Betriebswirtschaftliche
    Auswertung 16, 19
Beziehungszahl 12
Bildungskosten 90
Bildungsrendite 7, 33, 90, 101
Blindleistungen 15, 74, 130
Bruttoarbeitszeit 67
Bruttopersonal 170
Bruttopersonalbedarf 63
Bruttopersonalbestand 170
Budget 37
BWA 16, 19
BWL-Kennzahlen 98

C

Cash Flow 32
Coaching 186
Coaching-Werkzeug 188
Controlling 7, 30
– betriebliches 11, 16
– strategisches 33

D

Dienstleistungsunternehmen 34
Dienstplan 170
Dokumentationsfehler 76
Dokumentationsvisite 74, 137
Dokumentationszeit 175

E

EBITDA 45, 164
EFQM-Modell 30, 37
Eigenkapitalrendite 32
Einkommensteuer 4
Entgeltfortzahlung 63
Entlohnungssystem 68
Ergebnisprotokoll 77

Ergebnisqualität 5
Erlöskalkulation 173
Erlösstruktur 17, 19, 22, 28
Erschöpfungssyndrom 99
Erstgespräch 35, 124
Expertenstandard
– nationaler 20, 35, 82, 146

F

Fachkräftemangel 120
Fachkraftquote 99
Fachkrafttour 121
Fachpersonal 118, 133
Fachweiterbildung 151
Fahrsicherheit 85
Falschabrechnung 6
Feedback 81
Finanzamt 60
Finanzperspektive 32
Finanzstruktur 172
Firmenphilosophie 144
Fluktuation 64
Fluktuationsquote 64
Folgegespräch 56, 124, 162
Folgeverordnung 174
Forderungsausfall 53
Fortbildung 23
Franchisesystem 118
Frühdiensttour 58
Fuhrparkkosten 56
Führungskraft 156

G

Gemeinkosten 170
Gesamtkosten 125
Gesamtsollarbeitszeit 62
Gesellschafter 114
Gewinn 148
Gewinn pro Periode 4
Gewinnmarge 164
Gewinnschwelle 175
Gewinnspanne 56
Gewinnzone 45
Gliederungszahl 12
Grundgehalt 157

H

Haftung 151
Haftungprozess 114
Haftungsrisiko 167
Haftungssicherheit 125
Hausbesuchspauschale 21, 54, 129, 184
Hauskrankenpflege
– psychiatrische 150, 172
Hauswirtschaft 131
Hauswirtschaftskraft 46
HKP-Richtlinie 137, 150
Höchstpunktzahl 84
Hochumsatzkunde 119, 133
Höherstufungsantrag 137
Höherstufungsbedarf 74
Höherstufungspotenzial 75

I

Image
– öffentliches 33
Indexzahl 12
Informationspolitik 106–107
Informationsstruktur 106
Informationssystem 107
Innovationskraft 79
Insolvenz 6, 45, 94, 119
Insolvenzrisiko 13, 135
Intensiv-Wohngemeinschaft 164, 171
Intensivpflege 117
Intensivpflegedienst 164
Investitionen 22
Investitionskosten 21
Investor 118
ISO 38
Ist-Wert 12

J

Jahresumsatz 24

K

Karriereperspektive 134
Kaufmann 10
Kennzahlen 3, 12, 28
Kennzahlencockpit 49, 117

Kennzahlensystem 12, 14, 17, 118
Kommunikationsstruktur 156
Kompetenz 100
Kompetenzniveau 68
Kompetenztest 157
Kosten 22, 176
– sprungfixe 176
Kostenstruktur 17, 22, 25, 28, 47
Kostenträger 78
Kraft
– sonstig geeignete 46
Krankenkasse 18
Krankheitsquote 64, 101
Krankheitstag 85
Krankmeldung 119
Kundenakquise 2
Kundenbefragung 71, 100
Kundenbindung 2
Kundeninaugenscheinnahme 75
Kundenkennzahlen 96
Kundenperspektive 32
Kundenzufriedenheit 71
Kündigung 95

L

Leasingrate 27, 60
Leistung
– hauswirtschaftliche 70
Leistungskomplex 130
Leistungskomplexsystem 98, 184
Leistungsmix 65
Leistungsnachweis 6
Leitbild 33
Lern- und Entwicklungsperspektive 32
Lernen und Entwicklung 30, 79, 135
Lernsystem 31
Lernzielkontrolle 80
Liquidität 3, 34, 44
Lohnkosten 56, 60, 139

M

Managementsystem 38
Mängelbeseitigung 131
Marktführerschaft 69
Marktmacht 122, 133
Marktposition 135
Maßnahmenbescheid 152
MDK 10, 72
MDK-Anforderungen 120
MDK-Prüfung 6, 101, 136, 143

MDK-Qualitätsprüfung 4, 95
Medizinischer Dienst der Krankenversicherung 10
Mehrarbeitsstunde 62
Mehrumsatzpotenzial 122
Mindestausstattung
– personelle 88
Mindestlohn 5
Minusstunde 62
Mitarbeiterausfall 120
Mitarbeiterbegleitung 74
Mitarbeitergesundheit 85
Mitarbeiterproduktivstunde 13, 75, 124
Mitarbeitervisite 75
Mitarbeiterzufriedenheit 85
Monatsumsatz 123
Multiplikatoren 34
Muskel- und Skeletterkrankung 87

N

Nettoarbeitsstunden 122, 139
Nettoarbeitszeit 86
Nettopersonal 170

O

Organisation 97, 107
Organisationsverschulden 149, 180

P

Patientenanzahl 69
Patienteneinbruch 138
Patientenzuwachs 178
PDCA-Zyklus 39
PDL-Kurs 135, 184
PDL-Reporting 180
PDL-Zulassung 148
Personalabdeckung 66
Personalakquise 65
Personalbedarf 60
Personalbedarfsberechnung 60
Personalentwicklung 32
Personalgewinnung 36
Personalkapazität 3, 86, 120
Personalkosten 27, 58
Personalkostenquote 59
Personalmanagement 65, 95, 112

Personalmangel 36, 39
Personalrisiko 164
Personalschlüssel 172
Personalüberhang 61
Pflegecontrolling 125, 175, 183
Pflegedienst
– geronto-psychiatrischer 175
Pflegedienst-Controlling 30
Pflegedienstleitung 10, 75, 133
Pflegedokumentation 55, 132
Pflegeeinsatz 108
Pflegefachkraft 46
– verantwortliche 77
Pflegegeld 50
Pflegegrad 14
Pflegehelfer 108
Pflegekasse 18
Pflegekassen 5
– Landesverbände 7, 79, 100
Pflegekraft 26
Pflegemaßnahme
– körperbezogene 70, 138
Pflegepersonalmangel 50
Pflegeprozess 11
– dokumentierter 136
Pflegeprozessdokumentation 35, 74,
    96, 98, 122
Pflegequalität 111, 113
Pflegeschaden 77, 108
Pflegestärkungsgesetz II 50
Pflegestudium 135
Pflegeversicherung 2
Pflegevertrag 75
Pflegevisite 15, 17, 37, 73, 113, 128,
    146
Plan-Wert 12
Portversorgung 134
Privatentnahme 2
Privatleistungen 52, 69
Privatzahlerkatalog 70
Privatzahlerleistungen 18
Problemlösungskompetenz 73
Produktivstunde 5, 47
Prozessperspektive 32
Prozessqualität 5

Q

QM-Kennzahlen 95
QM-System 187
Qualifikation 15, 125
Qualifikationsmix 66, 123, 134
Qualifikationsniveau 67–68, 87
Qualifikationsstufe 144
Qualität 30
Qualitätsbeauftragter 186

Qualitätsbericht 185
Qualitätscontrolling 7
Qualitätsdefizit 156
Qualitätskriterium 13
Qualitätsmanagement 73, 100
Qualitätsmanagementsystem 30,
    37, 73
Qualitätsniveau 149
Qualitätspreis
– europäischer 39
Qualitätsprüfung 72
Qualitätsverbesserung
– Maßnahmen 5, 78
Qualitätsvorgabe 143
Qualitätszirkel 82

R

RADAR-System 39
Rechnungswesen 30
Rechtsform 69
Rechtssicherheit 150, 180
Reflexionsgespräch 131
Regressanspruch 75, 149
Rendite 16, 94, 154
Renditeziel 106
Risiko 118
– pflegerisches 11
Risikomanagement 87
Risikoskala 10
Risikozuschlag 56
RKI-Richtlinie 82
Rücklage 24, 26
Rückstellung 24

S

Sachleistungspotenzial 13, 19, 125
Sachleistungsquote 98, 139
Schrumpfungsprozess 133
Schulnoten 81
Schulungskonzept 145
Schulungsnachweis 171
SGB V-Leistungen 21, 53, 117
SGB XI 98
SGB XI-Leistungen 3, 117
Sicherheit
– emotionale 143
Sondervereinbarung 85
Sozialhilfeträger 18
Soziotherapie 173
Spätdiensttour 58
Springerpool 169
Standard 82

Stelle zur Bekämpfung
    von Fehlverhalten im
    Gesundheitswesen 79, 152
Stellenbeschreibung 111
Stellendeputat 87, 120, 177
Steuerberater 11, 28
Steuerbescheid 23
Steuernachzahlung 26–27
Steuerung
– operative 148
Steuervorauszahlung 23
Strategie 30
Strukturqualität 77, 155
Stundensatzkalkulation 128

T

Tagessatz 172
Tätigkeit
– pflegefremde 124
Teamgeist 65
Teamleitung 113
Total Quality Management 30
Transfererfolg 80
Transferverlust 81
Transparenzfrage 78

U

Überstunden 5
Überstundenblase 47
Überstundenquote 62
Umsatz pro Vollzeitkraft 137
Umsatzpotenzial 122
Umsatzstruktur 45
Unfall 23
Unterbringung
– teilstationäre 172
Unterdeckung 60
Unternehmenskultur 73
Unternehmensleitbild 73
Unternehmensphilosophie 73, 94
Unternehmensziel 39
Urlaubsanspruch 54, 64

V

Verfahrensanweisung 82
Vergütung
– gedeckelte 167
Vergütungssystem 20, 47, 180
Vergütungsverhandlung 56

Stichwortverzeichnis

Verhinderungspflege 49
Versorgung
– geronto-psychiatrische 117
Versorgungsform
– teilstationäre 185
Versorgungsspektrum 150
Versorgungsvertrag 141
Vertragsstrafe 78
Vertragsverstoß 78
Vollkostensatz 57
Vollzeitmitarbeiter 119
Vorauszahlung 60

W

Wechselwirkungen 17
Wegepauschale 21
Weiterbildung 23
Weiterentwicklung
– kontinuierliche 90
Wertminderung 25
Widerspruchsverfahren 78
Wiederverkaufswert 23
Wohlbefinden
– psychisches 87

Z

Zahl
– absolute 12
– relative 12
Zahlen, Daten, Fakten 11
Zahlenfriedhof 17
Zeitarbeit 61, 95
Zeitarbeitsfirma 119
Zertifizierung 38
Zielgruppe 148
Zielkennzahl 10
Zielvereinbarungsgespräch 15
Zinsaufwendungen 60
Zoll 84
Zusatzausbildung 177
Zusatzqualifikation 174
Zuweiser 71
Zuweiserstruktur 71, 99